Basiswerk AG

J. van Amerongen, Hoogeveen, Nederland   *Serieredacteur*
R. Elling, Hengelo Ov, Nederland   *Serieredacteur*
R. Schotsman, Utrecht, Nederland   *Serieredacteur*

Dit boek *Inleiding medische kennis* is onderdeel van de reeks Basiswerken AG voor de mbo-opleidingen voor dokters-, apothekers- en tandartsassistenten.

Reeks Basiswerk AG

De boeken in de serie Basiswerken AG bieden kennis voor de opleidingen op mbo-niveau voor dokters-, apothekers- en tandartsassistenten. Bij veel uitgaven zijn online aanvullende materialen beschikbaar, zoals video's, protocollen, toetsen etc.

Bestellen

De boeken zijn te bestellen via de boekhandel of rechtstreeks via de webwinkel van uitgeverij Bohn Stafleu van Loghum: ▶www.bsl.nl

Redactie

De redactie van de serie Basiswerken AG bestaat uit Jan van Amerongen, Rikie Elling en Rianne Schotsman, die ieder de uitgaven van een van de opleidingen coördineren. Zij hebben zelf ook boeken binnen de serie geschreven.

Jan van Amerongen is als arts-docent verbonden aan het Alfa-college te Hoogeveen. Daarnaast is hij actief bij de nascholing van doktersassistenten in Noord-Nederland.

Rikie Elling heeft 13 jaar gewerkt als docent-apotheker en opleidingscoördinator. Momenteel is zij werkzaam als apotheker in Enschede. Ze is betrokken bij de bij- en nascholing van apothekersassistenten en lid van de Commissie Opleidingen van de KNMP.

Rianne Schotsman is mondhygiënist en docent aan de opleiding voor tandartsassistenten van het ROC Midden Nederland te Utrecht. Zij studeert onderwijswetenschappen en heeft een belangrijke rol in de ontwikkeling van het onderwijs tot tandartsassistent.

E.A.F. Wentink

Inleiding medische kennis

Tweede druk

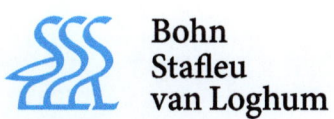
Bohn
Stafleu
van Loghum

Houten 2017

ISSN 2468-2381　　　　　　　　ISSN 2468-239X (electronic)
Basiswerk AG
ISBN 978-90-368-1787-5　　　　ISBN 978-90-368-1788-2 (eBook)
DOI 10.1007/978-90-368-1788-2

© Bohn Stafleu van Loghum, onderdeel van Springer Media B.V. 2007, 2017
Alle rechten voorbehouden. Niets uit deze uitgave mag worden verveelvoudigd, opgeslagen in een geautomatiseerd gegevensbestand, of openbaar gemaakt, in enige vorm of op enige wijze, hetzij elektronisch, mechanisch, door fotokopieën of opnamen, hetzij op enige andere manier, zonder voorafgaande schriftelijke toestemming van de uitgever.

Voor zover het maken van kopieën uit deze uitgave is toegestaan op grond van artikel 16b Auteurswet j° het Besluit van 20 juni 1974, Stb. 351, zoals gewijzigd bij het Besluit van 23 augustus 1985, Stb. 471 en artikel 17 Auteurswet, dient men de daarvoor wettelijk verschuldigde vergoedingen te voldoen aan de Stichting Reprorecht (Postbus 3060, 2130 KB Hoofddorp). Voor het overnemen van (een) gedeelte(n) uit deze uitgave in bloemlezingen, readers en andere compilatiewerken (artikel 16 Auteurswet) dient men zich tot de uitgever te wenden.

Samensteller(s) en uitgever zijn zich volledig bewust van hun taak een betrouwbare uitgave te verzorgen. Niettemin kunnen zij geen aansprakelijkheid aanvaarden voor drukfouten en andere onjuistheden die eventueel in deze uitgave voorkomen.

NUR 891
Basisontwerp omslag: Studio Bassa, Culemborg
Automatische opmaak: Scientific Publishing Services (P) Ltd., Chennai, India

Eerste druk 2007
Tweede druk 2017

Bohn Stafleu van Loghum
Het Spoor 2
Postbus 246
3990 GA Houten

www.bsl.nl

Voorwoord

Bij de eerste druk

Voor het goed uitvoeren van de kerntaken 'het voeren van de intake', 'het voorlichten en adviseren' en 'het uitvoeren van medisch-technische handelingen' moet de doktersassistent beschikken over een goede medische kennis. In dit boek wordt de basis gelegd voor wat een doktersassistent dient te weten om in de praktijk goed te kunnen werken. Kennis 'om de kennis' is nergens het doel; het gaat om kennis die nodig is om meer van patiënten en van de dagelijkse medische praktijk te begrijpen. Deze kennis kan de doktersassistent helpen om in het werk doelmatig en tot tevredenheid van patiënten, werkgevers en zichzelf te functioneren. Aan bod komen onder meer het medisch denken en handelen, diagnostiek, aanvullend en lichamelijk onderzoek, medische terminologie, erfelijkheidsleer, psychologie, psychosomatiek en onbegrepen klachten. Daarnaast wordt een algemene beschrijving gegeven van infecties, allergieën, goedaardige gezwellen, kanker, auto-immuunziekten en trauma's. Ten slotte worden de meest voorkomende behandelingen besproken (geneesmiddelen, de paramedische behandelingen, alternatieve geneeswijzen) waarna het boek eindigt met algemene hoofdstukken over kindergeneeskunde, geriatrie, gezondheid en ziekte in andere culturen. Voor een orgaangericht overzicht van de belangrijkste ziektebeelden wordt verwezen naar het boek *Medische kennis* voor doktersassistenten. In dat boek, maar ook in dit boek, worden verbanden gelegd met de medische (beroeps)praktijk. Tijdens het schrijven zijn mijn ervaringen uit de praktijk en het geven van onderwijs van nut geweest. Ik hoop dat de lezers dit ook zo zullen ervaren.

Ernst Wentink, arts
Eindhoven, januari 2007

Bij de tweede druk

Deze tweede druk is geheel herschreven en actueel gemaakt. Tijdens het schrijven is dankbaar gebruikgemaakt van ervaringen in de medische beroepspraktijk (onder andere bij het Summa college, voorheen ROC Eindhoven, te Eindhoven)

Ernst Wentink, arts
Leeuwarden, januari 2017

Inhoud

1	**Medische kennis in de praktijk**	1
1.1	Communicatie	2
1.2	De waarde van gezondheid en ziekte	2
1.3	De (on)betrouwbaarheid van informatie	2
1.4	Het verschil tussen kennis en inzicht	3
1.5	Het belang van communicatie	4
1.6	De anamnese	4
1.7	Het beleid	5
1.8	Intake in de huisartspraktijk; de rol van de praktijkassistent	6
1.9	Het medisch model	6
1.10	Voorlichting geven	7

2	**Medische terminologie**	9
2.1	Inleiding	10
2.2	Terminologie	11
2.3	Medische basiskennis	12
2.4	Woordjes leren; de kaartjesmethode	13
2.5	Lijst	14
2.6	Voorbeelden van het gebruik van medische terminologie	20

3	**Lichamelijk en aanvullend onderzoek**	27
3.1	Inleiding	28
3.2	Het lichamelijk onderzoek	28
3.2.1	Het lichamelijk onderzoek van een kind	34
3.3	Het aanvullend onderzoek	35
3.3.1	De beperkingen van aanvullend onderzoek	35
3.3.2	Bloed- en urineonderzoek in de huisartspraktijk	37
3.3.3	Probleemgeoriënteerd onderzoek van bloed en urine	38
3.3.4	Het zichtbaar maken van elektrische activiteit	46
3.3.5	Beeldvormend onderzoek	46
3.3.6	Overige vormen van aanvullend onderzoek	49

4	**Aangeboren aandoeningen**	51
4.1	Inleiding	52
4.2	Genetische ziekte	52
4.2.1	Autosomaal dominante overerving	53
4.2.2	Autosomaal recessieve overerving	55
4.2.3	X-recessief ofwel geslachtsgebonden overerving	56
4.3	Chromosomale afwijkingen	57
4.4	Multifactoriële aandoening	58
4.5	Ziekte door omgevingsfactoren	59
4.6	Genetisch onderzoek	61
4.6.1	Vormen van prenatale diagnostiek	62
4.6.2	De consequentie van prenatale diagnostiek	63
4.7	De doktersassistent en aangeboren aandoeningen	64

5	**Leefgewoonten en verslaving**	67
5.1	Inleiding	68
5.2	Voeding	69
5.3	Roken	69
5.4	Alcohol	71
5.5	Cannabis	72
5.6	Overige drugs	73
5.7	Overige verslavingen	73
5.8	Lichaamsbeweging	73
5.9	Rust en slaap	74
5.10	Contact en seksualiteit	74
6	**Psychologie, psyche en lichaam**	75
6.1	Psychische en somatische klachten en verschijnselen	76
6.2	Psychisch en somatisch: één geheel	77
6.3	Psychosomatiek, somatiseren, lichamelijke ziekte over het hoofd zien en somatische fixatie	77
6.3.1	Psychosomatiek	77
6.3.2	Somatiseren	78
6.3.3	Lichamelijke ziekte over het hoofd zien	78
6.3.4	Somatische fixatie	79
6.4	Gedachten, emoties en gedrag	80
6.5	Stress en coping	81
7	**Infectieziekten**	85
7.1	Inleiding	86
7.2	Ziekteverwekkers	86
7.2.1	Bacteriën	87
7.2.2	Virussen	91
7.2.3	Schimmels en gisten	96
7.2.4	Wormen	97
7.2.5	Protozoa (amoeben)	98
8	**Allergie**	101
8.1	Inleiding	103
8.2	Wat is allergie?	103
8.3	Allergische reacties	105
8.4	Allergenen	105
8.4.1	Huisstofmijt	106
8.4.2	Stuifmeel (boom- en graspollen)	106
8.4.3	Huisdieren	106
8.4.4	Voedsel	107
8.4.5	Bijen en wespen	107
8.4.6	Geneesmiddelen	107
8.5	Een speciale groep: de contactallergenen	107
8.6	Onderzoek bij allergie	108
8.6.1	Bloedonderzoek	108
8.6.2	Huidpriktest	108

8.6.3	Provocatieonderzoek	108
8.6.4	Plakproeven	108
8.7	**Maatregelen**	109
8.8	**Allergie en de doktersassistent**	110

9	**Goedaardige gezwellen**	113
9.1	**Goedaardige gezwellen**	114
9.2	**Voorbeelden van goedaardige gezwellen**	114
9.2.1	Fibroom	114
9.2.2	Lipoom	115
9.2.3	Verruca vulgaris	115
9.2.4	Mollusca contagiosa	116
9.2.5	Myoom	116
9.2.6	Hemangioom	117
9.2.7	Naevus	117
9.2.8	Fibroadenoom	118
9.2.9	Poliep	118
9.3	**Het beleid bij goedaardige tumoren**	118

10	**Kwaadaardige gezwellen**	121
10.1	**Wat is kanker?**	123
10.2	**Kanker in de beroepspraktijk van de doktersassistent**	125
10.3	**Kanker; verschijnselen en diagnose**	126
10.4	**Kanker; behandeling**	126
10.4.1	Chirurgie	126
10.4.2	Radiotherapie	126
10.4.3	Chemotherapie	126
10.4.4	Immuuntherapie	127
10.4.5	Palliatieve zorg	127
10.5	**Prognose**	127
10.6	**Voorbeelden van kanker**	128
10.6.1	Bronchuscarcinoom	128
10.6.2	Mammacarcinoom	128
10.6.3	Prostaatcarcinoom	130
10.6.4	Endometriumcarcinoom	130
10.6.5	Cervixcarcinoom	130
10.6.6	Colon- en rectumcarcinoom	131
10.6.7	Melanoom	132
10.6.8	Basalioom (basale-celcarcinoom)	132
10.6.9	Maagcarcinoom	132
10.6.10	Overige carcinomen	132
10.6.11	Leukemie	133

11	**Auto-immuunziekten**	135
11.1	**Inleiding**	136
11.2	**Auto-immuunziekten in het algemeen**	136
11.3	**Auto-immuunziekten: voorbeelden**	137
11.3.1	Psoriasis	137

11.3.2	Reumatoïde artritis	138
11.3.3	Multipele sclerose (MS)	138
11.3.4	Ziekte van Crohn en colitis ulcerosa	139
11.3.5	Hyper- en hypothyreoïdie	139
11.3.6	Diabetes mellitus type I	140
11.3.7	Glomerulonefritis	141
11.3.8	Pernicieuze anemie	141
12	**Geneesmiddelenkennis**	**143**
12.1	**Inleiding**	146
12.2	**Enkele belangrijke begrippen**	147
12.2.1	Indicatie	147
12.2.2	Contra-indicatie	147
12.2.3	Interactie	147
12.2.4	Normdosering	148
12.2.5	Compliance (therapietrouw)	148
12.2.6	Placebo-effect	148
12.2.7	Teratogeen	148
12.2.8	Lactatie	148
12.2.9	Bloedspiegel	149
12.2.10	Halfwaardetijd (t 1/2)	149
12.2.11	Intoxicatie (overdosering)	149
12.2.12	Therapeutische breedte	149
12.2.13	Bijwerking	149
12.3	**Bijwerkingen**	150
12.4	**Het recept: inleiding**	152
12.4.1	De receptregels	153
12.4.2	De duur van het voorschrift	153
12.4.3	De Opiumwet	154
12.4.4	De verkrijgbaarheid van geneesmiddelen	154
12.4.5	Afkortingen op het recept	154
12.4.6	De computer en de receptverwerking	154
12.4.7	Voorschrijven op stofnaam	155
12.4.8	Het herhaalrecept	156
13	**Paramedische beroepen**	**159**
13.1	**Inleiding**	160
13.2	**Fysiotherapeut**	160
13.3	**Oefentherapeuten**	162
13.4	**Diëtist**	162
13.5	**Ergotherapeut**	163
13.6	**Logopedist**	164
13.7	**Mondhygiënist**	164
13.8	**Orthoptist**	165
13.9	**Podotherapeut**	165
13.10	**Huidtherapeut**	166

14	**Alternatieve geneeswijzen**	167
14.1	Verschillen tussen reguliere en alternatieve geneeswijzen	168
14.2	Enkele alternatieve geneeswijzen	170
14.2.1	Acupunctuur	170
14.2.2	Homeopathie	170
14.2.3	Fytotherapie	171
14.2.4	Voorbeelden alternatieve geneeswijzen	171
15	**Kindergeneeskunde**	173
15.1	Speciale aandacht voor de kinderen	175
15.2	Anamnese	175
15.3	Lichamelijk onderzoek	176
15.4	Ziekte bij kinderen	176
15.5	Excessief huilende baby	177
15.5.1	Het probleem	177
15.5.2	Mogelijke oorzaken	177
15.5.3	Een overmatig huilende baby kan ook ziek zijn	177
15.5.4	Meestal geen koemelkallergie	178
15.5.5	De aanpak	178
15.6	Vlekjes bij kinderen: 'kinderziekten'	178
15.6.1	Waterpokken	179
15.6.2	De zesde ziekte (exanthema subitum)	179
15.6.3	Roodvonk (scarlatina)	179
15.6.4	De vijfde ziekte (erythema infectiosum)	180
15.6.5	Cytomegalie	180
15.6.6	Toxoplasmose	180
15.6.7	Rodehond (rubella)	180
15.6.8	Mazelen	180
15.6.9	Ziekte (purpura) van Henoch-Schönlein	181
15.6.10	Auto-immuuntrombocytopenische purpura (vroeger idiopathische trombocytopenische purpura genoemd)	181
15.6.11	Meningokokkensepsis	181
15.6.12	Tot slot	181
15.7	Recidiverende buikpijn bij kinderen op de basisschool	181
15.8	Groeipijn	182
16	**Veroudering en geriatrie**	183
16.1	Inleiding	185
16.2	Veroudering	186
16.2.1	Slaapproblemen	186
16.2.2	Problemen met de huid	186
16.2.3	Problemen met de ogen	187
16.2.4	Problemen met het gehoor	187
16.2.5	Problemen met de venen	187
16.2.6	Problemen met het evenwicht	188
16.2.7	Problemen met de darmen	188
16.2.8	Problemen met de gewrichten	189
16.2.9	Problemen met de hersenen	189

16.2.10	Problemen met de arteriën	189
16.2.11	Problemen met het hart	190
16.2.12	Problemen met de botten	191
16.2.13	Problemen bij mannen: de prostaat en de blaas	191
16.2.14	Problemen bij vrouwen: het climacterium	191
16.2.15	Problemen met de weerstand	192
16.3	**Geriatrie**	192
17	**Gezondheid en ziekte in andere culturen**	197
17.1	**Over de grens**	199
17.2	**Van oorsprong niet-Nederlandse migranten**	199
17.3	**Islam**	200
17.4	**Gewoonten, gebruiken en opvattingen**	201
17.5	**Sociaaleconomische omstandigheden**	201
17.6	**Communicatie**	201
17.6.1	Verbale communicatie	202
17.6.2	Non-verbale communicatie	203
17.6.3	Verwachtingen	203
17.6.4	Presentatie	204
17.7	**Ziekte en gezondheid**	204
17.7.1	Medische kennis	204
17.7.2	Natuurwetenschap en de macht van de natuur	205
17.7.3	Somatiseren en psychosomatiek	206
17.7.4	Medicatie	206
17.7.5	Rein en onrein	206
17.7.6	Seksualiteit	207
17.8	**Speciale ziektebeelden**	207
17.8.1	Rachitis	207
17.8.2	Thalassemie	207
17.8.3	Sikkelcelanemie	208
17.8.4	Hepatitis A en B	208
17.8.5	Tuberculose	208
17.8.6	Tot slot	208
	Bijlagen	211
	Woordenlijst	212
	Register	228

Medische kennis in de praktijk

Samenvatting

Medische kennis is waardevol voor ieders leven en in het bijzonder voor mensen die werken in de gezondheidszorg. Kennis die niet begrepen of op een verkeerde manier wordt toegepast, is echter zinloos. Er zijn veel bronnen waar medische kennis te vinden is. Helaas zijn de meeste niet betrouwbaar. Toch zijn er goede boeken en ook op internet is veel waardevols te vinden. Een belangrijk begrip is evidence based medicine: geneeskunde die zo goed mogelijk is gebaseerd op bewijs en daarnaast op deskundige beoordeling, rekening houdend met de situatie en de wensen van de patiënt. Om een andere persoon iets aan jouw medische kennis en inzicht te laten hebben, is het van groot belang dat je goed bent in communicatie, zowel verbaal als non-verbaal.

1.1 Communicatie – 2

1.2 De waarde van gezondheid en ziekte – 2

1.3 De (on)betrouwbaarheid van informatie – 2

1.4 Het verschil tussen kennis en inzicht – 3

1.5 Het belang van communicatie – 4

1.6 De anamnese – 4

1.7 Het beleid – 5

1.8 Intake in de huisartspraktijk; de rol van de praktijkassistent – 6

1.9 Het medisch model – 6

1.10 Voorlichting geven – 7

© Bohn Stafleu van Loghum, onderdeel van Springer Media B.V. 2017
E.A.F. Wentink, *Inleiding medische kennis*, Basiswerk AG, DOI 10.1007/978-90-368-1788-2_1

1.1 Communicatie

Onder intake wordt verstaan: anamnese + beleid. De volgende gegevens dienen zo goed mogelijk te worden vastgesteld:
- patiëntgegevens;
- de klacht of het probleem;
- overige medische gegevens;
- hulpvraag.

Beleidsmogelijkheden zijn:
- voorlichting geven: informatie en adviezen;
- (herhalings)recept ter ondertekening klaarmaken;
- overleg met de dokter;
- doorverbinden met de dokter;
- verwijzen naar het telefonisch spreekuur;
- (spoed)consult regelen;
- (spoed)visite afspreken.

Ook bij voorlichting komt het aan op goede communicatie. Het is een voorwaarde dat de patiënt voor de informatie openstaat. Hij moet in staat zijn de informatie te begrijpen (na afloop kun je ernaar informeren of wat ter sprake is gekomen is begrepen). Als je voorlichting en wellicht ook advies hebt gegeven, is het belangrijk om in te schatten of de patiënt er iets mee wil. Als dat zo is, is de volgende vraag of de patiënt er daadwerkelijk iets mee doet. Het is noodzakelijk aantekeningen te maken van de verkregen gegevens of de verstrekte informatie.

1.2 De waarde van gezondheid en ziekte

Als aan mensen wordt gevraagd wat zij het meest belangrijk vinden in hun leven, dan wordt als antwoord vaak gegeven: een goede gezondheid. Gezondheid en ziekte zijn zaken waaraan iedereen waarde hecht en waarvan iedereen verstand heeft of denkt te hebben. Iedereen maakt ziekte mee, bij zichzelf en bij een ander. Wij horen als kind al wat wij moeten doen om gezond te blijven en wat verstandig is als we ergens last van hebben. Aan mensen die in de gezondheidszorg werken, worden op verjaardagen en dergelijke allerlei problemen voorgelegd en vragen gesteld. In tijdschriften, boeken, televisieprogramma's en op internet kunnen wij heel veel informatie vinden en hiervoor bestaat erg veel belangstelling. Als je jezelf openstelt voor nieuwe medische kennis, dan is het dikwijls ingewikkeld om de misverstanden die je hebt eerst eens uit de weg te ruimen. Over medische informatie bestaat veel onzekerheid; niet alles is betrouwbaar. Over veel onderwerpen zijn de meningen verdeeld; de één zegt dit, de ander zegt dat. Ook dokters zijn het niet altijd met elkaar eens.

1.3 De (on)betrouwbaarheid van informatie

Niet alles wat je hoort of leest is waar. Een probleem in onze samenleving is dat wij sterk worden beïnvloed door reclame. Reclame is weinig of niet betrouwbaar. We hebben echter allemaal min of meer de neiging te geloven in de hele of halve leugens die ons worden gepresenteerd, vooral als de vorm waarin dat gebeurt aantrekkelijk is. Op internet is slechts een klein gedeelte van de informatie betrouwbaar of van hoge kwaliteit. Medische informatie is vaak afkomstig van de farmaceutische industrie of van instellingen die hopen patiënten te trekken en op die manier veel geld te verdienen. Medische boeken zijn nogal eens matig van kwaliteit of zelfs onverantwoord. Veel mensen zijn weinig of niet geschoold in medische onderwerpen. Voor hen is het moeilijk om te kunnen bepalen wat waardevol is en wat niet. Een ander probleem is dat veel informatie weliswaar correct is, maar voor de meeste mensen te moeilijk is geschreven. Vaak zijn dit studieboeken die bestemd zijn voor artsen. Dit studieboek is getiteld *Inleiding medische kennis* en kan gebruikt worden in combinatie met het boek *Medische kennis*. De bedoeling van deze boeken is betrouwbare kennis te bieden die waardevol is voor de beroepspraktijk. Voor wie meer wil weten is informatie van het Nederlands Huisartsgenootschap (NHG) geschikt. Het NHG is uniek in de wereld. Deze organisatie probeert over vele onderwerpen op wetenschappelijk verantwoorde wijze richtlijnen op te stellen waarmee huisartsen, praktijkondersteuners en doktersassistenten kunnen werken. Een belangrijk uitgangspunt is tegenwoordig: evidence based medicine (EBM). Vertaald in het Nederlands is dat: geneeskunde, gebaseerd op bewijs. Dat is echter niet het enige. In EBM zijn de inschatting door de arts en de omstandigheden en voorkeuren van de patiënt van even groot belang.

De volledige tekst en toelichting van de NHG-richtlijnen zijn in boekvorm verschenen als zogenaamde NHG-standaarden. Deze standaarden worden regelmatig verbeterd. De volledige standaarden zijn ook op internet te vinden (▶https://www.nhg.org/nhg-standaarden). Veel is te vinden op ▶www.thuisarts.nl. Een alternatief is de thuisarts app. Hier zijn de vroegere patiëntenbrieven en -folders te vinden. Informatie kan eventueel worden uitgeprint en aan de patiënt meegegeven. In de huisartspraktijk is sinds deze website bestaat het aantal telefonische verzoeken om informatie gedaald. Andere goede sites zijn: ▶www.gezondheidsplein.nl, en ▶www.ziekenhuis.nl. Hier is vanuit de invalshoek van specialisten in de ziekenhuizen veel informatie te vinden over bijna alle ziektebeelden. Op de genoemde sites kun je ook afbeeldingen en filmpjes bekijken. Pas echter op als je via een zoekmachine informatie vindt. Wat je vindt, lijkt vaak betrouwbaar maar schijn kan bedriegen. Goede informatie is onafhankelijk. Het moet duidelijk zijn wie de informatie heeft geschreven en van wie de site afkomstig is. Dit is niet altijd eenvoudig te achterhalen. Sites die eindigen op '.com' zijn vaak commercieel. Dan is het duidelijk dat het meeste van wat je leest, niet objectief is of zou kunnen zijn. Bij sites die niet eindigen op '.com' moet je ook goed opletten. Het kan nodig zijn om verder te zoeken, bijvoorbeeld via de button 'disclaimer', 'over deze site' of 'colofon'. Soms kom je er alsnog achter dat er bijvoorbeeld een farmaceutisch bedrijf, ziektekostenverzekeraar of behandelinstelling achter zit. Ga er in dat geval van uit dat het doel van de voorlichting vooral het verdienen van geld is. Een ander probleem is dat informatie snel veroudert. Let zo mogelijk op de datum waarop de informatie is geschreven of bijgesteld.

1.4 Het verschil tussen kennis en inzicht

Medische kennis is waardevol voor het persoonlijk leven. Uiteraard is medische kennis van extra belang bij het uitoefenen van een beroep in de gezondheidszorg. Kennis betekent: weet hebben van, op de hoogte zijn van. Kennis die niet begrepen wordt, is echter zinloos. Het is bij alle kennis, ook bij medische kennis, van groot belang stil te staan bij de vraag of je er iets van begrijpt. Een hulpmiddel hierbij is je af te vragen of je de kennis in eigen woorden kunt weergeven. Als dat zo is, en als je hebt gecontroleerd of wat jij denkt juist is, dan heb je niet alleen kennis maar ook inzicht. Inzicht is dus meer dan kennis. Het is niet genoeg en in feite heeft het zelfs weinig zin als je allerlei dingen uit je hoofd hebt geleerd en op kunt dreunen. Inzicht betekent dat je iets niet alleen weet maar ook begrijpt. Nog belangrijker is dat je je inzichten toe kunt passen. Dat geldt voor je persoonlijke leven, en ook voor je werk in de praktijk. Het is niet nodig dat je een soort medische encyclopedie bent. Dat kan niet en dat hoeft niet. Als je iets niet weet, zoek je het op, je vraagt het aan een ander of je verwijst de patiënt naar een collega.

1.5 Het belang van communicatie

Gebruik van medische kennis en inzicht is alleen zinvol als daar behoefte aan is. Die behoefte is er vooral bij mensen die ziek zijn of in ieder geval klachten hebben. Een goede communicatie is dan essentieel. Je moet immers weten welke informatie wel of niet van toepassing is. Het heeft geen zin iets te vertellen als je niet weet of begrijpt wat het probleem van de ander is. Daarvoor is het noodzakelijk jezelf in die ander te kunnen verplaatsen. Dit wordt empathie genoemd. Ook is het meestal nodig om vragen te stellen. Je moet heel goed naar de ander kunnen luisteren. Het maakt ook veel uit om wie het gaat. Ouderen zijn anders dan kinderen. Niet iedereen is even intelligent. Bij veel mensen bestaat een taalprobleem. Veel mensen zijn angstig of in ieder geval ongerust. Het is de kunst om verbanden te leggen tussen wat de patiënt vertelt, de kenmerken van de patiënt en alle kennis en inzicht waarover je beschikt. Het zou fijn zijn als de ander iets aan jou heeft. Dat kan alleen als je jezelf op hem of haar kunt afstemmen. Daarvoor is het nodig dat je iets snapt van waar het bij de ander over gaat. Je moet je inzichten goed kunnen formuleren en op de ander kunnen overbrengen. Pas dan heeft die er echt iets aan.

1.6 De anamnese

Patiënten leggen aan een arts, praktijkondersteuner of doktersassistent een klacht of probleem voor. Het is vervolgens de kunst om zo veel mogelijk over de klacht te weten te komen. Hiervoor kan het nodig zijn naar allerlei andere zaken te vragen, zaken die vaak weinig te maken lijken te hebben met datgene waarmee de patiënt komt. Het gesprek tussen een hulpverlener en een patiënt heet anamnese. Hiermee begint de intake. Dit is een Engels woord dat op verschillende manieren gebruikt wordt. In de huisartspraktijk wordt ermee bedoeld: de ontvangst van de patiënt die zich meldt in de praktijk, inclusief alles wat daaruit voortkomt. Het verloop van de anamnese hangt van veel factoren af. Van de kant van de patiënt is bijvoorbeeld de soort klacht van belang, het vermogen die klacht goed onder woorden te brengen en de hinder die op dat moment van de klachten wordt ondervonden. Van de kant van de hulpverlener is bijvoorbeeld van belang hoeveel tijd er beschikbaar is en hoeveel parate (medische) kennis hij of zij heeft. Daarnaast is het noodzakelijk goed te letten op de manier van communiceren. In deze fase is wellicht het meest belangrijk: goed vragen kunnen formuleren en vooral goed kunnen luisteren naar de antwoorden!

In het begin is het moeilijk je medische kennis en inzicht toe te passen en tegelijkertijd goed met de patiënt te blijven communiceren. De volgende punten zijn bedoeld als geheugensteun. Van elke patiënt zou je, ongeacht de klacht, deze gegevens moeten weten of vragen. Dat wil niet zeggen dat je bij alle patiënten de volgende punten in deze volgorde moet nagaan. Vaak is een keuze noodzakelijk. Het is in ieder geval belangrijk om zorgvuldig te zijn en goed te luisteren naar de antwoorden.

Patiëntgegevens:
- geboortedatum;
- naam, adres, telefoonnummer;
- verzekeringsmaatschappij; is de patiënt in de praktijk ingeschreven?

Klacht of probleem:
- Wat is de klacht of het probleem precies?
- Hoe lang duurt het al?
- Hoe is het beloop precies (bijv. verbetert, verslechtert, in golven, ooit eerder gehad)?
- Hoe hevig is de klacht of het probleem precies, welke invloed is er op het dagelijks leven?
- Zijn er andere, bijkomende klachten?
- Is er een alarmsignaal (dat is een teken dat er mogelijk iets heel ernstigs aan de hand is)?
- Is al eerder medische of andere hulp ingeroepen?

Overige medische gegevens:
- Bij vrouwen: is er sprake van zwangerschap, borstvoeding; wanneer was de laatste menstruatie?
- Gebruikt de patiënt geneesmiddelen; zo ja, welke, de sterkte, hoeveel en wanneer, altijd of incidenteel? Let op: hier worden ook zelfzorgmiddelen bedoeld, dus middelen van bijvoorbeeld de drogist. Ook het gebruik van kruiden kan van belang zijn.
- Is de patiënt verder goed gezond, of wellicht bekend met chronische aandoeningen (zoals suikerziekte, depressies en vele anderen)?
- Heeft de patiënt onlangs nog een medische behandeling ondergaan; welke behandeling was dat en waar/door wie?
- Heeft de patiënt recent nog in een ziekenhuis gelegen?

Hulpvraag:
- Waarom belt de patiënt (en waarom nu)?
- Is er angst of ongerustheid; zijn er andere bijzonderheden in de manier waarop de patiënt praat?
- Wat wil de patiënt precies? Wil de patiënt een advies, een recept, een spreekuurafspraak, een visite of iets heel anders?

1.7 Het beleid

Na een adequate anamnese kunnen juiste conclusies worden getrokken en kan worden bepaald wat het beste is om te doen. Met andere woorden: dan kan het juiste beleid worden bepaald. Beleid betekent dus: wat gaat er gebeuren. Het beleid kan zijn:
- Vaak is het goed om advies en voorlichting te geven. Dat is nogal eens voldoende. Zo nodig kan overleg worden gevoerd met een collega of een arts. Soms is het nodig om een (herhalings)recept te maken. Sommige problemen zijn geschikt om te worden besproken tijdens het telefonisch spreekuur.
- Vaak zal het nodig zijn om een consult (afspraak) te regelen. Dit betekent dat je de patiënt naar de praktijk laat komen. De vraag is dan nog wanneer dat het beste kan.
- Soms is (enige) spoed gewenst. In een aantal gevallen is het verstandig een visite te regelen. Ook hier geldt dat het nodig kan zijn dit met spoed te doen. Redenen om niet te kiezen voor een consult maar voor een visite, kunnen zijn: praktische omstandigheden

(geen vervoer, ook niet door een familielid of iemand anders bijvoorbeeld) of bedlegerigheid van de patiënt. In hoeverre met spoed moet worden gehandeld, hangt af van de ernst van de klachten. Het is in principe de arts die over de mate van spoed beslissingen neemt. Als praktijkassistent moet je spoedeisende situaties echter goed herkennen, je bent de eerste die de patiënt te woord staat!

1.8 Intake in de huisartspraktijk; de rol van de praktijkassistent

Onder de intake vallen dus: anamnese + beleid. De belangrijkste beslissing is: moet er nu iets gebeuren of kan het wachten? Het is noodzakelijk en verplicht van elk gesprek een notitie te maken in het elektronisch patiëntendossier. Duidelijk moeten zijn: naam, geboortedatum, adres, telefoonnummer, hulpvraag, verkregen informatie en het afgesproken beleid.

Enkele belangrijke uitgangspunten:
- Vertel de patiënt geen onzin; zeg alleen dingen die je zeker weet.
- Je kunt als je alleen telefonisch voorlichting en advies geeft eventueel naar een website verwijzen of naar een folder die in de praktijk opgehaald kan worden.
- Liever eerst met de dokter overleggen dan een overbodige visite afspreken (houd als er enige spoed in het spel is de patiënt aan de lijn als je overlegt).
- Als je iets niet weet, vraag het na en spreek af dat de patiënt je terugbelt; je kunt ook verwijzen naar het telefonisch spreekuur.
- Ook als de arts visites aan het rijden is, kan een spoedconsult of -visite afgesproken worden.
- Het is belangrijk je te houden aan de afspraken en richtlijnen die in de werksituatie gelden.

Door de juiste vragen te stellen, goed te luisteren en dat op een duidelijke en vriendelijke manier te doen, zal de patiënt je meestal de informatie geven die je nodig hebt. Het is belangrijk om volgens goede richtlijnen te werken. Voor een aantal vragen en problemen bestaan die echter (nog) niet. In de praktijk wordt nogal eens anders gewerkt dan wat is voorgeschreven of wat in opleidingen wordt aangeleerd. Als je dat laatste in een stage meemaakt: praat erover met je begeleider of op school, of (als dat veilig genoeg voor je is) op je stageadres.

1.9 Het medisch model

Artsen werken en denken volgens een bepaald systeem. Dit systeem wordt ook wel 'het medische model' genoemd. In dit model wordt uitgegaan van het bestaan van ziekten. Deze ziekten ontstaan op een bepaalde, soms heel ingewikkelde manier, door (zelden) één of (bijna altijd) meer oorzaken. Helaas is over de oorzaken en het ontstaan van veel ziekten nog weinig bekend. Er zijn zelfs ziekten waarvan over de oorzaak helemaal niets te zeggen valt. Een ziekte wordt vaak voorafgegaan door vage, algemene klachten. De term 'klacht' heeft betrekking op wat de patiënt zelf zegt, beleeft en voelt. Later worden de klachten vaak duidelijker en ontstaan de typische symptomen (ziekteverschijnselen). Het begin van een ziekte kan min of meer geleidelijk zijn, of juist heel erg plotseling. Een ziekte kan kort of lang duren, en wel of niet overgaan. Bij veel langdurige ziekten is sprake van verergeringen en verbeteringen. We noemen dat een golvend beloop. Het komt ook voor dat een ziekte verdwijnt maar dan weer terugkomt. Soms ontstaan als gevolg van een ziekte, nieuwe ziekten of problemen.

Om vast te stellen van welke ziekte sprake is, is in elk geval een anamnese nodig. Daarna wordt vaak een lichamelijk onderzoek uitgevoerd. De patiënt wordt bekeken. Naar bepaalde organen (hart, longen, darmen) kan worden geluisterd met een stethoscoop. Met de vingers kan de borstkas of de buik worden beklopt. Het geluid dat hierbij te horen is kan iets zeggen over mogelijk aanwezige ziekteverschijnselen. Als de arts afwijkingen constateert, zullen die zo goed mogelijk worden bevoeld. Een voorbeeld is de beruchte knobbel in de borst. Zo'n knobbel kan heel onschuldig aanvoelen, maar in andere gevallen is de knobbel 'verdacht'. Bij het lichamelijk onderzoek kan de bloeddruk worden gemeten, met een oorspiegel kan in het oor worden gekeken en met een oogspiegel kan in het oog worden gekeken. Ook kan inwendig onderzoek *in* de endeldarm en *in* de vagina worden gedaan. Hierbij kunnen ook inwendige geslachtsorganen worden beoordeeld. Lichamelijk onderzoek van het zenuwstelsel houdt onder meer in: beoordeling van de bewegingen van de patiënt, het vermogen iets te voelen, de spanning in de spieren (die mag niet te hoog of te laag zijn) en de reflexen. Met reflexen worden onwillekeurige bewegingen bedoeld die opgewekt kunnen worden door met een hamertje op een pees te tikken. Als deze reflexen heel zwak of juist heel levendig zijn, kan dat wijzen op een probleem in het zenuwstelsel. Aanvullende onderzoeken zijn bijvoorbeeld onderzoek van het bloed, de urine, het maken van een hartfilmpje of het maken van een röntgenfoto van de borstkas.

In de loop van de anamnese en tijdens alle onderzoeken kan nog aan allerlei mogelijke ziekten wordt gedacht. In het mooiste geval blijft uiteindelijk nog maar één verklaring over. Aan de patiënt kan dan worden uitgelegd wat er aan de hand is. Op basis van de anamnese en het verrichte (lichamelijk en eventueel aanvullend) onderzoek wordt bepaald wat er moet gebeuren. Nogal eens wordt niets gedaan of afgewacht. Vaak is dat het beste! In andere gevallen wordt bijvoorbeeld advies gegeven, worden medicijnen voorgeschreven of wordt verwezen naar een andere instantie of naar het ziekenhuis. Medicijnen zijn een enkele keer in staat om de oorzaak van een ziekte te bestrijden. Bijna altijd is het met medicijnen alleen mogelijk om de ziekteverschijnselen tegen te gaan, waardoor het lijden van de patiënt wordt verzacht. Voor de patiënt is het natuurlijk van groot belang iets te weten over hoe lang het gaat duren en of de ziekte uiteindelijk over zal gaan.

1.10 Voorlichting geven

In veel gevallen kun je voorlichting en adviezen geven. Net als tijdens de anamnese is hierbij sprake van communicatie. Voor zover gesproken taal een rol speelt, wordt dit verbale communicatie genoemd. Minstens zo belangrijk is de non-verbale communicatie. Hiertoe rekent men bijvoorbeeld de persoonlijke verzorging, gezichtsuitdrukking, oogcontact, intonatie en lichaamshouding. Het geven van voorlichting heeft geen zin als je niet in staat bent op de ander af te stemmen en je in de ander in te leven. Bij voorlichting kan een volgorde worden aangebracht in zes fasen. Dit zijn:
- openstaan;
- begrijpen (inclusief evaluatie: heeft u het begrepen?);
- willen;
- kunnen;
- doen;
- blijven doen.

In de eerste fase is het essentieel om na te gaan of de patiënt openstaat voor wat jij wilt vertellen. Als dat niet het geval is, kun je proberen dat alsnog voor elkaar te krijgen. Het kan daarvoor nodig zijn eerst de ruimte te geven aan emoties zoals verdriet of angst. Als de patiënt openstaat voor wat je hebt te vertellen, doe dat dan zo dat wat je vertelt begrepen wordt. Vertel niet te snel, verdeel het in stukjes, stem jezelf af op degene tegen wie je praat. Na afloop is het belangrijk om na te gaan of de informatie is begrepen. Als je iemand adviezen geeft, is het belangrijk dat de patiënt bereid is deze op te volgen. De kans daarop neemt sterk toe als je de eerste fasen van de voorlichting goed hebt doorlopen. De patiënt 'wil' dan iets met wat je hebt verteld. Het kan heel belangrijk zijn om na te gaan of dit voor de patiënt ook haalbaar is. In het mooiste geval zal de patiënt de adviezen die je hebt gegeven, op willen en kunnen volgen. Jouw informatie is dan goed verwerkt en heeft zin gehad. De patiënt 'doet' er iets mee. In het geven van voorlichting kan het heel handig zijn om gebruik te maken van bestaande folders of ▶ www.thuisarts.nl. Ook is het denkbaar dat je onderdelen van wat je hebt verteld, voor de patiënt opschrijft en meegeeft. De combinatie van mondelinge en geschreven voorlichting werkt het beste. Het is belangrijk de kunst van het mondeling informatie geven goed te oefenen. Onderzoek heeft uitgewezen dat het alleen maar geven van folders of boekjes niet veel helpt.

Medische terminologie

Samenvatting

In dit hoofdstuk gaat het over medische terminologie en medische kennis. Een deel van de medische termen is te herkennen aan de manier waarop zij zijn opgebouwd. Door te oefenen, eventueel met behulp van kaartjes of via internet, en door woorden vaak te zien en/of te horen, raak je uiteindelijk aan de terminologie gewend. De uitspraak is soms anders dan je zou verwachten.

2.1 Inleiding – 10

2.2 Terminologie – 11

2.3 Medische basiskennis – 12

2.4 Woordjes leren; de kaartjesmethode – 13

2.5 Lijst – 14

2.6 Voorbeelden van het gebruik van medische terminologie – 20

© Bohn Stafleu van Loghum, onderdeel van Springer Media B.V. 2017
E.A.F. Wentink, *Inleiding medische kennis*, Basiswerk AG, DOI 10.1007/978-90-368-1788-2_2

2.1 Inleiding

Dit is een taai hoofdstuk dat niet geschikt is om in één keer door te werken. De bedoeling is dat je met behulp van dit hoofdstuk went aan de medische terminologie. Veel termen zijn opgebouwd uit kleine onderdelen. Kennis van de bouwstenen van moeilijke medische termen helpt om die termen beter te begrijpen. Met behulp van een aantal voorbeelden zal duidelijk worden gemaakt hoe je medische taal kunt snappen met behulp van basiskennis van de terminologie. Voor degenen die het moeilijk vinden om moeilijke woorden te leren, is de kaartjesmethode aan te bevelen. Deze methode wordt in dit hoofdstuk uitgelegd. Een andere mogelijkheid is iets dergelijks te doen op internet (zoek bijvoorbeeld met als trefwoorden woordjes leren). In de medische terminologie is nauwkeurigheid van groot belang. Je zou het misschien niet zeggen maar er staan vier fouten in de zin 'Huisstofmeid kan aan de luchtwegen in de borstkast veel symptomen veroorzaken, maar luchtwegverwijderaars kunnen helpen.'

Casus

Betreft: A.B. van der Hoest
geb.datum: 02-05-1971
Patiëntenplein 1
5555 AA Longhoven

Longhoven, 8 maart 2017

Geachte collega,

Bovengenoemde patiënt werd op 08.03.2017 poliklinisch gecontroleerd.
Diagnose: astma, allergie voor huisstofmijt, gras- en berkenpollen.

Anamnese: Het gaat goed. Tot nu toe deze winter weinig last gehad. Gebruikt fluticason 2 maal daags. Alleen bij virale luchtweginfectie salbutamol. Recent bij lichamelijke inspanning ook nodig geweest. Subjectief verder geen problemen.

Lichamelijk onderzoek: gezonde man. Cor: regulair ritme, geen souffles. Pulm: vesiculair ademgeruis. Overigens g.b.

Longfunctieonderzoek: lichte obstructie, reversibel tot de norm, subjectief weinig verschil met salbutamol.

Conclusie: goed ingesteld met huidige medicatie, longfunctie acceptabel, persisterende bronchiale hyperreactiviteit. Inmiddels weer reactie op berkenpollen. Beleid is expectatief. Continueren medicatie. Voorlopig geen controle. Bij problemen welkom. Bij vragen gaarne contact.

Collegialiter,
R.S. van Blazen
Longarts

2.2 Terminologie

In dit hoofdstuk word je overspoeld met een heleboel medische termen. Je zult zien dat het best vaak (misschien zelfs heel vaak!) mogelijk is moeilijk geschreven taal (terminologie) te begrijpen, als je bereid bent eens goed naar die woorden te kijken. Er is iets wat daarbij helpt: vaak zijn termen opgebouwd uit verschillende onderdelen met een vaste betekenis. Die stukjes vormen, aan elkaar geplakt, samen een nieuw woord waarvan je de betekenis (zo ongeveer) kunt afleiden uit de verschillende delen.

> **Voorbeeld**
> *nefritis* bestaat uit **nefr** en **itis**.
> **nefr** = nier, **itis** = ontsteking
> dus: *nefritis* = nierontsteking

Vergelijk dit eens met *pancreatitis*. Dat betekent: ontstoken *pancreas* (pancreas = alvleesklier). En *colitis* betekent: ontstoken *colon* (colon = dikke darm). Je kunt nu zelf bedenken wat *appendicitis* betekent (het woord komt van *appendix*).

> **Voorbeeld**
> *Gastrectomie* bestaat uit **gastr** en **ectomie**.
> **gastr** = maag, **ectomie** = wegnemen

Je kunt nu zelf bedenken wat *nefrectomie*, *colectomie* en *appendectomie* betekenen. Soms zijn woorddelen aan elkaar geplakt op zo'n manier dat het een 'mooi' woord wordt of makkelijker kan worden uitgesproken.

> **Voorbeelden**
> *Anemie*. **an** = niet, **heem** = bloed. *Anemie* = bloedarmoede (de h is weggevallen, **ie** is eraan toegevoegd, maar het heeft geen speciale betekenis).
> *Bronchoscopie*. **bronchus** = luchtpijpvertakking, **scopie** = kijken. *Bronchoscopie* = kijken in de luchtpijpvertakkingen (de **o** heeft geen speciale betekenis).

Helaas zijn niet alle medische termen op zo'n manier herkenbaar. Woorden als *naevus* en *poliep* lijken verder nergens op. Die ken je of je kent ze niet. Als je zo'n woord niet kent vraag je het iemand anders, of je zoekt het op. Sommige woorden vind je in een gewoon woordenboek (bijvoorbeeld *transplantatie* of *invaliderend*), voor andere heb je een medisch woordenboek nodig. Belangrijk is hoe de medische termen worden uitgesproken. Zelf kun je beter geen te moeilijke woorden gebruiken, maar als een arts zo'n term uitspreekt, is het mooi als je snapt wat hij zegt. Dus: let op de uitspraak van medische termen. Je kunt ook aan een arts of docent vragen hoe een woord wordt uitgesproken. Soms kom je voor verrassingen te staan. Zo wordt de oe uitgesproken als eu, de ou als oe, de eu als ui en de ae als ee. Voorbeelden:
- *dyspnoe* spreek je uit als 'dispneu' (betekenis: kortademigheid);
- *souffle* spreek je uit als 'soeffl' (betekenis: hartruis);

- *pneumonie* spreek je uit als 'pnuimonie' (betekenis: longontsteking);
- *leukocyt* spreek je uit als 'luikosiet' (betekent: witte bloedcel).
- *Laesie* en *naevus* spreek je uit als 'leezie' en 'neevus'

Klemtonen liggen soms anders dan je zou verwachten. Bijvoorbeeld:
- in *diabetes mellitus* ligt de klemtoon in het tweede woord op de *e* (*diabetes mellitus* = suikerziekte); dus het is: diabetes mèllitus;
- in *psoriasis* (een huidziekte) ligt de klemtoon op de eerste *i*; dus het is psorìasis (Overigens zeggen de meeste patiënten, en zelfs sommige artsen: psoriàsis);
- *coeliakie* wordt uitgesproken als 'seuliakìe' (dus met de klemtoon op de *ie*). (*Coeliakie* is een overgevoeligheid voor gluten. Gluten is een eiwit dat zich vooral in brood bevindt. Als de patiënt brood gaat eten – vaak op de leeftijd van ongeveer negen maanden – worden de darmen ziek, met als gevolg een gestoorde opname van voedsel en groeivertraging.).

2.3 Medische basiskennis

In deze paragraaf vind je een herhaling van informatie uit het eerste hoofdstuk van dit boek. Nu worden echter veel moeilijke woorden gebruikt. De betekenis van deze woorden kun je vinden in de woordenlijst.

Medische termen

Nogal wat ziekten zijn idiopatisch, ofwel e causa ignota. In andere gevallen is over etiologie en pathogenese wel iets bekend.

Soms voorafgegaan door prodromen ontstaan symptomen, die alle gepaard kunnen gaan met subjectieve klachten. Voor de diagnose is de anamnese van groot belang.

Lichamelijk onderzoek bestaat bijvoorbeeld uit inspectie, auscultatie, percussie, palpatie, bloeddrukmeting, otoscopie, fundoscopie, rectaal en/of vaginaal toucher (*spreek uit*: 'toesjée').

Neurologisch lichamelijk onderzoek bestaat bijvoorbeeld uit een beoordeling van de motoriek, sensibiliteit, tonus en reflexen.

Aanvullende onderzoeken zijn bijvoorbeeld bloedonderzoek, urineonderzoek, ECG.

Op grond van anamnese en onderzoek volgt via een differentiaal diagnose (DD) de uiteindelijke diagnose.

Het begin van een ziekte kan geleidelijk zijn, acuut of zelfs peracuut. Een ziekte kan overgaan of chronisch worden. In andere gevallen is sprake van exacerbaties en remissies. Een ziekte kan ook recidiveren (anders gezegd: er kan een recidief optreden). Soms ontstaan complicaties.

Op basis van anamnese en onderzoek wordt het beleid bepaald. Nogal eens is het beleid expectatief. Andere voorbeelden van beleid zijn: verwijzen naar het ziekenhuis of medicijnen voorschrijven. Medicijnen zijn een enkele keer causaal bedoeld, maar in de overgrote meerderheid van de gevallen symptomatisch.

Voor de patiënt is het natuurlijk heel belangrijk om iets te weten over de prognose.

Als je de moeilijke woorden kent, kun je bovenstaande tekst min of meer begrijpen. Twee begrippen vergen nadere toelichting: etiologie en pathogenese. Hiermee lijkt precies hetzelfde te worden bedoeld maar toch is dat niet waar. De *etiologie* (oorzaak) van bijvoorbeeld verkoudheid is een virus. De *pathogenese* (ontstaanswijze) van verkoudheid is: het virus verspreidt zich van mens tot mens, bijvoorbeeld via de handen. In de neus (en/of op andere plaatsen) vermenigvuldigt het virus zich in cellen, waardoor die cellen gaan ontsteken met als gevolg bijvoorbeeld niezen, loopneus enzovoort. Dus: de pathogenese is *de manier waarop* de oorzaak tot de ziekte leidt. Een ander voorbeeld: Piet valt van de trap, raakt met zijn hoofd de vloer en is een aantal minuten bewusteloos.
- Wat is de *etiologie* van de bewusteloosheid? Antwoord: de val op het hoofd.
- Wat is de *pathogenese* van deze bewusteloosheid? Antwoord: de hersenen worden flink 'door elkaar geschud' waardoor het bewustzijn tijdelijk verlaagd is.

2.4 Woordjes leren; de kaartjesmethode

Het gaat er in eerste instantie vooral om dat je met woorden kennismaakt, er eens goed naar kijkt, en probeert hier of daar iets te herkennen.
In ▶par. 2.5 vind je een groot aantal voorbeelden van belangrijke (delen van) medische termen en ook een aantal belangrijke afkortingen. Probeer de bijbehorende vragen te maken. Maak ook gebruik van de woordenlijst! Geef het niet te snel op: veel is oplosbaar. Het is zelfs heel goed mogelijk dat je na afloop een aantal termen 'vanzelf' hebt geleerd. Als je medische informatie tot je neemt, zul je de moeilijke woorden goed moeten kennen. Probeer voordat

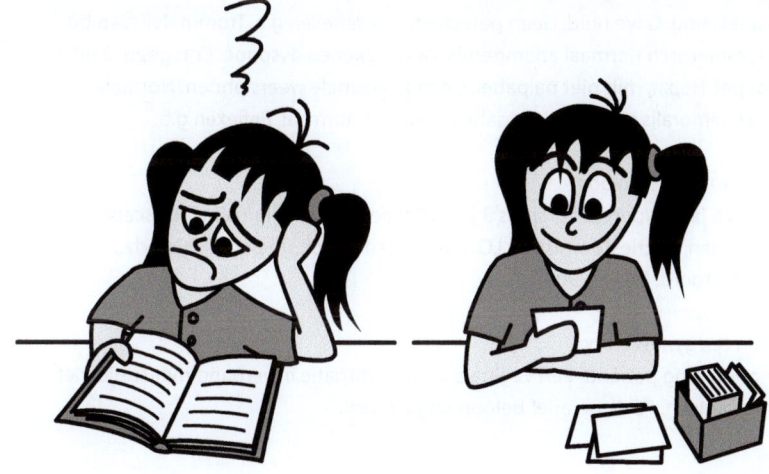

je een woord gaat leren, eerst te begrijpen wat het woord betekent. Wat heb je er immers aan om een woord te kennen dat je niet begrijpt? Een tip voor degenen die moeilijke woorden echt lastig vinden: maak kaartjes. Op de voorkant zet je het woord, op de achterkant de betekenis. Als je er bijvoorbeeld een stuk of twintig hebt, kun je gaan leren. Leer liever een aantal keren per dag een aantal minuten, dan uren achter elkaar. Vergeet niet de kaarten regelmatig te schudden! Als je de betekenis van een woord eenmaal kent, kun je die kaart wegleggen. Op het laatst houd je alleen de woorden over die voor jou echt het moeilijkst zijn. Je zou nog eens kunnen nagaan of je die woorden eigenlijk wel begrijpt. Zorg er ook voor dat je weet hoe het woord wordt uitgesproken. Anders leer je jezelf een verkeerde uitspraak aan. Er zijn overigens ook andere hulpmiddelen, die met de kaartjesmethode te vergelijken zijn. Er zijn diverse computerprogramma's.

Het volgende is misschien een troost. Het draait er niet om wie de meeste moeilijke woorden kent. Terminologie is belangrijk, maar andere zaken zijn nog belangrijker. En zelfs als je woorden leren moeilijk vindt: ook jij zult er waarschijnlijk na verloop van tijd steeds meer kennen. Voor de schrijver van dit boek zijn alle genoemde woorden heel gemakkelijk. Dat komt doordat hij ze al zo vaak gehoord en gelezen heeft dat hij eraan gewend is geraakt (maar er gelukkig nog net niet van droomt). Ook jij kunt aan moeilijke woorden wennen. Vooral in dit hoofdstuk krijg je die kans. Wennen = kennen. En gelukkig komt er na dit hoofdstuk weer een heel ander hoofdstuk. Veel succes!

2.5 Lijst

Hier volgt een lijst met (delen van) medische termen (tab. 2.1). Het is beslist niet de bedoeling dat je deze lijst uit je hoofd gaat leren. Het is wel de bedoeling dat je mede met behulp van deze lijst de voorbeelden in dit hoofdstuk bestudeert. Je bent dan heel intensief bezig met medische terminologie en al doende steek je er wat van op. In tab. 2.2 zijn veelvoorkomende afkortingen weergegeven. Het is best handig als je die wel leert.

Praktijkvoorbeelden

Uit een brief van een kinderarts:
LO: alerte, niet zieke zuigeling. Temp. 38.3, pols 88/min., gewicht 3655 gr. (SD 0). Geen meningeale prikkeling. Gave huid. Geen petechiën. Fontanellen g.b. Trommelvliezen bdz. g.b. Longen symmetrisch normaal ademgeruis. Geen tekenen dyspnoe. Cor: geen souffles. Abdomen: soepel. Hepar, milt niet palpabel. Geen abnormale weerstanden. Normale peristaltiek. Art. femoralis bdz. goed palpabel. Genitalia normaal. Reflexen g.b.

Uit het verhaal van een neuroloog:
Man, 60 jr., sinds 6 jaar hypertensie, sinds 3 jaar DM, peracuut hevige pijn interscapulair, krachtsverlies benen, mictiestoornissen. LO: parese benen bdz., hyperreflexie bdz., sensibiliteit ongestoord. RR 135/90.

Uit een brief van een gynaecoloog:
Op 3-1-2017 onderging patiënte een vaginale uterusextirpatie in verband met subjectief ernstige metrorragieën. Postoperatief beloop ongestoord.

Tabel 2.1 Lijst medische termen

a	niet
a.	arterie
aal	heeft te maken met
acust	gehoor
ad	bij
adeno	klier
alg	pijn
an	niet
angio	vat
anti	tegen
art.	arterie
artr	gewricht
audio	gehoor
bact	bacterie
bi	twee
bio	leven
brach	arm
carcin	kwaadaardige
card	hart
causa	oorzaak
cefalo	hoofd
cerebro	hersenen
chole	gal
chondro	kraakbeen
cisie	snijden
corona	krans
corpus	lichaam
cortico	schors
cox	heup
crien	uitscheiding
cutis	huid
cyst	blaas
cyto	cel
de	eraf, niet, minder, omlaag
dent	tand
derm	huid
dextr	rechts

Tabel 2.1 Vervolg

dist	afstand, ver
dys	niet goed, verkeerd
ectomie	verwijderen
encefal	hersen
endo	naar binnen
entero	dunne darm
epi	boven, bovenop
erytr	rood
ex	wat geweest is, uit
exo	buiten, naar buiten toe
extern	buiten
extra	buiten
facies	gezicht
farma	geneesmiddel
febris	koorts
ferr	ijzer
fibro	bindweefsel
gaster	maag
geen	vormend, leidend tot
ger	ouderdom
gluc/glyc	suiker
grafie	afbeelden
gram	afbeelding
gyn	vrouw
haem, hem	bloed
hemi	half
hepar	lever
hernia	breuk
hetero	ongelijkmatig, niet hetzelfde
homo	gelijkmatig, hetzelfde
hydr	water, vocht, zweet
hyper	te veel, te sterk
hypo	te weinig, te zwak
hyster	baarmoeder
iatro	arts
im	niet
in	niet

◼ **Tabel 2.1** Vervolg

in	in
inguin	lies
inter	tussen
intern	van binnen
intra	binnen
itis	ontsteking
kele	holte
labia	lip
laparo	buik
leuc	wit
lipo	vet
lith	steen
logie	kennis van, inzicht in
loog	iemand die verstand heeft van
lumb	lage rug
lymf	lymfe (weefselvocht dat via lymfevaten naar lymfeklieren wordt vervoerd waar het wordt gereinigd)
lysis	losmaken, loslaten, stukmaken
macro	groot
mal	verkeerd, niet goed
media	midden
medulla	merg
megalie	vergroting
meninge	hersenvlies
menses	maandelijks bloedverlies
metrie	meten, vastleggen
micro	klein
muco	slijm
multipel	veel
musc (of m.)	afkorting van musculus
myc	schimmel
myo	spier
n.	nervus
nas	neus
nat	geboorte
nefr	nier

Tabel 2.1 Vervolg

neo	nieuw
neuro	zenuw, zenuwstelsel
oculus	oog
oftalmo	oog
oligo	weinig
onycho	nagel
oom	gezwel
opto	oog
os	mond
os	bot
ose	ziekte, afwijkende toestand
osteo	bot
ot	oor
para	bij, naast, anders
path	ziek
ped	kind
penie	tekort aan
per	door
peri	in de buurt van
plasie	aangelegd zijn
pneu	lucht
podo	voet
poly	veel
post	achter, na
pre	voor
priv.	tekort aan, gebrek aan
pro	voor
prox	dichtbij, naar het centrum toe
psych	psychisch: het denken, het voelen, de wil
pubis	met betrekking tot de schaamstreek
pulmo	long
pyelum	nierbekken
radio	stralen
re	weer, opnieuw
ren	nier

Tabel 2.1   Vervolg

rhin	neus
rrhagie	stromen
rrhoe	vloeien
scler	bindweefsel, litteken (na ontsteking), verdikking van de wand (van een slagader)
scopie	kijken
seb	talg
sensor	zintuig
sinistr	links
sinus	holte
soma	lichaam
splen	milt
spondyl	wervel
stomie	opening maken
sub	onder, te weinig
sufficiënt	voldoende
tachy	snel
tensie	druk
therm	temperatuur
thyr	schildklier
tomie	snijden
trans	door, dwars door
tri	drie
trof	groei
tromb	stolling
umbilicus	navel
uro	urine/urinewegen
v.	afkorting van vena
vas	vat
vir	virus

Tabel 2.2 Veelvoorkomende afkortingen

AO	aanvullend onderzoek
Ax	anamnese
Bdz	beiderzijds
BVO	bevolkingsonderzoek
Co	controle
Dx	diagnose
DD	differentiaaldiagnose
ECG	elektrocardiogram, 'hartfilmpje'
e.c.i.	e causa ignota (zonder bekende oorzaak)
EEG	elektro-encefalogram, 'hersenfilmpje'
FA	familieanamnese
FT	fysiotherapie
g.a.	geen afwijkingen
g.b.	geen bijzonderheden
g.d.a.	geen duidelijke afwijkingen
i.o.m.	in overleg met
LO	lichamelijk onderzoek
n.t.b.	niet te beoordelen
n.v.	niet verricht
RR	bloeddruk
RT	rectaal toucher (met de wijsvinger betasten in of via de endeldarm)
Rx	therapie
SU	spreekuur
Verw	verwijzing
VG	voorgeschiedenis
VT	vaginaal toucher (betasten via de schede, in principe met wijs- en middelvinger)
X	röntgen
Zkh	ziekenhuis

2.6 Voorbeelden van het gebruik van medische terminologie

Ter illustratie volgt een vertaling in eenvoudig Nederlands van de in dit hoofdstuk vermelde praktijkvoorbeelden. Daarna volgt een aantal voorbeelden van hoe je met behulp van de kennis van de bouwstenen, ingewikkelde medische termen of zinnen kunt begrijpen.

2.6 · Voorbeelden van het gebruik van medische terminologie

Vertaling 'uit een brief van een kinderarts':
Lichamelijk onderzoek: zuigeling die goed wakker is en geen zieke indruk maakt. De lichaamstemperatuur bedraagt 38.3. Aan de pols is te voelen dat het hart 88 keren per minuut klopt. Het gewicht is 3655 gram. Dit betekent dat het gewicht overeenstemt met wat gemiddeld op die leeftijd zou mogen worden verwacht. De hersenvliezen zijn niet geïrriteerd. De huid is gaaf. Er zijn geen kleine bloeduitstortingen te zien. Aan de zachte, nog niet met bot dichtgegroeide openingen in de schedel zijn geen bijzonderheden waarneembaar. Aan de trommelvliezen is beiderzijds geen bijzonderheid te zien. Het ademen in de longen klinkt links en rechts normaal. Er zijn geen tekenen van kortademigheid. Aan het hart is geen geruis te horen. De buik voelt soepel aan. Lever en milt zijn niet te voelen. Er zijn geen abnormale zwellingen te voelen. De darmbewegingen klinken normaal. De liesslagader is links en rechts goed te voelen. De geslachtsorganen zijn normaal. Aan de bij het lichamelijk onderzoek opgewekte onwillekeurige bewegingen zijn geen bijzonderheden te merken.

Vertaling 'uit het verhaal van een neuroloog':
De man is 60 jaar. Hij heeft sinds 6 jaar hoge bloeddruk. Sinds 3 jaar heeft hij suikerziekte. Van het ene op het andere moment kreeg hij hevige pijn tussen de schouderbladen, last van krachtsverlies in de benen en problemen met het plassen. Bij het lichamelijk onderzoek bleek het krachtsverlies in de benen aantoonbaar, de reflexen waren links en rechts te sterk, het gevoel in de benen was echter niet afwijkend. De bloeddruk is 135 over 90.

Vertaling 'uit een brief van een gynaecoloog':
Op 3 januari 2017 werd bij de patiënte de baarmoeder via de schede verwijderd in verband met het feit dat zij erg veel last had van onregelmatig en overmatig vaginaal bloedverlies. Na de operatie hebben zich geen problemen voorgedaan.

Voorbeelden van moeilijke woorden of combinaties daarvan

otitis media
ot = oor; itis = ontsteking; media = midden
middenoorontsteking

virale hepatitis
vir. = virus; ale komt van aal = heeft te maken met; hepar = lever; itis = ontsteking
leverontsteking door een virus

art. lienalis
art. = arterie = slagader; lien = milt; alis komt van aal = heeft te maken met slagader van de milt

prematuur
pre = voor; matuur = rijp; letterlijk: voorrijp
term voor baby's die te vroeg geboren zijn

colitis ulcerosa
col komt van colon = dikke darm; itis = ontsteking; ulcus = zweer. Het stukje osa zit erbij om het woord 'mooi' te maken
ontstekingsziekte in de dikke darm die gepaard gaat met zweervorming

hemolytische anemie
hemo komt van haem = bloed; lytisch komt van lysis = losmaken, loslaten, stukmaken

an = niet; emie komt van haem (de h is weggevallen) = bloed. Het is heel moeilijk om dit alleen op grond van deze informatie te begrijpen. De vertaling moet zijn: bloedarmoede als gevolg van het stukmaken van bloed
bij deze ziekte worden teveel rode bloedlichaampjes afgebroken waardoor bloedarmoede ontstaat.

subfebriele temperatuur
sub = onder; febris = koorts
temperatuur die onder de koortsgrens ligt, 'verhoging'; er is dus geen koorts

nervus acusticus
nervus = zenuw; acust = gehoor
gehoorzenuw

neonatale morbiditeit
neo = nieuw; nat = geboorte; aal = heeft te maken met; morbus = ziekte
het vóórkomen van ziekte bij pasgeborenen

v. pulmonalis
v. = vena = ader; pulmo = long; alis komt van aal = heeft te maken met longader

hernia inguinalis
hernia = breuk; inguin = lies; alis: heeft te maken met liesbreuk

intermenstrueel bloedverlies
inter = tussen
bloedverlies tussen de menstruaties door

sinusitis maxillaris
sinus = bijholte; itis = ontsteking; maxilla = bovenkaak
ontsteking in de bijholte in de bovenkaak, of kort: kaakholteontsteking

atypische symptomen
a = niet; symptoom = ziekteverschijnsel
ziekteverschijnselen die niet typisch zijn

spondylitis tuberculosa
spondyl = wervel; itis = ontsteking
wervelontsteking veroorzaakt door de ziekte tuberculose

laparoscopische cholecystectomie
laparo = buik; scopie = kijken; chol = gal; cyst = blaas; ectomie = weghalen
het weghalen van de galblaas via een kijkje in de buik (kijkoperatie)

os pubis
os = bot (in dit geval); pubis = schaamstreek
schaambeen

2.6 · Voorbeelden van het gebruik van medische terminologie

otitis externa
ot = oor; itis = ontsteking; extern = buiten
ontsteking van het uitwendige oor

hypertensieve retinopathie
hyper = te veel, te zwaar, te sterk; tensie = (bloed-)druk; retina = netvlies; path. = ziek
een ziek netvlies door te hoge bloeddruk

ferriprive anemie
ferri = ijzer; prive = tekort aan; an = niet; emie komt van haem = bloed
bloedarmoede door ijzertekort

farmaceutische industrie
farma = geneesmiddel
fabrieken voor geneesmiddelen

per os, oraal
per = via, door; os = mond (in dit geval); aal = heeft te maken met via de mond

seborroïsche dermatitis
seb komt van sebum = talg; rrhoe = vloeien; derma = huid; itis = ontsteking
huidontsteking door te veel talg

osteogenesis imperfecta
osteo = bot; genesis komt van geen = vormen, leiden tot; im = niet
ziekte waarbij bot niet goed gevormd wordt

vasodilatatieve werking
vas = (bloed-)vat; dilatatie = verwijding
bloedvatverwijdende werking

aplasia uteri et vaginae
a = niet; plas komt van plasie = aangelegd zijn; uterus = baarmoeder; vagina = schede
het niet aangelegd zijn van baarmoeder en schede

immobiliteit door coxartrose
im = niet; mobiel = beweeglijk; cox = heup; artr = gewricht; ose = ziekte, afwijkende toestand
niet goed uit de voeten kunnen door een ziek heupgewricht

status na splenectomie
status = toestand; splen = milt; ectomie = weghalen
toestand waarbij de milt is verwijderd

oculus dextra et sinistra
oculus = oog; dextr = rechts; sinistr = links
rechter- en linkeroog

hysterosalpingografie vanwege subfertiliteit
hyster = baarmoeder; salping = eileider; graf = zichtbaar maken; sub = te weinig; fertiliteit = vruchtbaarheid
een afbeelding maken van baarmoeder en eileiders in verband met verminderde vruchtbaarheid

erytrocyten, leukocyten, trombocyten
ery = rood; leuk = wit; tromb = stolling; cyt = cel
rode bloedcellen, witte bloedcellen en bloedplaatjes (letterlijk: cellen die iets met de bloedstolling te maken hebben, eigenlijk zijn het geen echte cellen en in het Nederlands worden ze bloedplaatjes genoemd)

Voorbeelden van zinnen met één of meer moeilijke woorden + een vereenvoudigde weergave daarvan in het Nederlands

Ventrikelfibrilleren leidt vaak snel tot de dood.
Als de hartkamers ongecoördineerd samentrekken en dus niet pompen zal als gevolg van deze 'hartstilstand' de dood snel intreden.

Hij overleed door hevige inwendige bloedingen als gevolg van een miltruptuur.
Omdat de milt scheurde, traden in het lichaam hevige bloedingen op waardoor hij overleed.

De patiënte onderging een abdominale uterusextirpatie (hysterectomie) in verband met endometriumcarcinoom.
Bij de patiënte werd de baarmoeder via de buik verwijderd in verband met kanker in het slijmvlies aan de binnenkant van de baarmoeder.

Keelpijn door virale faryngitis duurt meestal niet zo lang en is onschuldig.
Als iemand keelpijn heeft als gevolg van een keelontsteking door een virus, dan duurt dat meestal niet zo lang en is dat onschuldig.

Het geneesmiddel wordt transdermaal (transcutaan) in het bloed opgenomen.
Het geneesmiddel wordt dwars door de huid heen in het bloed opgenomen.

Een voorbeeld van secundaire hypertensie is die veroorzaakt wordt door een stenose van de a. renalis (art. renalis).
Een voorbeeld van hoge bloeddruk met een bekende oorzaak, is de hoge bloeddruk die te wijten is aan een vernauwing van de nierslagader.

Het beleid bij een hernia umbilicalis is bijna altijd expectatief.
Bij een navelbreuk wordt bijna altijd afgewacht.

Er zijn veel mensen met mictieklachten door een verminderde contractiliteit van de blaasspier.

2.6 · Voorbeelden van het gebruik van medische terminologie

Veel mensen hebben problemen met plassen omdat de blaasspier minder goed kan samentrekken.

De MDL-arts vond bij de scopie een ulcus duodeni.
De maag-darm-leverspecialist vond bij het kijken in het maag-darmkanaal een zweer in de twaalfvingerige darm.

Bij polyneuropathie kunnen zowel de sensibiliteit als de motoriek aangetast zijn.
Als veel zenuwen ziek zijn, kunnen zowel gevoels- als bewegingsstoornissen optreden.

Corneadystrofie maakt transplantatie noodzakelijk.
Een groeistoornis van het hoornvlies maakt het noodzakelijk dit hoornvlies door een nieuw hoornvlies te vervangen.

Algehele malaise kan psychogeen zijn, maar kan ook worden veroorzaakt door bijvoorbeeld vitaminedeficiëntie.
Als iemand zich niet lekker voelt en moe is, kan dat psychische oorzaken hebben maar een andere mogelijke oorzaak is vitaminegebrek.

De gynaecoloog dacht aan een extra-uteriene graviditeit.
De specialist voor vrouwenziekten dacht aan een buitenbaarmoederlijke zwangerschap.

Neuromusculaire ziekten variëren van mild en nauwelijks invaliderend, tot snel dodelijk.
Mensen met ziekten van het zenuwstelsel en de spieren kunnen heel verschillende problemen hebben die uiteenlopen van vrijwel geen problemen tot een snelle dood.

De nefroloog weet veel van nierinsufficiëntie.
De nierspecialist weet veel van ziekten waarbij de nieren niet goed werken.

Bij een verdenking op meningitis is een lumbaalpunctie noodzakelijk.
Als men denkt aan een hersenvliesontsteking is een ruggenprik noodzakelijk.

Rectaal bloedverlies bij een niet al te jonge patiënt maakt rectaal toucheren noodzakelijk.
Als een niet al te jonge patiënt bloed verliest uit de endeldarm, is het noodzakelijk de endeldarm aan de binnenkant te bevoelen.

De claviculafractuur was snel genezen.
De breuk in het sleutelbeen was snel genezen.

Op de thoraxfoto was een cardiomegalie zichtbaar.
Op de röntgenfoto van de borstkas was een hartvergroting zichtbaar.

Het pancreas is zowel endocrien als exocrien.

De alvleesklier is een klier die zowel stoffen maakt die aan de buitenwereld worden afgegeven als stoffen die aan het bloed worden afgegeven.

De pijnlijke zwelling werd geïncideerd.
Er werd een snee gezet in de pijnlijke zwelling.

Een acute appendicitis geeft peritoneale prikkeling en maakt appendectomie met spoed noodzakelijk.
Een plotselinge hevige ontsteking van het aanhangsel van de blindedarm geeft irritatie van het buikvlies en maakt het noodzakelijk met spoed dit aanhangsel te verwijderen.

Bij atriumfibrilleren is het hartritme op het elektrocardiogram totaal onregelmatig.
Als de boezems van het hart ongecoördineerd samentrekken, is het hartritme op het hartfilmpje totaal onregelmatig.

Bij microcephalie met ontwikkelingsachterstand wordt het kind verwezen naar de kinderarts.
Een kind met een veel te klein hoofdje met ontwikkelingsachterstand wordt verwezen naar de kinderarts.

Door de rijke innervatie van het anale gebied is een anusfissuur heel erg pijnlijk.
Omdat zich in het gebied van de anus veel zenuwen bevinden, is een kloofje in de anus heel erg pijnlijk.

Sommige farmaca hebben een beruchte bijwerking: agranulocytose.
Sommige geneesmiddelen hebben een beruchte bijwerking: hierbij maakt het lichaam geen witte bloedcellen meer aan.

Lichamelijk en aanvullend onderzoek

Samenvatting

In dit hoofdstuk zijn de belangrijkste voorbeelden van lichamelijk en aanvullend onderzoek beschreven. Aanvullend onderzoek is erg belangrijk maar het is goed te beseffen dat de uitslag fout positief of fout negatief kan zijn. In de huisartspraktijk zijn urineonderzoek en bloedonderzoek op Hb, glucose en BSE, de onderzoeken die het meest worden uitgevoerd. Het aanvullend onderzoek is zo veel mogelijk probleemgeoriënteerd.

3.1 Inleiding – 28

3.2 Het lichamelijk onderzoek – 28
3.2.1 Het lichamelijk onderzoek van een kind – 34

3.3 Het aanvullend onderzoek – 35
3.3.1 De beperkingen van aanvullend onderzoek – 35
3.3.2 Bloed- en urineonderzoek in de huisartspraktijk – 37
3.3.3 Probleemgeoriënteerd onderzoek van bloed en urine – 38
3.3.4 Het zichtbaar maken van elektrische activiteit – 46
3.3.5 Beeldvormend onderzoek – 46
3.3.6 Overige vormen van aanvullend onderzoek – 49

© Bohn Stafleu van Loghum, onderdeel van Springer Media B.V. 2017
E.A.F. Wentink, *Inleiding medische kennis*, Basiswerk AG, DOI 10.1007/978-90-368-1788-2_3

3.1 Inleiding

Er zijn veel technische mogelijkheden om het onderzoek bij patiënten te verbeteren, maar dat neemt niet weg dat het lichamelijk onderzoek nog steeds belangrijk is. Het is in de huisartspraktijk bij veel patiënten nuttig om dit uit te voeren. Als de anamnese niet wijst op een ernstige verstoring in het lichaam, dan leidt lichamelijk onderzoek vaak tot extra geruststelling. Soms worden afwijkingen gevonden. Dan kan het nodig zijn extra, dus aanvullend, onderzoek te doen. Dit wordt aanvullend onderzoek genoemd. Dit komt later in dit hoofdstuk aan de orde. Soms is het op basis van lichamelijk of aanvullend onderzoek nodig om de patiënt te verwijzen naar een specialist in het ziekenhuis. Lichamelijk onderzoek wordt vaak afgekort als LO. Aanvullend onderzoek wordt vaak afgekort als AO.

3.2 Het lichamelijk onderzoek

Het is vanzelfsprekend dat de ruimte waarin het onderzoek plaatsvindt comfortabel moet zijn. De verlichting moet goed zijn. Er moet voldoende ruimte zijn. De temperatuur moet aangenaam zijn. De patiënt heeft recht op maximale privacy. Niemand moet onverwacht binnen kunnen komen, of kunnen zien of horen wat er gebeurt. De arts moet alle eventuele benodigdheden bij de hand hebben. Uiteraard moet er gelegenheid zijn om de handen te wassen. Bij het lichamelijk onderzoek is goed kijken, luisteren, voelen en soms ook ruiken van groot belang. Daarnaast is het nodig een goed inzicht te hebben in anatomie en fysiologie. In het algemene lichamelijk onderzoek worden vier onderdelen onderscheiden. Afhankelijk van wat precies wordt nagekeken, spelen die onderdelen een minder of meer belangrijke rol. Het betreft:

1. *Inspectie.* Al bij binnenkomst van de patiënt en tijdens de anamnese is het heel belangrijk om goed te kijken.
2. *Auscultatie.* Met een stethoscoop is het mogelijk te luisteren naar bewegingen van organen, vocht of lucht. De meest bekende toepassing hiervan is het luisteren naar hart en longen. Op bepaalde plaatsen aan de voorkant van de borstkas kan het hart goed worden beoordeeld. De arts luistert dan naar de harttonen en let op eventuele afwijkingen. Een frequente bevinding is een souffle (geruis). Vooral aan de achterzijde en aan de zijkanten van de borstkas is het mogelijk om te luisteren naar de longen. Hierbij wordt aan de patiënt gevraagd goed in- en uit te ademen. Normaal ademgeruis wordt vesiculair genoemd. Als zich ergens in de longen vocht bevindt, klinkt dat abnormaal. Hieruit kunnen belangrijke conclusies worden getrokken. Naast hart en longen kan met de stethoscoop op de buik worden geluisterd naar de darmen. Het darmgeluid (de peristaltiek) is in bepaalde situaties afwezig of klinkt abnormaal. Dit kan wijzen op een probleem. Verder kunnen sommige grote bloedvaten met de stethoscoop worden beoordeeld. Bij vernauwingen zijn in die bloedvaten abnormale geluiden te horen.
3. *Percussie.* Hiermee kan globaal de grootte en luchthoudendheid van een orgaan bepaald worden, en of de longen goed uit kunnen zetten. Door één hand op het lichaam te leggen en vervolgens met een vinger van de andere hand op het middelste kootje van de middelvinger te kloppen, kan beoordeeld worden of het geluid normaal klinkt. Zo klinkt het geluid van lucht in de borstkas heel anders dan het geluid van vocht in de darmen. Probeer het maar eens uit bij jezelf of een vriend of vriendin.

4. *Palpatie*. Oppervlakkige palpatie maakt het mogelijk om huid en lymfklieren te beoordelen. Palpatie in de diepte heeft vooral betrekking op de organen in de buik. Zo kan bijvoorbeeld worden gevoeld of de lever, nieren of milt vergroot zijn. Ook de darmen kunnen beoordeeld worden. Abnormale zwellingen kunnen wijzen op een tumor. Bijzondere vormen van palpatie zijn het rectaal en vaginaal toucher (RT en VT). Bij het rectaal toucher wordt de endeldarm van binnen gevoeld. Bij mannen is het daarbij mogelijk om de prostaat te beoordelen. Bij het vaginaal toucher kan door het gebruik van twee vingers in de vagina en een hand op de onderbuik een indruk worden verkregen van vagina, baarmoeder en (soms) de eierstokken.

Naast het algemeen lichamelijk onderzoek is het neurologisch onderzoek belangrijk. Dit is een lichamelijk onderzoek van hersenen, ruggenmerg, zenuwen en spieren. Dit komt vooral neer op het testen van de motoriek, sensibiliteit en coördinatie. Met motoriek wordt het bewegen bedoeld. Sensibiliteit heeft betrekking op het vermogen van zenuwen om prikkels zoals aanraking, pijn en druk waar te nemen. Coördinatie is het vermogen de spieren zodanig te laten samenwerken dat bewegingen doelgericht en op de juiste manier kunnen worden uitgevoerd.

Naast motoriek, sensibiliteit en coördinatie worden ook de reflexen (zie fig. 3.1) en de spierkracht onderzocht. De belangrijkste reflexen zijn: bicepsreflex, tricepsreflex, kniepeesreflex, achillespeesreflex en voetzoolreflex. De motoriek wordt getest door de patiënt te vragen met kracht bepaalde bewegingen uit te voeren en daarbij de kracht te beoordelen. De sensibiliteit wordt onder meer beoordeeld door de huid aan te raken met relatief zachte maar ook met relatief scherpe prikkels (wat dat laatste betreft: naalden zijn verboden). De coördinatie wordt bijvoorbeeld getest door de patiënt met de ogen dicht de wijsvinger naar de neus te laten bewegen of door de patiënt te vragen met de ogen dicht in een rechte lijn door de kamer te lopen (fig. 3.2).

Voorbeelden van noodzakelijke instrumenten zijn:
- onderzoekstafel;
- weegschaal; een elektronische weegschaal is het meest geschikt;
- lengtemeter; als men met blote voeten recht en volledig tegen een muur gaat staan, kan de lengte worden bepaald;
- meetlint; dit is nodig als men bijvoorbeeld de precieze omvang van een afwijking of zwelling wil bepalen;
- thermometer; tegenwoordig worden elektronische thermometers gebruikt;
- bloeddrukmeter; de band die om de bovenarm wordt opgepompt moet niet te wijd of te strak aansluiten. Bij kinderen en magere volwassenen is daarom een kleine, smalle band nodig. Bij dikke mensen is juist een grote, brede band nodig. Tegenwoordig zijn digitale bloeddrukmeters gebruikelijk. Die meten ook de hartfrequentie;
- stethoscoop; hiermee kunnen geluiden in het lichaam beoordeeld worden. Het gaat hierbij vooral om hart, longen en darmen;
- otoscoop; hiermee kan in het oor gekeken worden om bijvoorbeeld te zien of er een oorsmeerprop aanwezig is of om het trommelvlies te beoordelen bij oorpijn of gehoorproblemen;
- oftalmoscoop (fig. 3.3); hiermee kan in het oog gekeken worden om het netvlies te beoordelen. Dit wordt ook wel fundoscopie genoemd;
- neusspeculum; hiermee kan men de binnenkant van de neus beoordelen;
- reflexhamer ('peeshamer'); door hiermee op pezen van spieren te tikken, trekken de spieren samen. Dit geeft informatie over de spieren en het zenuwstelsel;

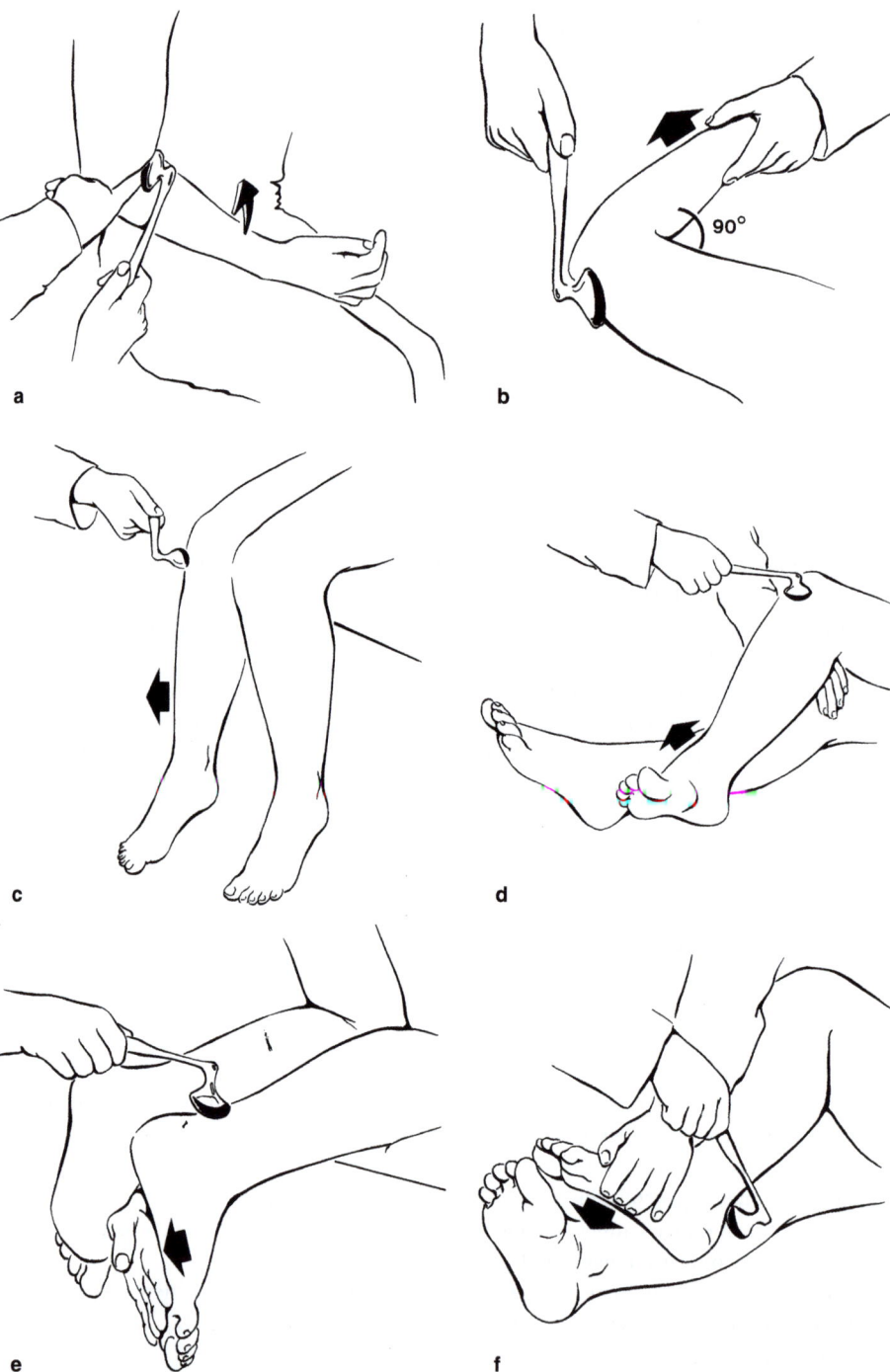

Figuur 3.1 Reflexen. **a** bicepsreflex, **b** tricepsreflex, **c** kniepeesreflex bij zittende patiënt, **d** kniepeesreflex bij liggende patiënt, **e** achillespeesreflex bij knielende patiënt, **f** achilespeesreflex bij liggende patiënt.
Bron: Kuks en Snoek (2012). Klinische neurologie. Houten: Bohn Stafleu van Loghum

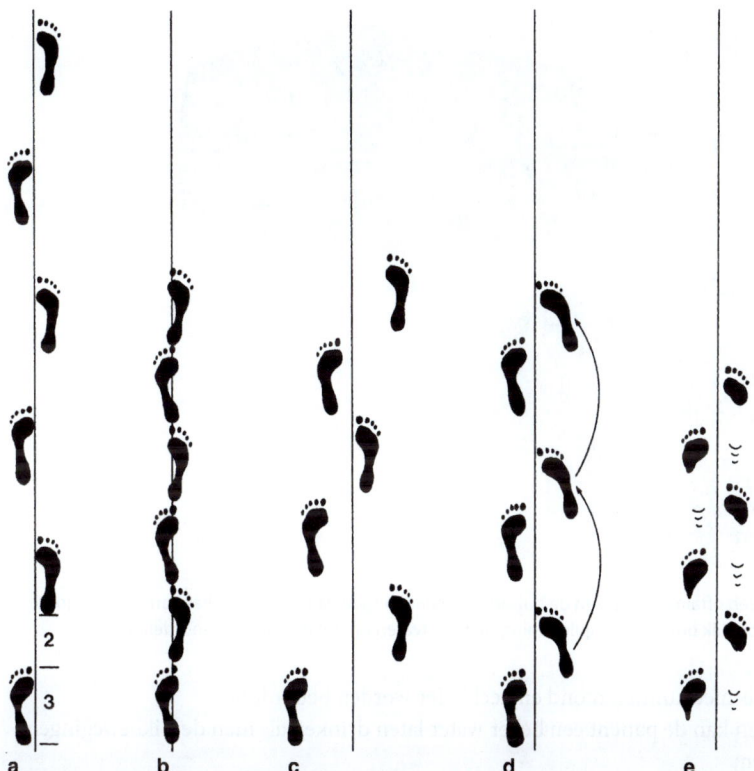

Figuur 3.2 Gangspoor. **a** Normaal komen de voetstappen ter weerszijden van een rechte lijn met een afstand tussen de passen circa twee derde van de voetlengte. **b** 'Koorddansersgang': de hiel moet precies tegen de grote teen worden geplaatst. **c** 'Dronkenmansgang': voetstappen te wijd uit elkaar in de breedte en te dicht bij elkaar in de lengte; paslengte onregelmatig en niet symmetrisch ten opzichte van de rechte lijn. **d** Centrale parese rechterbeen: de stap hiermee is kleiner, de voet staat iets naar binnen, het been maakt een circumductie (zwaai). **e** Schuifelende kleine passen bij de ziekte van Parkinson. Bron: Kuks en Snoek (2012). Klinische neurologie. Houten: Bohn Stafleu van Loghum

- stemvork; men kan een stemvork laten trillen door deze op een tafel te slaan. Als deze vervolgens bijvoorbeeld op het onderbeen wordt gezet kan nagegaan worden of de patiënt de trillingen voelt. Als men een trillende stemvork op de schedel zet, wordt in het hoofd een geluid gehoord. Als hier iets afwijkt van wat normaal is zegt dat iets over de oorzaak van gehoorverlies;
- lampje; dit maakt het kijken in de mond gemakkelijker. Bovendien kunnen de pupillen worden beoordeeld;
- stopwatch; deze is nodig als men nauwkeurig wil weten hoe vaak het hart per minuut pompt of als men de ademfrequentie wil bepalen;
- speculum; hiermee kunnen vagina en baarmoederhals worden beoordeeld. Er bestaan plastic en metalen specula, in verschillende maten.

Voorbeelden van overige benodigdheden zijn:
- schoon wegwerppapier voor de onderzoeksbank;
- handschoenen; die zijn nodig als men mond, endeldarm, geslachtsorganen of open wonden wil onderzoeken;

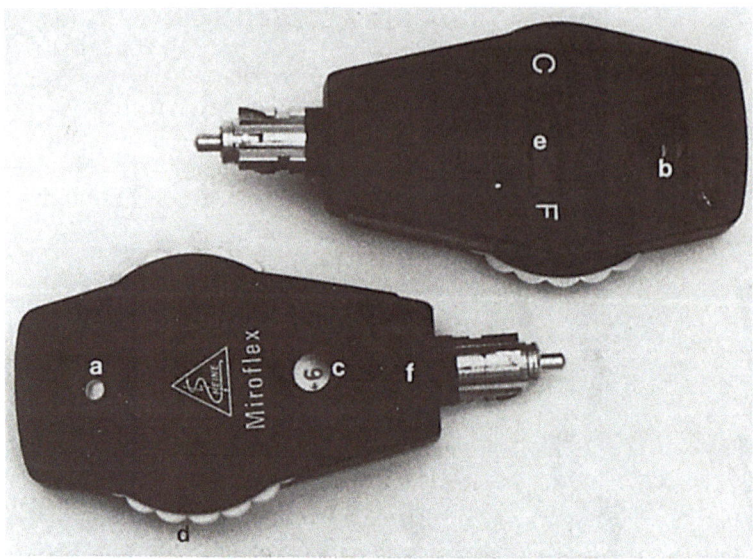

◘ **Figuur 3.3** Met een oftalmoscoop kan de huisarts beschadigingen van het hoornvlies van het oog goed zien en is het ook mogelijk om via de pupilopening de bloedvaten op het netvlies te beoordelen

- tongspatel; hiermee kunnen mond en keel beter worden beoordeeld;
- een beker; men kan de patiënt een beker water laten drinken als men de slikbewegingen wil beoordelen;
- wattenstokjes; met de zachte of met de harde kant kan nagegaan worden of de patiënt aanrakingen voelt. Met de harde kant kan aan de voetzolen worden gestreken om zo een reflex op te wekken.

Artsen in opleiding moeten het volledige lichamelijk onderzoek leren uitvoeren. Een volledig lichamelijk onderzoek kost veel tijd. In sommige gevallen is dit toch noodzakelijk. Dit is bijvoorbeeld zo bij patiënten met vage klachten zoals vermoeidheid of gewichtsverlies. Alleen een goede anamnese gevolgd door een compleet lichamelijk onderzoek kan in een dergelijk geval leiden tot een verantwoorde geruststelling. De volgorde waarin het lichamelijk onderzoek wordt uitgevoerd wordt bepaald door de arts. Een volledig lichamelijk onderzoek is natuurlijk lang niet altijd nodig. Daarvoor ontbreekt ook de tijd. Bij patiënten met moeilijke en onbegrepen klachten kan de arts er echter voor kiezen zo volledig mogelijk te zijn.

> **Volledig lichamelijk onderzoek**
> Om als niet-arts een indruk te krijgen van wat het lichamelijk onderzoek inhoudt volgt hier een overzicht. Bedenk dat je als doktersassistent bepaalde onderdelen ook uitvoert, te weten: inspectie in het algemeen, gewicht en lengte bepalen, het voelen en tellen van de polsslag, bloeddruk meten, inspectie van de gehoorgang. Dit moet een doktersassistent gedeeltelijk ook kunnen, namelijk wanneer een gehoorgang met oorsmeer moet worden uitgespoten; het is dan van belang om te beoordelen of zich in de gehoorgang een oorsmeerprop bevindt.
>
> Bepalen van lengte en gewicht

Algemene inspectie

Inspectie van de handen
Palpatie van de handen
Test van de spierkracht van de handen (door de patiënt te laten knijpen)
Palpatie van de polsarterie
Tellen van de polsslag

Bloeddruk meten

Inspectie van het hoofd en de schedel
Spierbewegingen van de aangezichtsspieren testen (door de patiënt te vragen te fronsen, de tanden te laten zien, de tong uit te steken)
Gevoel van de huid testen (door over het voorhoofd, de wangen en de onderkaak te strijken)
Inspectie van de ogen: oogwit en oogbindvlies (ook aan de binnenkant van de oogleden)
Testen van de oogbewegingen
Vaststellen van de gezichtsvelden (de patiënt kijkt hierbij recht naar voren, de arts vraagt hem te reageren zodra hij ergens in zijn gezichtsveld zijn vingers beweegt)
Pupilreflexen beoordelen (door er een lampje in te laten schijnen, door het licht vernauwen de pupillen zich)
Het gehoor testen (door bijvoorbeeld links en rechts iets te fluisteren en dit door de patiënt na te laten zeggen)
Fundoscopie (dit wordt door huisartsen niet zo veel gedaan; men kan het netvlies bovendien pas echt goed beoordelen als men tevoren oogdruppels heeft gegeven die de pupillen wijd maken zodat het licht van de oogspiegel goed in de ogen terechtkomt)
Inspectie van het uitwendige oor
Inspectie van gehoorgang en trommelvlies
Inspectie van de neus
Inspectie van de mondholte
Inspectie van de keel
Inspectie van slikbewegingen
Hoofdbewegingen testen
Schouderbewegingen testen
Palpatie van lymfklieren in het hoofdhalsgebied
Inspectie van de schildklier
Palpatie van de schildklier
Palpatie van de halsslagaderen

Inspectie van de thorax en de rug
Percussie van de wervelkolom
Percussie van de longen (achter)
Auscultatie van de longen achter
Percussie van de longen voor en aan de zijkant
Percussie van het hart
Inspectie van de borsten
Palpatie van de oksels

Palpatie van de borsten
Auscultatie van het hart (dit gebeurt op minimaal vier plaatsen)
Auscultatie van de halsslagaderen (een vernauwing kan met de stethoscoop te horen zijn)
Inspectie van de buik
Auscultatie van de buik
Percussie van de buik
Palpatie van de lever
Palpatie van de milt
Palpatie van de nieren
(normaal gesproken zijn lever, milt en nieren niet of nauwelijks te voelen)
Palpatie van de buikholte
Palpatie van lymfklieren in de liezen
Palpatie van slagaderen in de liezen
Auscultatie van slagaderen in de liezen
Inspectie van de benen en de voeten
Palpatie van de benen en de voeten
Palpatie slagaderen van enkels en voeten
Testen van de heupmotoriek

Testen van de motoriek van armen en benen
Opwekken van peesreflexen aan armen en benen (met behulp van de 'hamer')
Onderzoek van de coördinatie (door de patiënt bijvoorbeeld met de ogen dicht met de vinger naar de neus te laten gaan of door de patiënt over een rechte lijn te laten lopen, ook weer met de ogen dicht)
Onderzoek van de sensibiliteit (bijvoorbeeld door met een wattenstaafje over de huid te strijken en de patiënt te vragen of hij het voelt)

Het meten van de bloeddruk; vanaf acht seconden nadat de patiënt is gaan staan (bij sommige mensen daalt de bloeddruk op dat moment, dit geeft duizeligheid)

Testen van de motoriek van de rug
Testen van het evenwicht

Inspectie van de uitwendige geslachtsorganen van een man.
Palpatie van de uitwendige geslachtsorganen van een man.
Inspectie van de uitwendige geslachtsorganen van een vrouw.
Rectaal toucher bij de man. De man kan hiervoor gebukt over de onderzoeksbank liggen met zijn buik op de bank zelf. Een andere mogelijkheid is dat de man op zijn linker zij ligt.
Rectaal en vaginaal toucher (◘fig. 3.4) bij de vrouw.

3.2.1 Het lichamelijk onderzoek van een kind

Essentieel bij kinderen is het nauwkeurig bijhouden van lengte en gewicht. De belangrijkste informatie over de gezondheid van het kind wordt immers geleverd door de groeigegevens. Daarnaast is het belangrijk om zieke kinderen lichamelijk goed na te kunnen kijken. De normale bevindingen zijn bij kinderen anders dan bij volwassenen. Tijdens het onderzoek is het extra belangrijk om goed contact te maken. Het kan helpen om het onderzoek spelenderwijs

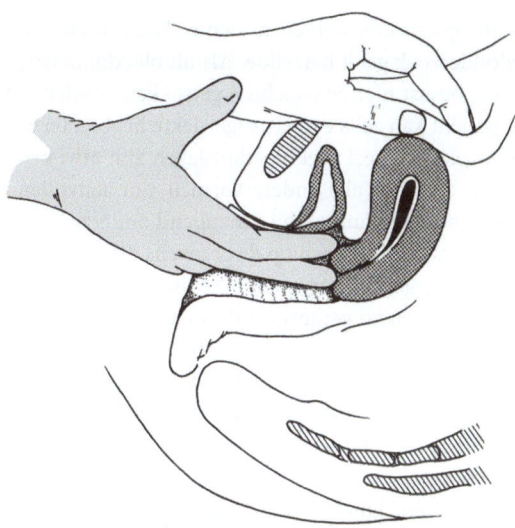

Figuur 3.4 Bij het vaginaal toucher wordt vooral met de hand op de buik gevoeld naar de vorm en de grootte van de baarmoeder

uit te voeren. Kinderen doen immers niets liever dan spelen. Kleine kinderen zitten bij voorkeur zo veel mogelijk bij hun vader of moeder op schoot. Zij hebben behoefte aan veiligheid. Vriendelijk en rustig zijn, een grapje maken, goed vertellen wat je doet, eerlijk zijn over wat vervelend kan zijn: dit alles is bij het onderzoeken van kinderen erg belangrijk. Zij kunnen al snel angstig worden, bijvoorbeeld omdat zij pijn verwachten of omdat zij denken dat zij straf krijgen voor iets wat zij (niet) gedaan hebben. Affiniteit met en gevoel voor kinderen is noodzakelijk om de gezondheid van een kind goed te kunnen beoordelen.

3.3 Het aanvullend onderzoek

In sommige gevallen is het nodig om aansluitend aan de anamnese en het lichamelijk onderzoek aanvullend onderzoek te doen. Hiermee wordt al het onderzoek bedoeld dat niet mogelijk is door een goed gebruik van de zintuigen en eventuele eenvoudige hulpmiddelen zoals reflexhamer en bloeddrukmeter. Bij aanvullend onderzoek wordt lichaamsvocht afgenomen en/of wordt gebruikgemaakt van relatief ingewikkelde technische apparatuur. De belangrijkste voorbeelden zijn bloedonderzoek, onderzoek van de urine, beeldvormend onderzoek (röntgenonderzoek, echografie, CT-scan, MRI), onderzoek van de longfunctie (peakflow, spirometrie), onderzoek van de elektrische activiteit van het hart (ECG) en PET (onderzoek waarbij met radioactieve stoffen activiteit in weefsel zichtbaar wordt gemaakt). Bloedonderzoek kan gedeeltelijk worden uitgevoerd in de huisartspraktijk. Het overgrote deel wordt uitgevoerd in het laboratorium. In het spraakgebruik wordt dit vaak afgekort als 'lab'.

3.3.1 De beperkingen van aanvullend onderzoek

Mede dankzij aanvullend onderzoek is in de geneeskunde tegenwoordig veel meer mogelijk dan vroeger. Mensen zijn echter geneigd om aan de uitslag van aanvullend onderzoek te veel waarde te hechten. Dit is een grote valkuil. Als bijvoorbeeld op een foto niets te zien is, kan er toch iets aan de hand zijn. Omgekeerd: als op een foto wel iets te zien is, kan achteraf blijken dat er niets aan de hand is. Voor bloedonderzoek geldt hetzelfde. Als uit bloedonderzoek geen bijzonderheden naar voren komen, mag beslist niet de conclusie getrokken worden dat er met zekerheid niets aan de hand is. Een patiënt kan zelfs een ernstige ziekte hebben terwijl de bloeduitslagen volledig normaal zijn. Omgekeerd: heel veel bloeduitslagen zijn afwijkend terwijl met de gezondheid niets aan de hand is. Voor alle andere vormen van aanvullend onderzoek geldt hetzelfde. Ook als je kerngezond bent kunnen bij aanvullend onderzoek dus afwijkingen worden vastgesteld. Men mag nooit volledig afgaan op de gegevens die uit onderzoek naar voren komen. Artsen combineren de gegevens van anamnese, lichamelijk onderzoek en (eventueel) aanvullend onderzoek om tot een zo verantwoord mogelijke diagnostiek en beleid te komen. Aanvullend onderzoek is van zeer grote waarde en een belangrijke factor in de huidige geneeskunde, maar de uitslagen moeten altijd voorzichtig worden geïnterpreteerd. Er zijn uitslagen die niets te betekenen hebben. Afwijkende uitslagen leiden echter vaak tot ongerustheid en mogelijk tot het doen van nog meer onderzoek. Het doen van te veel aanvullend onderzoek moet daarom vermeden worden.

Als uit een onderzoek een afwijking naar voren komt, is het de gewoonte om de uitslag 'positief' te noemen. Dit is verwarrend. Een 'positieve' uitslag wil immers zeggen dat er iets niet klopt, dat er iets aan de hand is, en dat is slecht nieuws voor de patiënt. Omgekeerd: als er niets wordt gevonden is de uitslag 'negatief'. Dat is echter goed nieuws. Uit het bovenstaande kan worden afgeleid dat men voorzichtig moet zijn bij de interpretatie en het gebruik van deze woorden. Natuurlijk is ook van belang om welk soort onderzoek het gaat. Een 'positieve' zwangerschapstest is heel goed nieuws. Echter, ook dat is zeker niet altijd het geval (namelijk als een vrouw niet zwanger wil zijn). Bij een positieve uitslag kan achteraf blijken dat er niets aan de hand is. De uitslag is dan 'fout positief'. Omgekeerd: bij een negatieve uitslag kan achteraf blijken dat er toch iets aan de hand is. De uitslag is dan 'fout negatief'. Juist door deze mogelijk foutieve uitslagen is het heel vaak belangrijk om het betreffende onderzoek een keer opnieuw te doen. De zekerheid wordt dan vergroot. Een goede vorm van aanvullend onderzoek zal zo weinig mogelijk fout positieve en fout negatieve uitslagen opleveren. In verband hiermee worden de moeilijke begrippen positieve voorspellende waarde, negatieve voorspellende waarde, sensitiviteit en specificiteit gebruikt. Deze eigenschappen van een test moeten zo goed mogelijk zijn.

Een hoge positief voorspellende waarde betekent dat bij een positieve uitslag de kans groot is dat achteraf blijkt dat deze uitslag terecht is geweest. Met andere woorden: er is een kleine kans dat een positieve uitslag achteraf fout positief blijkt te zijn. Een hoge negatief voorspellende waarde betekent dat bij een negatieve uitslag de kans groot is dat achteraf blijkt dat deze uitslag terecht is geweest. Met andere woorden: er is een kleine kans dat een negatieve uitslag achteraf fout negatief blijkt te zijn. Een hoge sensitiviteit betekent een hoge gevoeligheid. Het onderzoek is dan heel gevoelig. Afwijkingen of ziekten worden makkelijk gevonden. De kans dat iets wordt gemist, is klein. Iets ingewikkelder: de sensitiviteit heeft betrekking op het percentage patiënten dat bij het onderzoek een positieve uitslag zal hebben. In het ideale geval is dat 100 %. Dit is echter niet mogelijk. Er worden altijd gevallen gemist. Een hoge specificiteit heeft betrekking op het percentage niet-patiënten dat bij het onderzoek een negatieve uitslag heeft. In ideale geval is dat 100 %. Ook dit is niet mogelijk. Er zijn geen testen die 100 % specifiek zijn.

De uitslag van een bloedonderzoek wordt overigens meestal niet uitgedrukt als 'positief' of 'negatief'. Meestal worden referentiewaarden gebruikt. Dit zijn de getallen waartussen een uitslag zich bevindt bij gezonde mensen. Deze getallen zijn zo gekozen dat 95 % van de gezonde mensen een uitslag heeft die 'normaal' wordt genoemd. Dat betekent dat in alle gevallen 2,5 %

van de gezonde mensen een te hoge uitslag heeft en 2,5 % een te lage. Mensen bij wie echt iets aan de hand is, hebben een veel grotere kans op een afwijkende uitslag. Omgekeerd: hoe meer de uitslag afwijkt van de normale waarden, hoe groter de kans dat er echt iets mis is.

3.3.2 Bloed- en urineonderzoek in de huisartspraktijk

Veelvoorkomende bloedbepalingen die in de huisartspraktijk worden uitgevoerd zijn hemoglobine (Hb), glucose (glc.).

Hb

Hb is de afkorting van hemoglobine. Het hemoglobine bevindt zich in de erytrocyten. De erytrocyten hebben hun kleur te danken aan het hemoglobine. Voor het maken van hemoglobine heeft het lichaam ijzer nodig. Het ijzer wordt in het hemoglobine ingebouwd. Het hemoglobine vervoert zuurstof naar de organen. Voor het maken van de buitenkant van de erytrocyten zijn ook vitamine B12 en foliumzuur nodig. Een tekort aan hemoglobine of een tekort aan erytrocyten, leidt tot een onvoldoende zuurstofvoorziening van het lichaam. Een tekort aan Hb in het bloed wordt bloedarmoede genoemd. In feite is dat een verwarrende term. Er is immers genoeg bloed; alleen het hemoglobine is onvoldoende aanwezig. De medische term voor bloedarmoede is anemie. Een lichte anemie geeft in principe geen klachten. Alleen van een ernstige anemie of als de anemie in zeer korte tijd ontstaan is, kan de patiënt last hebben.

Glucose

Voeding wordt in het spijsverteringskanaal afgebroken tot kleine onderdelen die vervolgens vanuit de darmen in het bloed worden opgenomen. Een van die onderdelen is glucose, de belangrijkste brandstof voor ons lichaam. Glucose wordt voor het gemak ook vaak 'suiker' genoemd. De cellen in ons lichaam hebben de hele dag glucose nodig. Bij een hypoglykemie loopt de energievoorziening gevaar. Hyperglykemie is een teken dat het glucose te weinig in de cellen komt (waar het nodig is), maar te veel in het bloed blijft zitten. Dit leidt tot klachten. Op langere termijn is een te veel aan glucose in het bloed schadelijk voor de bloedvaten en allerlei organen. Er is dan sprake van suikerziekte. Dit is een ziekte die veel voorkomt. Het bepalen van de bloedglucose is belangrijk om deze ziekte vast te stellen. Bij mensen die al met deze ziekte bekend zijn, wordt de glucosespiegel in het bloed heel vaak gecontroleerd.

Urine

In de huisartspraktijk wordt dagelijks urine nagekeken. In de urine kan eenvoudig worden vastgesteld of sprake is van een infectie. De urine moet binnen twee uren na het plassen worden nagekeken. Als dat niet mogelijk is, moet de urine worden bewaard in de koelkast. Dat mag maximaal 24 uur duren. Het vaststellen van een infectie doet men door een langwerpig teststrookje (stickje) met gekleurde vlakjes in de urine onder te dompelen. Men kijkt vervolgens of het nitrietvlakje is verkleurd. Nitriet is namelijk een stof die gemaakt wordt door bacteriën die een infectie (blaasontsteking) veroorzaken. Bij een positieve nitriet is de diagnostiek afgerond. Als de patiënt klachten heeft maar de nitriet is toch negatief, dan kan de uitslag fout negatief zijn en wordt verder onderzoek gedaan. Dan wordt vaak een dipslide gebruikt. Hierbij wordt urine in een voedingsbodem in de broedstoof geplaatst. Als de volgende dag blijkt dat heel veel bacteriën zijn gegroeid, is de conclusie dat er toch sprake is van een infectie. Een bezwaar tegen deze methode is dat men zo lang moet wachten op de uitslag. Een andere mogelijkheid is het maken van een 'sedimentje'. Hierbij wordt urine gecentrifugeerd. De vloeistof wordt vervolgens afgegoten en de vaste bestanddelen worden bekeken onder de microscoop. Als er heel veel bacteriën te zien zijn, wordt geconcludeerd dat ondanks de negatieve nitriet toch sprake is van een urineweginfectie. Het kost niet veel tijd om dit onderzoek uit te voeren maar er is wel een training voor vereist.

Urineonderzoek met het teststrookje kan ook wijzen op de aanwezigheid van veel eiwit, leukocyten, erytrocyten of glucose. Als dit zo is, dan volgt nader onderzoek. Wat glucose in de urine betreft: er zijn mensen die dit altijd een beetje hebben. In dat geval heeft de aanwezigheid van glucose in de urine niets te betekenen. Het is als het ware een onschuldig foutje van de nieren. Dit wordt renale glucosurie genoemd. Het kan echter ook betekenen dat de nieren glucose uitscheiden omdat het glucose in het bloed te hoog is. Dan is sprake van suikerziekte. Om die reden wordt bij de aanwezigheid van glucose in de urine bloedonderzoek gedaan. De bedoeling daarvan is dus de aanwezigheid van suikerziekte uit te sluiten.

In de huisartspraktijk wordt urine ook vaak gebruikt om vast te stellen of een vrouw zwanger is. Bij zwangerschap is in de eerste drie maanden het hormoon HCG in grote hoeveelheid in de urine aanwezig. Dit wordt gemeten met de zwangerschapstest. De test is overigens gewoon te koop. Mensen doen de zwangerschapstest heel vaak gewoon thuis. Bedenk dat in zeldzame gevallen ook de zwangerschapstest fout positief of fout negatief kan zijn.

3.3.3 Probleemgeoriënteerd onderzoek van bloed en urine

Bij veel mensen is meer nodig dan alleen bepaling van hemoglobine, glucose of BSE. Aan de hand van een 'probleemgeoriënteerd aanvraagformulier' (◘ fig. 3.5) voor bloedonderzoek worden de belangrijkste voorbeelden uitgelegd. Met probleemgeoriënteerd wordt bedoeld dat het onderzoek dat wordt aangevraagd, is afgestemd op de problemen of ziekten waaraan de arts bij een bepaalde patiënt denkt.

Algemene klachten

Dit zijn klachten die vele lichamelijke en psychische oorzaken kunnen hebben. Het beeld is (nog) vaag. Het belangrijkste voorbeeld is vermoeidheid. Bij dit soort klachten kunnen de CRP (vroeger vooral de BSE, de bezinking), Hb (Hemoglobine) TSH (thyroid-stimulating hormone) en glucose worden bepaald.

- CRP: Dit is de afkorting van C-reactief proteïne. Het is een door de lever gemaakt eiwit dat in het bloed verschijnt bij ontstekingen en infecties, maar bijvoorbeeld ook na een chirurgische ingreep en bij kanker. Als de CRP vaker wordt bepaald kan zo een indruk ontstaan van de activiteit van een ontstekingsziekte (bijvoorbeeld reumatoïde artritis). Bij het gebruik van medicatie tegen de ziekte kan de CRP dus iets zeggen over het effect van die medicatie. Het doel van het bepalen van de CRP is hetzelfde als dat van de BSE (de 'bezinking'), maar CRP gaat sneller en geeft actuelere informatie. In de praktijk heeft de CRP de BSE grotendeels verdrongen.
- Hb: bij een erg laag Hb is sprake van ernstige anemie. Dit kan algemene klachten veroorzaken. Een lichte anemie geeft overigens in het algemeen geen klachten. Het is een misverstand te denken dat mensen die zich moe voelen vaak bloedarmoede hebben.
- Glucose: algemene klachten kunnen wijzen op het bestaan van suikerziekte.
Bij suikerziekte (te hoge bloedsuikers) is de patiënt in het begin inderdaad vaak alleen moe.

3.3 · Het aanvullend onderzoek

Probleemgeoriënteerd AANVRAAGFORMULIER voor laboratoriumonderzoek door huisartsen.

Klinisch Chemicus: Dr. P. Precies

nhg · sah · NVKC

ARTS: _____

☐ M ☐ V

Naam + voorl. _____
Geb.dat. _____
Adres _____
P.C. + Plaats _____

Kopie rapport

Particulier ☐
Zfds + nr. ☐ _____
Keur. + inst. ☐ _____

KLINISCHE GEGEVENS
☐ Ter uitsluiting van een mogelijke aandoening
☐ Controle bekende aandoening
☐ Ter bevestiging van een vermoedelijke aandoening
☐ Uitslag doorbellen/faxen dezelfde dag

1 Algemeen onderzoek
☐ Bezinking
☐ Hb
☐ Glucose *(willekeurig tijdstip)*
☐ TSH *(indien afwijkend, vrij T4)*
Ter uitsluiting van eventuele aandoening:
☐ Kreatinine *(bij verdenking nieraandoening)*
☐ ALAT *(bij verdenking leveraandoening)*

2 Anemie
Diagnostiek:
☐ Hb, MCV
Microcytair:
☐ Ferritine *(zonder chron. ontsteking)*
☐ Ferritine, ijzer, transferrine *(bij chron. ontsteking)*
Normocytair:
☐ Ferritine, leuko's, trombo's, reticulo's *(zonder chron. ontsteking)*
☐ Ferritine, ijzer, transferrine, leuko's, trombo's, reticulo's *(bij chron. ontsteking)*
Macrocytair:
☐ Reticulo's, LDH, Vit. B12, Foliumzuur
Controle:
☐ Hb, MCV

3 Appendicitis, uitsluiten van:
☐ CRP, leuko's, neutro's

4 Artritis
Diagnostiek RA:
☐ Bezinking ☐ Reumafactor
Controle RA per 6 maanden:
☐ Hb, bezinking
Controle sulfasalazinetherapie RA:
(eerste 3 maanden 2 wekelijks, daarna maandelijks)
☐ Hb, leuko's, diff., trombo's, γ–GT,ALAT, kreatinine
☐ Urine: eiwit in urine
Diagnostiek Jicht:
☐ Urinezuur, kreatinine
Vóór therapiekeuze Jicht:
☐ Urinezuur in 24-uurs urine

5 Atopisch syndroom
Inhalatie-allergie:
☐ Inhalatiemix, indien pos. uitsplitsen naar onderstaande allergenen of bij duidelijke anamnese alleen:
☐ Huisstofmijt *(hele jaar)*
☐ Kattenepitheel *(hele jaar)*
☐ Hondenepitheel *(hele jaar)*
☐ Graspollen *(mei-juli)*
☐ Berkenpollen *(april-mei)*
Voedselallergie kinderen (< 3 jaar):
☐ Voedselmix, indien pos. uitsplitsen naar onderstaande allergenen of bij duidelijke anamnese alleen:
☐ Melkeiwit ☐ ei-eiwit ☐ Tarwe
☐ Pinda ☐ Kabeljauw ☐ Soja

6 Bloedingsneiging
☐ Onderstaande tests:
☐ APTT ☐ PT (INR) ☐ Trombo's

7 Cardiale klachten
Angina pectoris / hartfalen:
☐ Hb *(bij verdenking op anemie)*
☐ TSH *(bij verdenking op schildklieraandoening)*
Hartfalen:
(bij start medicatie en daarna om de 6 maanden)
☐ Kreatinine, natrium, kalium
Bij therapie ACE remmers:
☐ Kreatinine na 2 weken
Myocardinfarct, uitsluiten van:
☐ CK Indien verhoogd: CK-MB

8 Cholesterol
Met HVZ, diagnostiek familiaire hyperlipidemie:
☐ Cholesterol *(herhaal na min.1 week)*
Zonder HVZ met verhoogd risico CHZ*(zie risicotabel):*
☐ Chol./HDL-chol.-ratio *(herhaal na min.1 week)*
Opsporing secundaire oorzaken hyperlipidemie:
☐ ALAT ,γ–GT ☐ Glucose
☐ TSH ☐ Urine: eiwit
Controle effect therapie met simvastatine (na 3 mnd):
☐ Cholesterol
Geen diabetes, om de 3 jaar:
☐ Glucose

9 Diabetes Mellitus type 2
Diagnostiek (Opsporing >45jr, 3jaarlijks op indicatie):
☐ Glucose *(nuchter)*
☐ Glucose *(willekeurig tijdstip)*
Risicoinventarisatie:
☐ Bloed *(nuchter)* : GlyHb, kreatinine, Chol./HDL-chol.-ratio, triglyceriden
☐ Urine *(<50 jaar:1e portie ochtendurine):*
Albumine/kreatinine-ratio *(indien positief 2x herhalen)*
Controle 3-maandelijks:
☐ Glucose *(nuchter)*, ☐ Bij slechte instelling: GlyHb
Controle jaarlijks:
☐ Bloed : Glucose *(nuchter)* , GlyHb, kreatinine
☐ Urine *(<50 jaar:1e portie ochtendurine):*
Albumine/kreatinine-ratio
Niet behandeld met cholesterolsyntheseremmers:
☐ Chol./HDL-chol.-ratio, triglyceriden *(nuchter)*

10 Diarree
Bij ernstig ziek zijn:
☐ Feceskweek: Salmonella, Shigella, Campylobacter
Indien langer dan 10 dagen:
☐ Parasitologisch onderzoek *(herhaal zonodig)*,
Vermeld klinische symptomen, koorts *(met/zonder pieken)* maag/darm verschijnselen, lever/milt afwijkingen, verblijf buitenland *(waar/wanneer, terug sinds?)*.
Monster: zie instructie lab.

11 Fecesonderzoek op bloed
☐ Occult bloed *(3x)*

12 Geneesmiddelentherapie
Lithium:
3-maandelijks:
☐ Lithium *(12 uur na inname)*
Jaarlijks:
☐ Natrium, kalium, kreatinine, TSH, lithium
Digoxine:
☐ Digoxine *(6-8 uur na inname)*, kalium
Anticoagulantia:
☐ PT (INR)
Andere geneesmiddelen, afname:
☐ .... uur na inname

13 Hemochromatose
☐ Hb, ijzer, transferrine, verzadigingspercentage, ferritine, bezinking, γ–GT, ALAT *(nuchter)*

14 Hypertensie
Bloed:
☐ Glucose *(nuchter)*, kreatinine, kalium
Urine *(1e portie ochtendurine):*
☐ Eiwit; *(indien positief sediment)*
Met HVZ:
☐ Cholesterol
Zonder HVZ met verhoogd risico CHZ *(zie risicotabel):*
☐ Chol./HDL-chol.-ratio
Bij therapie met ACE remmers:
☐ Kreatinine na 2 weken

15 Leveraandoening
☐ ALAT, γ–GT
Virushepatitis diagnostiek:
☐ Hepatitis A *(IgM-anti HAV)* ☐ Hepatitis B *(HBsAg)*
(indien neg. bij blijvende verdenking overleg)
☐ Hepatitis C *(IgG-anti HCV)*
Controle immuniteit:
☐ Hepatitis B *(IgG-anti HBsAg)*

16 Microbiologisch onderzoek
☐ Kweek banaal
Materiaalsoort: _____
Herkomst mat.: _____
Ziekteverschijnsel: _____
☐ Kweekspecifiek op
Materiaalsoort: _____
Afnameplaats: _____
Ziekteverschijnsel: _____

17 Mononucleosis infectiosa
☐ Leuko's, differentiatie
☐ Antilichamen tegen EBV *(na 7 dagen)*

18 Neonatale icterus
☐ Bilirubine

19 Nieraandoening
☐ Kreatinine
☐ Kreatinine plus berekende klaring *(gewicht ....kg)*
☐ Teststrook op: eiwit, leuco's, ery's *(indien afw. :sediment)*

20 Paraproteïnemie *(vooral bij ouderen)*
☐ Eiwitspectrum

21 Prostaat/mictieklachten
☐ *(Bij afwijkend rectaal toucher):*PSA ☐ Kreatinine
☐ Urineweginfectie, *(zie aldaar)*

22 Psychogeriatrie
☐ Bezinking, Hb, glucose *(willekeurig tijdstip)*, kreatinine, TSH *(indien afwijkend vrij T4)*
Op indicatie:
☐ Kalium, natrium ☐ ALAT, γ–GT
☐ Vit. B1, Vit. B6, vit B12, foliumzuur

23 Schildklier
Diagnostiek:
☐ TSH, indien afwijkend: vrij T4
Thyreoïditis van De Quervain:
☐ Bezinking, leuko's, vrij T4
Controle van therapie bij hypothyreoïdie:
☐ TSH, vrij T4 *(elke 6 weken na start tot stabiel, vervolgens elke 3 maanden tot jaarlijks)*
Controle van combinatietherapie bij hyperthyreoïdie:
☐ Vrij T4 *(elke 6 weken na start tot stabiel, vervolgens elke 3 maanden tot jaarlijks)*
☐ TSH-controle na stoppen therapie *(elke 3 maanden tot jaarlijks)*

24 SOA aandoeningen
Bloed: ☐ HIV antistoffen
☐ Lues ☐ HBsAg
Urine: ☐ Chlamydia tr. (DNA) *(bij klachten)*
zie instructie lab.
Uitstrijk: ☐ Gonorroe

25 Subfertiliteit
☐ Sperma-onderzoek: zie instructie lab.
Geen aanwijzing tubapathologie en uitblijven zwangerschap >1/2 jaar na diagnose subfertiliteit:
☐ Chlamydia IgG-antistoffen

26 TIA
☐ Glucose *(willekeurig tijdstip)*
☐ Chol./HDL-chol.-ratio
☐ Bezinking *(bij amaurosis fugax)*

27 Tropeninfectie
Koorts:
☐ Malaria, cito *(monstername direct, herhaal bij blijvende verdenking na 8-12 uur en daarna 1x per etmaal 3 à 4 dgn)*
Diarree: zie aldaar. Icterus: zie leveraandoening

28 Urineweginfectie
(onderzoek binnen 2 uur na lozing of max. 24 uur in koelkast, middenstroomurine)
☐ Teststrook op: nitriet en leuko's, ery's
indien negatief: sediment
☐ Dipslide
☐ Kweek en resistentiebepaling *(bij gecompliceerde resp. persist. infectie, kinderen <12 jaar, zwangeren)*
☐ Controle na kuur: bij kinderen <7 jaar, 6 maanden om de maand; kinderen 7 -12 jaar en zwangeren éénmalig
Catheterurine: ja/nee Antibioticumtherapie: ja/nee

29 Zwangerschap en geboorte
☐ Zwangerschapsreactie *(urine)*
±12e wk: ☐ HBsAg, lues, irr.antistoffen, Hb
☐ ABO-, RhD bloedgroep *(indien niet bekend)*
☐ HIV As bij risico, na toestemming
30e wk: ☐ *(bij RhD-neg. zwangeren)* RhD-antistoffen;
afname vóór event.toediening anti-RhD
☐ Hb, op indicatie
Pasgeborene *(indien moeder RhD-neg.):*
☐ ABO-, RhD bloedgroep
Diagnostiek Rubella *(alleen bij niet gevaccineerden, zoals geboren vóór 1964, allochtonen):*
☐ Rubella IgG-antistoffen *(controle immuniteit)*
☐ Rubella IgM-antistoffen *(recente infectie)*

30 Keuring optioneel
☐ Glucose ☐ Cholesterol
☐ Bezinking ☐ HIV
Overige onderzoeken:
Alfabetische lijst volgens locale afspraken

versie 2 2000 probleemgeoriënteerd aanvraagformulier voor laboratoriumonderzoek door huisartsen

Figuur 3.5 Een voorbeeld van een probleemgeoriënteerd aanvraagformulier voor laboratoriumonderzoek

- TSH: als een patiënt vermoeid is, kan het een goed idee zijn om de schildklier te controleren. Ook schildklierziekten beginnen namelijk vaak vaag. De belangrijkste bepaling is het TSH. Dit is een hormoon dat in het bloed aanwezig is en gemaakt wordt door de hypofyse. TSH stimuleert de schildklier. Als de schildklier te snel werkt, zal het TSH al snel afnemen. De schildklier wordt dan minder gestimuleerd en zal in het begin nog normaal werken. Het schildklierhormoon zelf (vrij T4) zal nog niet afwijkend zijn. Op de langere duur zal dit niet meer lukken. Het TSH is dan te laag en het vrij T4 te hoog. Omgekeerd: als de schildklier te langzaam werkt, zal het TSH al snel toenemen. In het begin zal dit voldoende zijn om te compenseren. Het vrij T4 zal pas op de langere duur toenemen.

Als daar aanleiding toe is, kan de arts bij algemene klachten ook de nier- en leverfunctie controleren. Dit is bijvoorbeeld het geval als de patiënt ook last heeft van jeuk (dit kan onder andere worden veroorzaakt door lever- en nieraandoeningen) of als de patiënt overmatig alcohol gebruikt (dit geeft beschadiging van de lever). Bij algemene klachten kunnen dus bezinking, Hb, glucose, TSH en eventueel lever- en nierfunctie worden gecontroleerd. Overigens: bij algemene klachten zal bloedonderzoek niet vaak opheldering geven over hoe die klachten zijn ontstaan! Heel vaak bestaan psychische en/of sociale problemen, zoals overbelasting op het werk, relatieproblemen en/of stress vanwege de kinderen.

Anemie

Bij ernstige anemie ziet de patiënt bleek. Er kunnen dan klachten zijn zoals vermoeidheid en duizeligheid. De meest voorkomende oorzaak is ijzertekort. Het lichaam is hierbij onvoldoende in staat om hemoglobine te maken. De rode bloedcellen zijn klein en licht van kleur. Dit type bloedarmoede heet microcytaire hypochrome anemie. De term microcytair heeft betrekking op het feit dat de rode bloedcellen klein zijn. De term hypochroom heeft betrekking op het feit dat in de rode bloedcellen weinig 'kleurstof' aanwezig is. Een andere belangrijke oorzaak van anemie is een tekort aan vitamine B12 of aan foliumzuur. Hierbij wordt voldoende hemoglobine aangemaakt maar is het aanmaken van rode bloedcellen niet goed mogelijk. Het gevolg is dat er een te klein aantal rode bloedcellen is. Om als compensatie de zuurstofvoorziening toch zo goed mogelijk te maken, zitten die rode bloedcellen stampvol met hemoglobine. Eén rode bloedcel is dan groter en roder dan normaal. Toch is sprake van anemie: het totale aantal rode bloedcellen is immers te klein. Dit type bloedarmoede heet macrocytaire hyperchrome anemie. De term macrocytair heeft betrekking op het feit dat de rode bloedcellen groot zijn. De term hyperchroom heeft betrekking op het feit dat in de rode bloedcellen veel kleurstof aanwezig is. Om het onderscheid te kunnen maken tussen microcytaire en macrocytaire anemie is het belangrijk om het MCV te bepalen. MCV is de afkorting van *mean corpuscular volume*. In het Nederlands wordt hiermee het gemiddelde volume van de rode bloedcellen bedoeld. Bij ijzergebreksanemie is het MCV laag. Bij gebrek aan vitamine B12 of foliumzuur is het MCV hoog. Overigens zijn er ook vormen van bloedarmoede waarbij het MCV normaal is.

Appendicitis

Als een patiënt duidelijke tekenen vertoont van een blindedarmontsteking, dan zal snel verwijzing volgen naar het ziekenhuis. Er is dan acute en zeer hevige buikpijn, waarbij iedere beweging de pijn enorm verergert, zodat de patiënt zo stil mogelijk ligt. Als het echter allemaal minder duidelijk is, dan zou bloedonderzoek kunnen helpen. Bij een acute ontsteking in de buik zullen CRP, neutro's en leuko's verhoogd zijn. Het CRP is ongeveer hetzelfde als de BSE, maar reageert iets sneller. Met neutro 's en leuko 's worden witte bloedcellen bedoeld die vooral verhoogd zijn bij acute ontstekingen.

Artritis

De meest bekende oorzaak van gewrichtsontsteking is de ziekte reumatoïde artritis. Dit is een chronische ziekte. Vaak wordt de afkorting RA gebruikt. Belangrijke klachten zijn pijn en vermoeidheid. Als bij een patiënt gedacht wordt aan deze ziekte is het bepalen van de BSE belangrijk. Deze is dan namelijk verhoogd. Ook is het mogelijk de zogenaamde reumafactor te bepalen. Bij een positieve reumafactor is er een tamelijk grote kans op RA. De definitieve diagnose reumatoïde artritis neemt veel tijd in beslag en hangt ook sterk af van anamnese en lichamelijk onderzoek. Zodra echter duidelijkheid bestaat, zal de patiënt regelmatig gecontroleerd moeten worden. Behalve CRP (of BSE) is ook het bijhouden van het Hb van belang. Bij chronische ziekten zoals RA is om niet geheel duidelijke redenen het Hb vaak verlaagd, vooral als de ziekte actief is. Het MCV is dan normaal. Een bijzondere vorm van artritis is de artritis urica. Deze ziekte staat ook bekend als jicht. Hierbij slaat urinezuur neer in gewrichten wat hevige pijn tot gevolg kan hebben. De patiënt heeft zeer heftige pijnaanvallen, vaak in een voet, bijvoorbeeld de grote teen die dan ook rood en gezwollen is. Een verhoogd urinezuur in het bloed kan erop wijzen dat de patiënt jicht heeft. Omdat bij deze ziekte de nieren gevaar lopen, is het ook belangrijk om het creatinine bij te houden. De hoogte van creatinine zegt namelijk iets over het functioneren van de nieren.

Atopisch syndroom

Met een atopisch syndroom wordt bedoeld: ziekteverschijnselen die passen bij erfelijke allergie. Hierbij kan gedacht worden aan mensen met hooikoorts, astma of eczeem. Bloedonderzoek kan uitwijzen of en waarvoor de patiënt allergisch is. Het kan bijvoorbeeld gaan om huisstofmijt, katten, honden, grassen, bomen of voedingsbestanddelen. De bloedonderzoeken waarom het hier gaat, zijn bijvoorbeeld de Phadiatop en sIgE (specifiek IgE, allergeenspecifiek IgE, IgE betekent immunoglobuline type E, het soort antistoffen dat is verhoogd bij allergie).

Bloedingsneiging

Er zijn ziekten en situaties waarbij het bloed niet goed kan stollen. De patiënt kan op allerlei plaatsen bloedingen krijgen. Voorbeelden zijn: veel blauwe plekken (zonder duidelijke verwonding), een wond of een bloedneus die niet wil stoppen. Het functioneren van het stollingssysteem kan worden bepaald door de APTT en de PT te meten. Omdat voor de bloedstolling ook de trombocyten belangrijk zijn, worden zij bij dit soort problemen ook bepaald.

Cardiale klachten

Bloedonderzoek is hierbij veel minder van belang dan anamnese, lichamelijk onderzoek en bijvoorbeeld het 'hartfilmpje' of het meten van de bloeddruk. Het kan bij hartklachten wel van belang zijn om het Hb te bepalen. Bij een zeer laag Hb krijgt de hartspier te weinig zuurstof en moet het hart veel harder werken om overal in het lichaam voldoende zuurstof af te leveren. Als de schildklier te hard werkt, zal het hart sneller gaan kloppen. Bij hartziekte kan dat problemen geven. Daarom wordt bij cardiale problemen soms het TSH bepaald. Medicatie bij hartziekten kan nogal wat bijwerkingen geven. Om die reden kunnen bij het gebruik van deze medicatie bloedcontroles worden uitgevoerd. Bij een echt hartinfarct sterven hartspiercellen af. Hierbij komen bepaalde stoffen vrij in het bloed. Met name de aanwezigheid van een hoog troponinegehalte op het hebben doorgemaakt van een hartinfarct (de standaardbepaling is high sensitivity troponine T).

Cholesterol

Cholesterol wordt onderscheiden in gunstig cholesterol (HDL) en ongunstig cholesterol (LDL). Het LDL-cholesterol is slecht voor hart en bloedvaten. De kans op HVZ (hartvaatziekte) is bij een te hoog totaal cholesterol vergroot. Ook bij een, mogelijk erfelijk bepaald, sterk verhoogd cholesterol is het belangrijk om deze bloedbepaling te doen. Als men meer nauwkeurig wil weten of vooral het goede of vooral het slechte cholesterol is verhoogd, kan men de cholesterolratio bepalen. Dit is de verhouding tussen totaal cholesterol en HDL. Als deze bepaling hoog uitvalt, is er relatief veel ongunstig cholesterol.

Diabetes mellitus type 2

Dit is verreweg de meest vóórkomende suikerziekte. De diagnose wordt gesteld op grond van het nuchtere bloedglucose. Bij klachten die doen denken aan suikerziekte (vermoeidheid, veel plassen, dorst) is het belangrijk het glucose te meten. Bij mensen boven de 45 jaar is het zinvol dit sowieso af en toe te doen, ook als er geen klachten zijn. Diabetes mellitus geeft een verhoogd risico op hartvaatziekte en nierbeschadiging. Om die reden worden naast glucose ook allerlei andere bloedonderzoeken gedaan als eenmaal duidelijk is dat iemand de ziekte heeft. Het glucose wordt in de huisartspraktijk in principe gecontroleerd. Van belang is dat dit altijd momentopnamen zijn. Als men een indruk wil krijgen over het gemiddelde glucose over de afgelopen drie maanden, dan is een bepaling van HbA1c belangrijk. Als de uitslag van deze bloedbepaling te hoog uitvalt, dan wil dat zeggen dat het bloedglucose over de afgelopen drie maanden *gemiddeld* te hoog is geweest.

Diarree

Bij diarree is het zelden nodig om bloedonderzoek te doen. Een uitzondering is het geval waarin de patiënt een ernstig zieke indruk maakt: hoge koorts, bloed en/of slijm bij de ontlasting. In dat geval zal gepoogd worden in de feces de gevaarlijke ziekteverwekkers te vinden. In eerste instantie gaat het om Salmonella, Shigella en Campylobacter. Als diarree langer duurt dan tien dagen kan ook gedacht worden aan parasieten. In de praktijk is het vooral bij mensen die in de voorgaande periode in een ver buitenland zijn geweest belangrijk om aan gevaarlijke en zeldzame oorzaken van diarree te denken.

Fecesonderzoek op occult bloedverlies

Een te laag Hb kan vooral bij oudere mensen wijzen op ongemerkt bloedverlies in het maag-darmkanaal. Ontlasting kan worden onderzocht op de aanwezigheid van Hb. Als Hb wordt gevonden is vervolgonderzoek noodzakelijk.

Geneesmiddelentherapie

Vooral bij geneesmiddelen die gemakkelijk vergiftigingsverschijnselen kunnen geven, kan het belangrijk zijn om te bepalen hoeveel geneesmiddel zich in het bloed bevindt. Bij het gebruik van antistolling is het belangrijk om te weten of de patiënt niet te veel gebruikt. Bij een te hoge dosering zouden gevaarlijke bloedingen op kunnen treden. Als de uitslag van de PT goed is, is de dosering van het geneesmiddel in orde. De uitslag van de PT wordt uitgedrukt in de eenheid INR. INR = hoeveel maal langer duurt het stollen bij deze persoon ten opzichte van de persoon die geen antistollingsmiddelen gebruikt. Iemand met de uitslag INR = 3 heeft dus een driemaal langere stoltijd.

Hemochromatose

Hemochromatose is een veelvoorkomende erfelijke ziekte die vage klachten geeft en gepaard gaat met stapeling van ijzer in onder andere lever, alvleesklier en hart. Veel bloedbepalingen kunnen informatie geven over de eventuele aanwezigheid van deze ziekte. Dit zijn onder meer bepaling van het ijzer zelf, van ferritine en van transferrine. Ferritine is een combinatie van een eiwit in het lichaam dat gekoppeld is aan ijzer. Hoe hoger het ferritine in het bloed, hoe hoger de ijzerreserve in het lichaam.

Hypertensie

Hoge bloeddruk is een risicofactor voor hartvaatziekte. Dat is de belangrijkste reden om bij de aanwezigheid van hoge bloeddruk allerlei bloedonderzoek te doen, zoals glucose en cholesterol. Daarnaast wordt hoge bloeddruk heel af en toe veroorzaakt door een nierziekte. Bovendien kan hoge bloeddruk zelf op lange termijn tot nierbeschadiging leiden. Daarom wordt bij hoge bloeddruk ook onderzoek gedaan naar de nierfunctie (creatinine).

Leveraandoening

Bij ziekten van de lever zullen stoffen zoals ALAT en gamma-GT in het bloed verhoogd zijn. Daarnaast is het mogelijk onderzoek te doen naar virussen waardoor de lever kan ontsteken. De belangrijkste virale leverontstekingen heten hepatitis A, B en C. Als reactie op deze virussen maakt het lichaam antistoffen. Deze antistoffen worden aangeduid met letters zoals IgM en IgG.

Microbiologisch onderzoek

Microbiologie heeft te maken met infecties. In bijzondere gevallen kan bij patiënten met een (mogelijke) infectie, materiaal worden opgestuurd om onderzoek te doen naar de precieze oorzaak van de infectie. Dat materiaal is bijvoorbeeld sputum, feces, urine of pus.

Mononucleosis infectiosa

Dit is hetzelfde als de ziekte van Pfeiffer. Het virus dat dit veroorzaakt wordt aangeduid met EBV. In het bloed kan onderzoek naar witte bloedcellen en naar antistoffen tegen het virus worden gedaan.

Neonatale icterus

Het komt heel veel voor dat pasgeborenen geel zien. Meestal is dit volkomen onschuldig. Soms is het nodig om het bilirubine in het bloed te meten. De uitslag kan soms duiden op een ernstige ziekte of op de noodzaak om de baby te behandelen met lichttherapie. De bedoeling van lichttherapie is dat het teveel aan bilirubine door het licht wordt afgebroken. Vooral bij pasgeborene die nog wat weinig drinken kan dit nodig zijn.

Nieraandoening

De nieren hebben tot taak de afvalstoffen uit het bloed te verwijderen. Een voorbeeld van zo'n afvalstof is creatinine. Dit wordt vaak afgekort als 'creat'. Als de nieren niet goed werken, zal het creatinine in het bloed hoog zijn. Het bepalen van deze stof in het bloed is dus belangrijk.

Als men naast deze stof ook het gewicht van de patiënt weet, kan de klaring worden berekend. De klaring geeft betere informatie over de nierfunctie dan alleen het creatinine. Aangezien de nieren urine maken, is het logisch dat ook onderzoek van de urine gedaan kan worden om vast te stellen of er iets met de nieren aan de hand is. Door een langwerpig 'stickje' (teststrookje) in de urine te dompelen en te kijken of bepaalde vakjes op dat strookje een andere kleur krijgen, kan worden vastgesteld of sprake is van veel eiwit, witte of rode bloedcellen. Dit kan ook worden gedaan in de huisartspraktijk. Verder kan een urinesediment worden vervaardigd. Hierbij kijkt men hoeveel witte bloedcellen, rode bloedcellen en bacteriën er te zien zijn. Ook het sedimentje kan heel goed in de huisartspraktijk zelf worden gedaan.

Paraproteïnemie

Er zijn nogal wat ingewikkelde ziekten, vooral bij ouderen, die gepaard gaan met de aanwezigheid van abnormale eiwitten in het bloed. Onderzoek van de eiwitten in het bloed kan hierover informatie geven. Daartoe wordt het eiwitspectrum bepaald. Het gaat vooral om ziekten van het afweersysteem en om de ziekte van Kahler. Dit laatste is een ernstige kwaadaardige ziekte van cellen in bot en beenmerg.

Prostaat

Bij mannen kan in het bloed onderzoek worden gedaan naar PSA. De hoogte van de uitslag zegt iets over de mogelijke aanwezigheid van ziekte in de prostaat.

Psychogeriatrie

Geriatrie is het medische specialisme dat zich bezighoudt met complexe combinaties van ziektebeelden en problemen bij oude mensen. Veel geriatrische patiënten hebben psychische klachten of verschijnselen. Denk bijvoorbeeld aan vergeetachtigheid, verwardheid, somberheid of agressie. Het is belangrijk te beseffen dat dit lichamelijke oorzaken kan hebben. Om die reden wordt bij deze patiënten ook bloedonderzoek gedaan.

Schildklier

De schildklier kan te hard of te langzaam werken. Als op grond van klachten en lichamelijk onderzoek wordt gedacht aan een schildklierziekte, kan bloedonderzoek meer duidelijkheid geven. Het bepalen van TSH is hierbij het meest van belang. TSH is het hypofysehormoon dat de schildklier stimuleert. Een te hoge waarde betekent dat de hypofyse probeert de schildklier wat harder te laten werken. Een te lage FT4 houdt in dat dat onvoldoende lukt. Dan is dus sprake van hypothyreoïdie. Bij een te lage TSH is het omgekeerd. Een te lage TSH met normale FT4 betekent dat de schildklierfunctie nog gecompenseerd wordt. Bij een te hoge FT4 is dat niet meer gelukt en is sprake van hyperthyreoïdie. Patiënten die eenmaal bekend zijn met schildklierziekte worden regelmatig op TSH en FT4 gecontroleerd.

Chlamydia

Soa is de afkorting van seksueel overdraagbare aandoening. Bij sommige soa's is het doen van bloedonderzoek erg belangrijk. Denk bijvoorbeeld aan de aidstest waarbij antistoffen tegen het aidsvirus (hiv) in het bloed worden bepaald. Een zeldzame soa is lues. Lues is hetzelfde als syfilis. De veroorzaker hiervan is een bacterie. In het bloed kunnen antistoffen tegen deze bacterie worden aangetoond. Hepatitis B is een virale leverinfectie die onder andere door seksueel contact kan worden overgebracht. Antistoffen tegen het virus kunnen worden aangetoond in het bloed. De soa die verreweg het meeste vóórkomt is Chlamydia. Dit is een bacterie. Onderdelen van deze bacterie zijn bij een Chlamydia infectie aantoonbaar in de urine. Urineonderzoek is de meest gebruikelijke manier om Chlamydia aan te tonen. Gonorroe ('druiper') is een soa die gepaard gaat met de productie van vies vocht in de plasbuis. Bij mannen kan dit vocht via de penis afgenomen worden. Het materiaal dat dan wordt verkregen, kan bekeken worden onder de microscoop. Urineonderzoek is bij mannen echter net zo betrouwbaar. Bij vrouwen is een uitstrijkje uit de vagina nodig. Urineonderzoek kan ook, maar bij vrouwen is dat iets minder betrouwbaar.

Subfertiliteit

Het eerste aanvullende onderzoek bij verminderde vruchtbaarheid is dat van sperma. Afwijkingen van het sperma kunnen de verklaring zijn. Soms bestaat een aanleiding om onderzoek te doen naar Chlamydia. Chlamydia kan namelijk op langere termijn beschadiging veroorzaken aan de eileiders waardoor de vruchtbaarheid afneemt.

TIA

Een TIA is een tijdelijke ischemische aanval, ofwel een beroerte. Het optreden van een TIA is een aanwijzing dat er sprake is van hartvaatziekte. Verschillende bloedonderzoeken kunnen wijzen op risico's die de kans op hartvaatziekte, en dus op TIA's, vergroten. De belangrijkste voorbeelden zijn glucose en cholesterol.

Tropeninfectie

In de tropen komen veel ziekten voor die in Nederland zeldzaam zijn. Bij iemand die in de tropen is geweest en vervolgens hevige koortsaanvallen doormaakt, moet zeker worden gedacht aan de beruchte infectieziekte malaria. De verwekker van malaria is een parasiet. Deze ziekte kan aangetoond worden in het bloed. Daarvoor is het wel belangrijk dat het bloed direct na afname wordt onderzocht. Dit wordt cito (spoed) genoemd. Andere tropeninfecties kunnen bijvoorbeeld hevige leversymptomen geven of diarree. Aanvullend onderzoek is afhankelijk van de symptomen die de patiënt vertoont.

Urineweginfectie

In bijzondere gevallen wordt de urine opgestuurd naar een laboratorium. Dit geldt bijvoorbeeld voor urineweginfecties bij kinderen en zwangere vrouwen. In het laboratorium wordt de urine gekweekt. Men kan dan precies vaststellen welke bacterie de infectie heeft veroorzaakt. Bovendien kan men bepalen tegen welke medicijnen de bacteriën resistent zijn (wat betekent dat men die niet kan geven).

Zwangerschap en geboorte

Van zwangere vrouwen bij wie de bloedgroep nog niet bekend is, wordt nagegaan welke bloedgroep zij heeft. Het gaat hier om de bloedgroepen AB0 (A, B, nul) en het al of niet aanwezig zijn van Resus. Het is belangrijk dit te weten omdat problemen kunnen ontstaan wanneer de foetus een andere bloedgroep heeft dan de moeder. Ongeveer vijftien procent van de vrouwen heeft geen Resusfactor. Dat wordt Resus-negatief genoemd. Bij het eerste bezoek aan de verloskundige wordt bloedonderzoek gedaan om de bloedgroepen vast te stellen.

Bij Resus-negatieve vrouwen wordt in week 27 met bloedonderzoek vastgesteld of het kind Resus-negatief of -positief is. Dat is mogelijk omdat in het bloed van de vrouw altijd wat foetaal DNA aanwezig is. Als de vrouw negatief is, en het kind positief, worden in week 30 van de zwangerschap en ook binnen 48 uur na de bevalling antistoffen tegen Resus toegediend. Dit gebeurt ook eerder tijdens de zwangerschap, in bijzondere situaties, bijvoorbeeld na een spontane of opgewekte miskraam. Het probleem in al deze gevallen is dat Resusfactor van het kind bij de moeder terecht komt of kan komen. Een Resus-negatieve vrouw zal dan antistoffen gaan maken tegen het kind. Dat kan soms kwaad voor het kind zelf zijn (als de vrouw nog zwanger is) maar veel vaker komt het voor dat bij een volgende zwangerschap van een Resus-positief kind, de antistoffen van de vrouw bij het kind terechtkomen, met alle gevolgen van dien. Dat wordt dus voorkomen door een prik te geven met antistoffen tegen Resus.

Er is een virus dat erg gevaarlijk is voor zwangere vrouwen omdat besmetting heel vaak beschadigingen geeft van het kind. Het betreft het rubellavirus. Rubella is hetzelfde als rodehond. Bijna alle vrouwen zijn hier tegenwoordig tegen beschermd omdat zij zijn ingeënt. In bijzondere gevallen is het toch nog nodig om antistoffen tegen rubella te bepalen. Het gaat dan bijvoorbeeld om vrouwelijke migranten met een niet-Nederlandse achtergrond die niet ingeënt zijn.

Bij alle vrouwen wordt in iedere zwangerschap eenmalig bepaald hoe hoog het Hb is. Daarnaast wordt nagegaan of er bescherming is tegen lues, hepatitis B en eventueel hiv. De aidstest is vooral van belang bij verhoogd risico zoals druggebruiksters, prostituees en vrouwen die seksueel contact hebben gehad met iemand die seropositief is.

Keuringen

Het is in sommige gevallen mogelijk bij patiënten die gekeurd moeten worden bloedonderzoek te doen. Het kan dan bijvoorbeeld gaan om glucose, cholesterol, of een aidstest.

3.3.4 Het zichtbaar maken van elektrische activiteit

Hierbij gaat het om:
- elektrocardiografie; de afkorting hiervan is ECG. Dit wordt ook wel hartfilmpje genoemd. Op een ECG kunnen veel hartproblemen zichtbaar worden gemaakt;
- elektro-encefalografie; de afkorting hiervan is EEG. Dit wordt ook wel hersenfilmpje genoemd. Op een EEG kan zichtbaar worden gemaakt hoe het met de elektrische activiteit in de hersenen is gesteld.

3.3.5 Beeldvormend onderzoek

Bij beeldvormend onderzoek gaat het om:
- echografie: het maken van afbeeldingen met behulp van geluidsgolven. Deze vorm van beeldvormend onderzoek wordt het meest toegepast.
- röntgenfoto's: deze manier van zichtbaar maken van onderdelen van het lichaam bestaat het langst. Hiervoor wordt gebruikgemaakt van röntgenstralen. Deze stralen zijn in principe gevaarlijk maar bij verantwoord gebruik valt het risico mee. Voor röntgenfoto's wordt de letter X gebruikt. Een X-enkel is bijvoorbeeld een röntgenfoto van de enkel (◘ fig. 3.6 en 3.7).

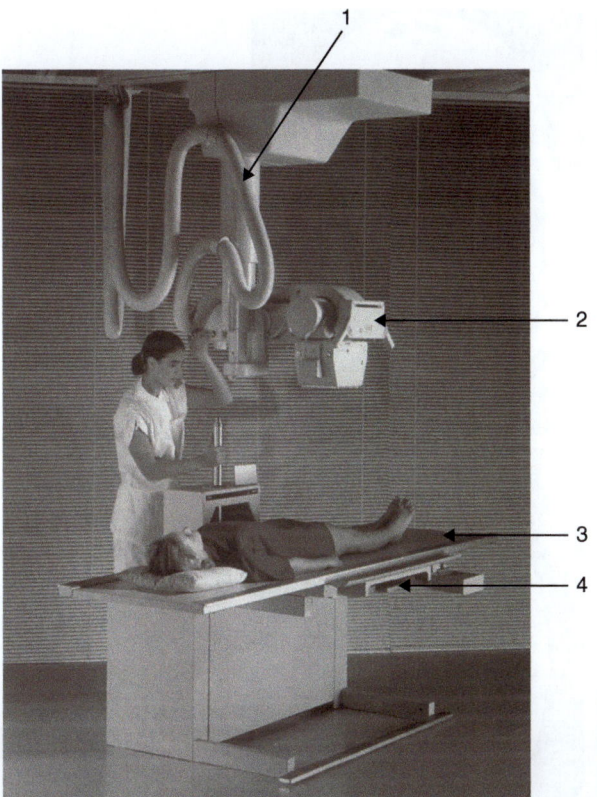

Figuur 3.6 Röntgentoestel. *1* plafondophanging van de röntgenbuis; *2* röntgenbuis; *3* tafelblad; *4* filmcassettelade of digitale flatpanel-detector. Bron: van der Meer en Stehouwer (2005). Interne geneeskunde. Houten: Bohn Stafleu van Loghum

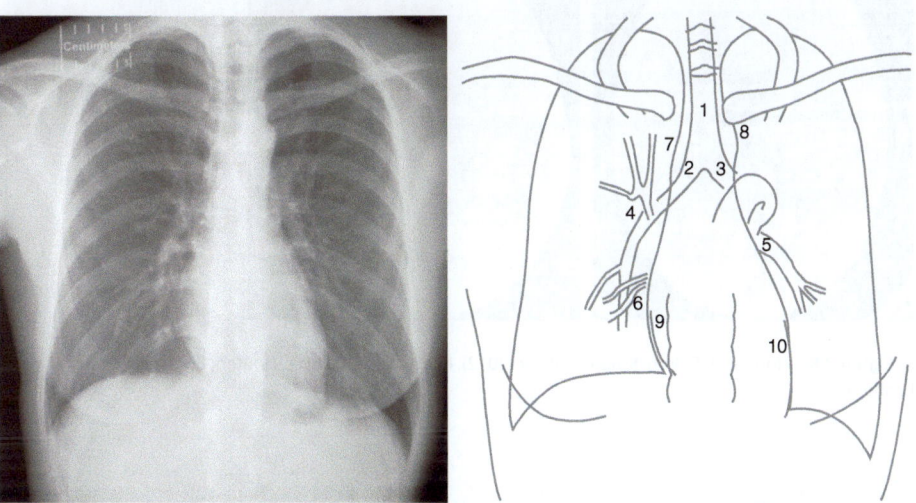

Figuur 3.7 Normale X-thorax, achter-voorwaartse projectie. *1* Trachea; *2* rechter hoofdbronchus; *3* linker hoofdbronchus; *4* rec arteria pulmonalis; *5* linker arteria pulmonalis; *6* venen van de rechter onderkwab; *7* rechter paratracheale lijn; *8* aortaboog; *9* contour van het rechter atrium; *10* contour van linker ventrikel. Bron: Stehouwer en van der Meer (2010). Interne geneeskunde. Houten: Bohn Stafleu van Loghum

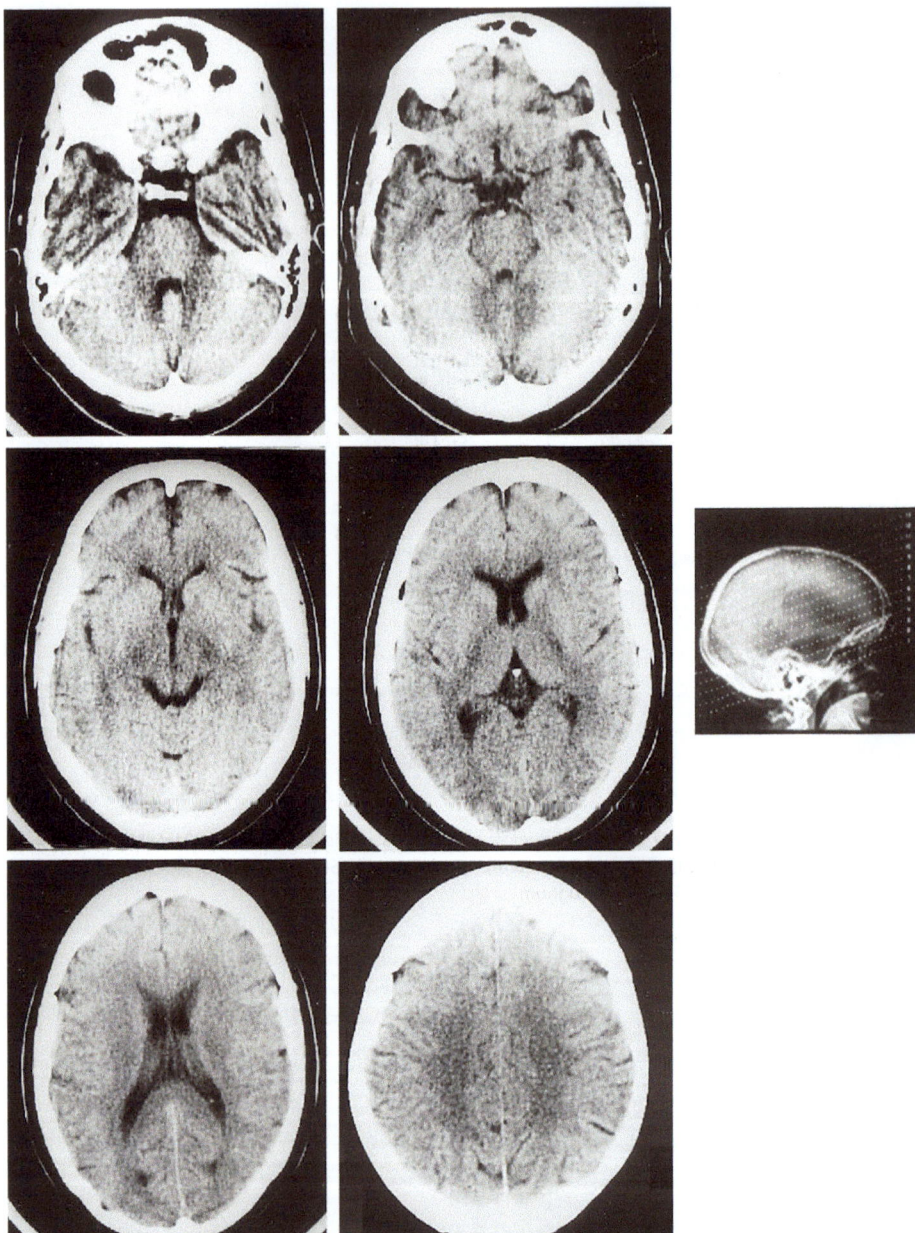

Figuur 3.8 Normale CT. Bron: Kuks en Snoek (2012). Klinische neurologie. Houten: Bohn Stafleu van Loghum

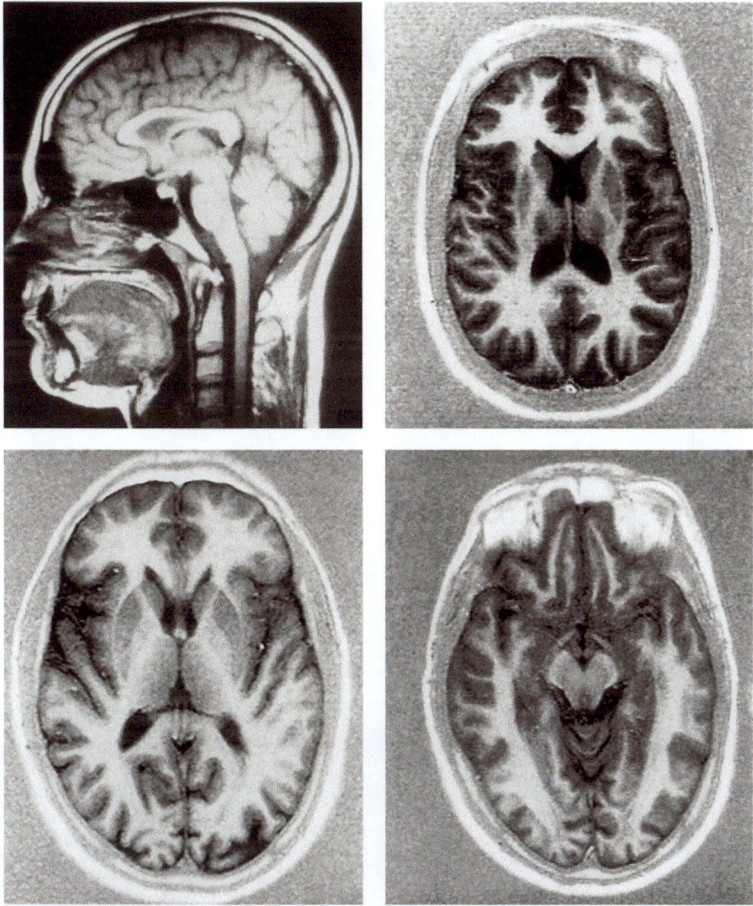

Figuur 3.9 Normale MRI van een man van 40 jaar. Bron: Kuks en Snoek (2012). Klinische neurologie. Houten: Bohn Stafleu van Loghum

- CT-scan; hierbij wordt gebruikgemaakt van een computer en van röntgenstralen. De patiënt neemt plaats in een tunnel. Op een CT is veel meer te zien dan op een gewone röntgenfoto. Men kan er afbeeldingen van dwarsdoorsneden van het lichaam mee maken.
- MRI; bij dit onderzoek maakt men gebruik van magnetische velden. Op een MRI is in principe nog veel meer te zien dan op een CT-scan (fig. 3.8 en 3.9).

3.3.6 Overige vormen van aanvullend onderzoek

Er is nog veel meer. Denk bijvoorbeeld aan de PET-scan, spirometrie, inspannings-ECG, cel- en weefselonderzoek en alle vormen van endoscopie. Voor meer informatie hierover wordt verwezen naar het boek *Poliklinieken, jeugdgezondheidszorg en arbodienst* in de reeks Basiswerk AG.

Aangeboren aandoeningen

Samenvatting

Bij een deel van de pasgeborenen bestaat een congenitale aandoening. Erfelijke en/of omgevingsfactoren dragen hieraan bij. Te onderscheiden zijn: genetische aandoeningen, ontstaan door een mutatie of erfelijk verkregen, en autosomaal recessief, autosomaal dominant of X-recessief overerfbaar; chromosomale aandoeningen; multifactoriële aandoeningen; aandoeningen veroorzaakt door omgevingsfactoren. Er kan allerlei onderzoek volgen, bijvoorbeeld: familieonderzoek; onderzoek van cellen, bijvoorbeeld uit het bloed of uit de huid; combinatietest, tripletest, NIPT, vlokkentest, vruchtwaterpunctie en/of echoscopie tijdens de zwangerschap. De consequentie kan zijn dat men een zwangerschap laat beëindigen. Dit is emotioneel erg ingrijpend.

4.1 Inleiding – 52

4.2 Genetische ziekte – 52
4.2.1 Autosomaal dominante overerving – 53
4.2.2 Autosomaal recessieve overerving – 55
4.2.3 X-recessief ofwel geslachtsgebonden overerving – 56

4.3 Chromosomale afwijkingen – 57

4.4 Multifactoriële aandoening – 58

4.5 Ziekte door omgevingsfactoren – 59

4.6 Genetisch onderzoek – 61
4.6.1 Vormen van prenatale diagnostiek – 62
4.6.2 De consequentie van prenatale diagnostiek – 63

4.7 De doktersassistent en aangeboren aandoeningen – 64

© Bohn Stafleu van Loghum, onderdeel van Springer Media B.V. 2017
E.A.F. Wentink, *Inleiding medische kennis*, Basiswerk AG, DOI 10.1007/978-90-368-1788-2_4

> **Casus**
>
> Rita, de moeder van Daan, belt naar de huisartspraktijk. Ze vraagt een huisbezoek aan. Daan moet enorm hoesten en is kortademig. Hij is nu vijftien jaar. De doktersassistent kent hem al vanaf zijn babytijd. Zijn ouders waren enorm blij met Daan. Hij was een gemakkelijke en vrolijke baby en peuter. De motorische ontwikkeling verliep echter wat langzaam. Toen hij drie was werd langzamerhand duidelijk dat het lopen steeds moeilijker werd. 'Onhandigheid, tijdelijk, het zal wel meevallen', zo dachten zijn ouders. Tegen beter weten in probeerden zij hun onrust te verdringen. Maar Daan viel steeds vaker en uiteindelijk kon hij zelfs niet meer zo gemakkelijk overeind komen. Ook de peuterleidster maakte zich zorgen. Via de consultatiebureauarts en de huisarts werd Daan verwezen naar de kinderarts. In het ziekenhuis was al snel duidelijk dat bij Daan sprake was van een ernstige aangeboren spierziekte, de ziekte van Duchenne. Dit is een spierdystrofie, een ziekte waarbij spiercellen worden afgebroken zodat de spieren steeds zwakker worden. Bloedonderzoek en een biopt waren nodig om de diagnose te bevestigen. Uit onderzoek van Rita's erfelijke materiaal bleek dat zij draagster is. Vanaf tienjarige leeftijd is Daan volledig afhankelijk van een rolstoel. Hij wordt begeleid in een revalidatiecentrum. Ondanks alles is hij meestal best opgewekt. Hij weet al heel lang dat hij niet oud zal worden maar hij haalt uit het leven wat er in zit. Hij leest graag. De laatste tijd is hij echter in toenemende mate benauwd. De ademhalingsspieren zijn aangetast. Zelfstandig ademen is niet langer mogelijk. Via een speciaal centrum gebeurt de beademing nu thuis. Daan kan de apparatuur vanuit het centrum mee naar huis nemen. Inmiddels heeft hij ook een elektrische rolstoel. Een gewone rolstoel voldoet niet meer. Daarvoor zijn de armspieren te zwak geworden. Vandaag belt Rita dus over de klachten van haar zoon. De doktersassistent vraagt naar koorts. Die blijkt hij te hebben. De huisarts gaat op visite, overlegt met de kinderarts en schrijft in ieder geval alvast een antibioticum voor.

4.1 Inleiding

Alle ouders willen graag dat hun kind gezond en zonder afwijkingen wordt geboren. Bij vrij veel kinderen blijkt echter vroeg of laat dat er sprake is van een congenitale (aangeboren) aandoening. Daarvan wordt gesproken als voor de eerste verjaardag blijkt dat er iets aan de hand is. Dit geldt echter lang niet altijd. De ernst van aangeboren aandoeningen varieert enorm. Vaak betreft het iets onschuldigs; soms zijn de problemen groot, is de situatie ernstig of zelfs levensbedreigend.

Er zijn vier soorten aangeboren aandoeningen:
- genetische ziekten;
- chromosomale afwijkingen;
- multifactoriële aandoeningen;
- aandoeningen door omgevingsfactoren.

4.2 Genetische ziekte

Dit is een ziekte die wordt veroorzaakt door een afwijkend gen. Dit gen kan zijn veranderd, dan wordt het een mutatie genoemd. De oorzaak van een mutatie is onbekend. Allerlei schadelijke invloeden vanuit de omgeving zouden een rol kunnen spelen. In alle overige gevallen

4.2 · Genetische ziekte

𝕏𝕏 𝕏𝕏 𝕏𝕏   𝕏𝕏 𝕏𝕏

𝕏𝕏 𝕏𝕏 𝕏𝕏 𝕏𝕏 𝕏𝕏 𝕏𝕏 𝕏𝕏

∧∧ ∧∧ ∧∧   male female ×× ×× ∧∧
×× ×× ×× ×× Х∧   ☐XX

◼ **Figuur 4.1** Door alle chromosomen uit één celkern paarsgewijs naast elkaar te leggen, ontstaat een zogenaamd karyogram

wordt een mutatie geërfd van één of beide ouders. In alle gevallen geldt dat afwijkend genetisch materiaal aan de kinderen kan worden doorgegeven. Of dit gebeurt, en zo ja, hoe groot de kans hierop is, hangt af van de manier van overerving. In dit verband spreekt men over herhalingsrisico. Dit is de kans dat een volgend kind ook de genetische aandoening heeft. Ouders zijn uiteraard altijd zeer geïnteresseerd in het herhalingsrisico bij een eventuele volgende zwangerschap.

Genen bevinden zich op de chromosomen. Dit zijn de dragers van het erfelijke materiaal. We hebben er normaal gesproken in al onze gewone lichaamscellen 46. Dat zijn 22 paren (22 × 2) autosomen (gewone chromosomen) en 1 paar (1 × 2) geslachtschromosomen (◼fig. 4.1). Op onze chromosomen bevinden zich al onze eigenschappen opgeslagen in de genen. Voor al onze eigenschappen hebben we van onze vader en onze moeder een gen gekregen. Of een nakomeling een man of een vrouw wordt, hangt af van de geslachtschromosomen. Een vrouw heeft zowel van haar vader als haar moeder een X-chromosoom gekregen. Vrouwen hebben dus als geslachtschromosomen: XX. Een man heeft van zijn moeder een X- en van zijn vader een Y-chromosoom gekregen. Mannen hebben dus als geslachtschromosomen: XY. Er zijn heel veel verschillende genetische aandoeningen. De meesten zijn erg zeldzaam. De drie meest voorkomende manieren waarop genetische ziekten kunnen overerven zijn: autosomaal dominant, autosomaal recessief en geslachtsgebonden.

4.2.1 Autosomaal dominante overerving

Dominant wil zeggen dat als je of van je vader of van je moeder het afwijkende gen hebt geërfd, je de ziekte hebt. Een van de ouders heeft de ziekte dan ook (◼fig. 4.2). Het herhalingsrisico is altijd vijftig procent. Elk kind van deze ouders heeft dus vijftig procent kans op de ziekte. Voorbeelden van ziekten die autosomaal dominant overerven:

- Ziekte van Huntington; bij deze ziekte ontstaan de verschijnselen bijna altijd pas op volwassen leeftijd! De patiënt vertoont steeds meer vreemde bewegingen die hij niet kan tegenhouden. Bovendien wordt de patiënt langzaam dement en ontstaan psychiatrische problemen zoals depressie, agressie en psychose. Als een volwassene geen verschijnselen heeft maar wel een vader of moeder met deze ziekte, dan bestaat een groot dilemma. Hij kan zich immers genetisch laten testen. Het lijkt erop dat de meeste mensen in een dergelijke situatie ervoor kiezen zich niet te laten testen.
- Neurofibromatose (NF); van deze ziekten bestaan verschillende typen. Type I staat ook bekend als de ziekte van Von Recklinghausen. In ongeveer de helft van de gevallen is de ziekte erfelijk. De ziekte wordt meestal in de kindertijd al duidelijk. Bij NF I ontstaan in

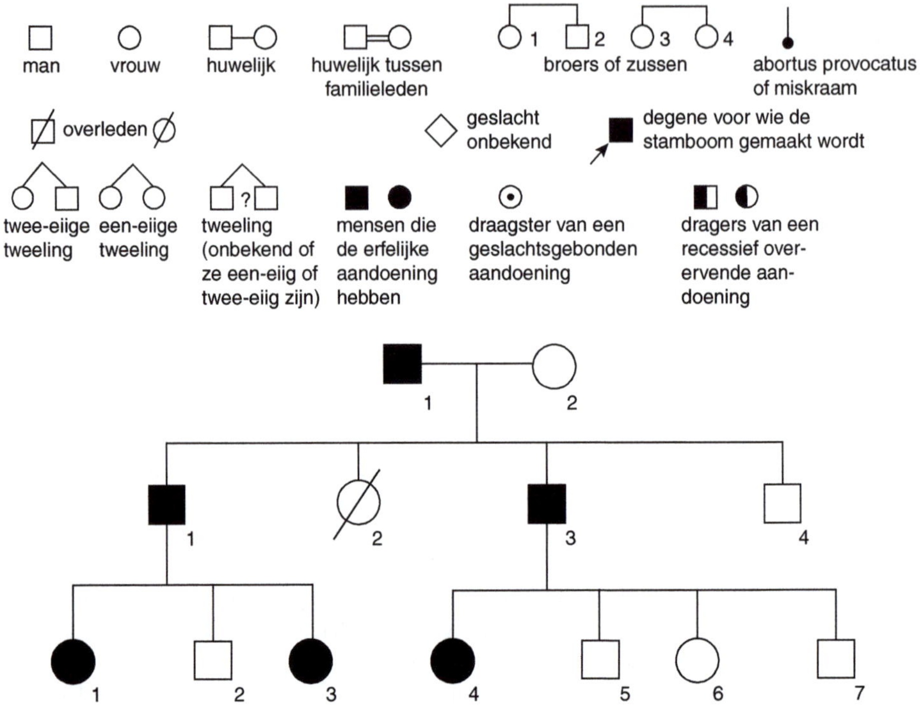

54 Hoofdstuk 4 · Aangeboren aandoeningen

☐ man   ○ vrouw   ☐—○ huwelijk   ☐=○ huwelijk tussen familieleden   ○1 ☐2 ○3 ○4 broers of zussen   ↓ abortus provocatus of miskraam

⊘ overleden ⌀   ◇ geslacht onbekend   ■ degene voor wie de stamboom gemaakt wordt

twee-eiige tweeling   een-eiige tweeling   tweeling (onbekend of ze een-eiig of twee-eiig zijn)   ■ ● mensen die de erfelijke aandoening hebben   ⊙ draagster van een geslachtsgebonden aandoening   ◨ ◑ dragers van een recessief overervende aandoening

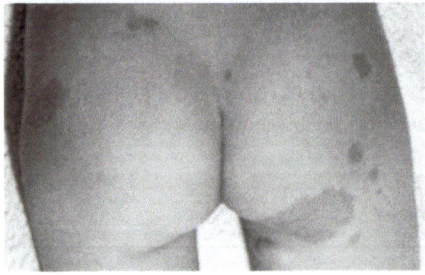

○ **Figuur 4.2** Dit is een voorbeeld van een stamboomtekening, hier is sprake van een autosomaal dominante aandoening

○ **Figuur 4.3** Café-au-lait-vlekken bij een jong kind. Bron: Schrander-Stumpel et al. (2005). Klinische genetica. Houten: Bohn Stafleu van Loghum

de loop van het leven neurofibromen. Dit zijn tumoren in zenuwtakjes in de huid. In de huid zijn 'café-au-lait'-vlekken (○fig. 4.3) zichtbaar. Dit zijn vlekken met de kleur van koffie met melk. Heel veel mensen hebben minimaal één zo'n vlek maar bij neurofibromatose zijn het er minimaal zes met een minimale omvang van 0,5 cm (bij kinderen) tot 1,5 cm (bij volwassenen). Er kunnen allerlei medische problemen optreden zoals kwaadaardige tumorvorming in de oogzenuw en skeletafwijkingen. Daarnaast bestaan allerlei bijzonderheden in de ontwikkeling van bijvoorbeeld het leren of de motoriek, er kunnen vele psychische problemen zijn, en soms bestaat een vorm van autisme.

- Familiaire hypercholesterolemie (FH); bij deze ziekte kan het lichaam de vetten niet goed verwerken. Dit leidt ertoe dat het cholesterol in het bloed bijzonder hoog wordt. Op zichzelf voelt de patiënt daar niets van. Op langere termijn kunnen wel vetophopingen zichtbaar worden aan de buitenzijde van gewrichten. Het risico op vernauwing in slagaderen is sterk vergroot. Dit heeft tot gevolg dat de patiënt al op heel jonge leeftijd problemen kan krijgen van zijn hart.
- Myotone dystrophie (ziekte van Steinert); deze ziekte kan op heel verschillende leeftijden aan het licht komen. Hoe eerder dat is, hoe slechter de prognose. De spierafbraak veroorzaakt spierzwakte. Daarnaast is sprake van myotonie. Dit is kramp in de spieren die het loslaten van voorwerpen moeilijk maakt. Dit is ook te merken bij handen schudden. Deze kramp doet overigens geen pijn. Naast de spierverschijnselen zijn heel veel andere medische problemen mogelijk waaronder overmatige slaapbehoefte, cataract en hartritmestoornissen.
- Erfelijke vormen van kanker; borstkanker is soms erfelijk. De aanwezigheid van een borstkanker-gen geeft een hoge kans op borstkanker en bij een van de twee borstkankergenen ook op kanker in de eierstokken. Ook kanker in de dikke darm is soms een erfelijke ziekte.

4.2.2 Autosomaal recessieve overerving

Recessief betekent het tegenovergestelde van dominant. Als zich in de lichaamscellen slechts één afwijkend gen bevindt, is er geen ziekte. Men is dan wel drager. Men moet van zowel vader als moeder het afwijkende gen erven om de ziekte te kunnen krijgen. In dat geval heeft men in de lichaamscellen van zowel vader als moeder het afwijkende gen. Dat betekent dat ziekte aanwezig is. Beide ouders zijn drager en hebben geen ziekteverschijnselen. Als in een gezin een eerste kind wordt geboren met een autosomaal recessieve aandoening, dan is dat een donderslag bij heldere hemel. Als twee ouders drager zijn, is de kans op de aanwezigheid van de ziekte bij ieder kind 25 %. Dat betekent dat het herhalingsrisico ook telkens weer 25 % is. Er zijn honderden autosomaal recessief erfelijke ziekten. De meesten zijn zo zeldzaam dat de gemiddelde huisarts er nooit mee te maken krijgt. Veel zogenaamde stofwisselingsziekten horen bij deze groep. Dit zijn ziekten waarbij iets misgaat met de vele chemische processen in het lichaam. Dit kan ernstige gevolgen hebben. In academische centra werken gespecialiseerde kinderartsen die van deze ziekten verstand hebben. Stofwisselingsziekten worden ook wel metabole ziekten genoemd. Voor een aantal van deze ziekten bestaat secundaire preventie. Bij vrijwel alle baby's worden tussen de vierde tot zevende dag na de geboorte enkele druppels bloed afgenomen uit de zij- of onderkant van de hiel. Dit staat bekend als de hielprik, en gebeurt in principe thuis, samen met de gehoortest. Dankzij de hielprik wordt jaarlijks bij een aantal kinderen een ziekte ontdekt die met behandeling een veel betere prognose heeft. Bij de hielprik wordt onder anderen getest op alle ziekten die hieronder staan vermeld, met uitzondering van hemochromatose. Bedenk wel dat het om een beperkt aantal ziekten gaat. Verreweg de meeste ziekten kunnen (nog) niet op deze manier worden vastgesteld. Voorbeelden van ziekten die autosomaal recessief overerven:
- Cystische fibrose (CF, 'taaislijmziekte'). Baby's met deze ziekte groeien niet goed, hebben weinig eetlust, zijn niet fit, krijgen veel luchtweginfecties, moeten veel hoesten en produceren relatief veel en stinkende ontlasting. Er is een erfelijke afwijking in de slijm- en zoutproductie. Dit betekent dat transpiratievocht te zout is, slijm in de luchtwegen te taai

en ook de sappen in het spijsverteringskanaal zijn te dik. Luchtweginfecties en ondervoeding zijn hiervan het gevolg. Vroege diagnostiek en snelle behandeling verbeteren de prognose voor het kind. De gemiddelde levensverwachting is inmiddels wel gestegen tot ongeveer vijftig jaar.
- Fenylketonurie (PKU). Dit is een ziekte waarbij een bepaalde stof in de voeding in het lichaam niet kan worden verwerkt. Als gevolg daarvan zal deze stof zich ophopen in de hersenen met als gevolg beschadiging en daardoor onder anderen een verstandelijk beperking. De belangrijkste behandeling is een levenslang streng dieet.
- Congenitale hypothyreoïdie (CHT). Hierbij functioneert de schildklier niet goed. Ook bij deze ziekte zal het kind zonder behandeling verstandelijk beperkt worden.
- Adrenogenitaal syndroom (AGS). Dit is een ernstige hormoonstoornis in de bijnierschors. Als gevolg daarvan kunnen levensbedreigende situaties ontstaan met de dood tot gevolg. Meisjes krijgen bij deze ziekte een mannelijk uiterlijk als er geen behandeling plaatsvindt. De behandeling bestaat uit het toedienen van bijnierschorshormoon.
- Sikkelcelziekte. Bij deze ziekte kunnen rode bloedcellen samenklonteren met als gevolg verstopping van bloedvaten. De ziekte is goed behandelbaar.
- Thalassemie. Dit is een aanmaakstoornis van het hemoglobine in de rode bloedcellen. De ernst varieert van een lichte bloedarmoede tot snel overlijden, afhankelijk van het type thalassemie.
- Hemochromatose. Bij deze ziekte wordt te veel ijzer opgenomen in de darmen waarna het teveel aan ijzer in het bloed wordt opgeslagen in het lichaam, met name in de lever maar later ook elders. De ziekte begint met vage klachten zoals vermoeidheid en pijn in de gewrichten. Er is een behandeling voor, namelijk 'aderlaten'. Gedurende een soms lange periode wordt iedere week een halve liter bloed afgetapt. Op die manier verdwijnt het te veel aan ijzer uit het lichaam. Hemochromatose is een voorbeeld van een erfelijke ziekte die zich pas op volwassen leeftijd openbaart. Vrouwen merken hier meestal pas iets van als zij de overgang zijn gepasseerd. Zij verliezen dan immers geen ijzer meer via de menstruatie.

4.2.3 X-recessief ofwel geslachtsgebonden overerving

Er zijn verschillende mogelijkheden: als de moeder (XX) de afwijking op een X-chromosoom heeft (dus draagster is), is er een kans van vijftig procent dat ze dit doorgeeft aan het kind. Als dat een meisje (XX) is, dan is zij draagster, want het zou wel heel toevallig zijn als zij van haar vader ook een afwijkend X-chromosoom krijgt (dat komt bijna nooit voor). Als het kind een jongen is (XY), dan zal hij de afwijking zeker hebben. Hij heeft immers slechts één X-chromosoom, er is geen tweede X-chromosoom om de afwijking te compenseren. X-gebonden afwijkingen komen dus bijna alleen bij mannen voor. Voorbeelden van aandoeningen die X-recessief overerven:
- Hemofilie; ook bekend als de bloederziekte. Hierbij maakt de lever stoffen die betrokken zijn bij de stolling, niet goed aan. Dit zijn de zogenaamde stollingsfactoren. Typerend is het verschijnen van hematomen vanaf de peuterleeftijd. Bij een verwonding valt het langdurige bloeden op. Als complicatie kunnen ook bloedingen optreden in spieren of gewrichten. De behandeling bestaat uit het toedienen van stollingsfactoren. Het meest bekend zijn de typen A en B. Andere typen zijn zeldzamer en erven anders over.

- Ziekte van Duchenne; bij deze ziekte bestaat een progressieve spierafbraak. Lopen en vooral traplopen kosten veel moeite. Rennen en hinkelen zijn niet mogelijk. Vroeg of laat komt de jongen in een rolstoel. Dit gebeurt bijna altijd nog voor de puberteit. Ook de ademhalingsspieren en de hartspier worden aangetast. De patiënten zijn nogal eens verstandelijk beperkt. De gemiddelde levensverwachting is ongeveer dertig jaar.
- Fragiele X-syndroom; hierbij bestaat een afwijking van een gen op het X-chromosoom. Aan het uiterlijk kunnen dan bepaalde dingen opvallen. Het gelaat is opvallend langgerekt. De oren en de zaadballen zijn relatief groot. Ook is er een kans op allerlei gedragsproblemen, zoals slecht luisteren, zich niet concentreren, vermijden van oogcontact, sociale angst en impulsiviteit. Fragiele X is een relatief veelvoorkomende oorzaak van verstandelijke beperking bij jongens. Meisjes kunnen het ook hebben, maar bij hen zijn de verschijnselen minder opvallend.
- Kleurenblindheid voor rood en groen; acht procent van de jongens heeft dit. Meestal is deze kleurenblindheid gedeeltelijk. De jongen ziet wel kleuren maar wel wat zwakker. Dit is in ernst niet te vergelijken met de hiervoor genoemde ziekten. Het komt wel bijzonder veel voor, en kan consequenties hebben voor bijvoorbeeld de beroepskeuze.

4.3 Chromosomale afwijkingen

Tijdens het samensmelten van de chromosomen van zaad- en eicel, of kort daarna, kan er met die chromosomen iets misgaan. Dit is meestal zo ernstig dat het kind niet levensvatbaar is en een abortus (miskraam) volgt. Soms wordt het kind toch geboren en zal het bijvoorbeeld een chromosoom te veel hebben of er ontbreekt een stukje van een van de chromosomen. Dit gaat gepaard met een groot aantal problemen, waaronder vaak een verstandelijke beperking. Het gaat zelden om iets erfelijks. Het herhalingsrisico is daardoor bijna altijd klein. Voorbeelden van chromosomale afwijkingen:

- Syndroom van Down; bij dit syndroom bevatten de lichaamscellen 47 chromosomen (◘ fig. 4.4). Er is één chromosoom nummer 21 te veel. Dit wordt daarom ook wel trisomie 21 genoemd. De patiënt is verstandelijk beperkt. Aan het uiterlijk kunnen allerlei dingen opvallen. Dit zijn bijvoorbeeld: kleine schedel, kleine oren, korte lichaamslengte, schilferende huid, uitstekende tong, strabisme (scheelzien). De kans op medische problemen is ook veel groter dan bij andere mensen. Dit zijn bijvoorbeeld: obstipatie, problemen met het gehoor en het gezichtsvermogen, aangeboren hartafwijkingen en verhoogde kans op de ziekte van Alzheimer. Het is overigens bekend dat de kans op het krijgen van een kind met het syndroom van Down toeneemt naarmate de moeder ouder is, vooral als ze ouder is dan 35 jaar.
- Syndroom van Klinefelter; hierbij gaat het om mannen met minimaal één X-chromosoom te veel in de lichaamscellen. In het algemeen is het karyogram (chromosomenkaart) 47, XXY. Bij ongeveer de helft van de mannen is er niet zoveel aan de hand. De diagnose wordt lang niet altijd gesteld. Als dat wel zo is, dan komt dat meestal door verminderde vruchtbaarheid. De mannen kunnen er relatief vrouwelijk uitzien: kleine geslachtsorganen, borstvorming. Er kunnen ook wel wat lichte ontwikkelingsproblemen zijn (spraak, motoriek).

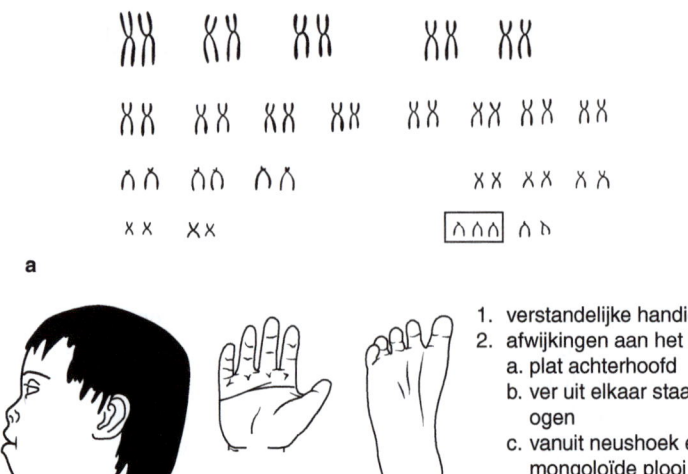

 Figuur 4.4   a Uit dit karyogram blijkt dat sprake is van het syndroom van Down. b Elke chromosomale afwijking heeft zijn eigen typische kenmerken

- Syndroom van Turner; hierbij gaat het om vrouwen met slechts één X-chromosoom in de lichaamscellen. Het karyogram is dus 45, XO. De eierstokken werken niet goed. Deze vrouwen blijven klein en krijgen geen borsten. De menstruatie blijft uit. Er kunnen ook andere medische problemen zijn, bijvoorbeeld hart- en nierafwijkingen of problemen met het gehoor. Er kunnen ontwikkelingsproblemen zijn. Het IQ is gemiddeld slechts iets lager dan anders het geval zou zijn maar kan wel onevenwichtig zijn (waardoor het meisje bijvoorbeeld opvallend slecht is in bepaalde vaardigheden en relatief goed op andere gebieden), maar er zijn dus ook vrouwen met het syndroom van Turner die prima functioneren.

4.4 Multifactoriële aandoening

Van veel aangeboren aandoeningen is niet precies bekend hoe zij ontstaan, maar wel dat zowel erfelijkheid (een beetje) als omgeving ertoe bijdragen. Dit soort ziekten wordt multifactorieel genoemd (multi betekent veel en factor betekent 'iets wat een rol speelt'). Het woord multifactorieel betekent dus alleen maar dat veel factoren in het ontstaan meespelen. Als ouders ooit een kind met een dergelijke aandoening hebben gekregen, is de kans dat dat nog een keer gebeurt, wat groter dan in de rest van de bevolking. Tot de categorie (meestal) multifactoriële aandoeningen behoren onder meer aangeboren hartafwijkingen, schisis (gespleten lip en/of gehemelte; fig. 4.5), aangeboren heupafwijkingen, trechterborst (fig. 4.6), klompvoet en spina bifida (open ruggetje). Helaas is meestal niets bekend over welke factoren in de omgeving bij het ontstaan een rol hebben gespeeld. Een uitzondering is spina bifida. Weliswaar weet men ook hier nog lang niet alles, maar het is wel bewezen dat de kans toeneemt als de moeder een gebrek heeft gehad aan foliumzuur in de periode dat ze zwanger werd of net zwanger was. Spina bifida wordt ook wel NBD genoemd. NBD betekent: neuralebuisdefect (fig. 4.7).

gespleten lip en gespleten gehemelte: afwijkingen van het gezicht

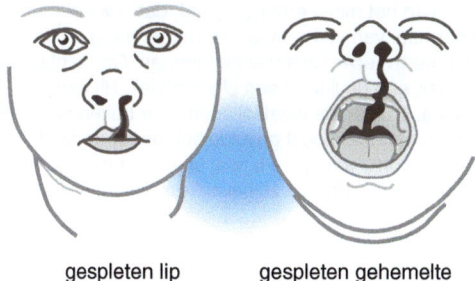

gespleten lip   gespleten gehemelte

Figuur 4.5 Gespleten lip en gehemelte. (Bron: Merck Manual Medisch Handboek. Houten: Bohn Stafleu van Loghum)

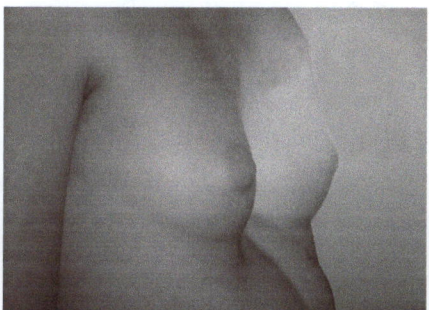

Figuur 4.6 De trechterborst is een multifactoriële aandoening van de borstkas

Het is een vreemde gedachte maar in feite is een heel groot gedeelte van de ziekten multifactorieel. Voor veel ziekten geldt dat aanwezigheid hiervan in de familie de kans op het krijgen daarvan enigszins vergroot. Voorbeelden zijn diabetes mellitus, schildklierafwijkingen, schizofrenie, depressie en reumatoïde artritis. Het is overdreven om dit soort ziekten erfelijk te noemen, maar het is zeker dat erfelijkheid een bepaalde rol speelt. Het is ook vreemd om dit soort aandoeningen aangeboren te noemen. De verschijnselen komen immers pas op latere, soms zeer hoge, leeftijd tot uiting.

4.5 Ziekte door omgevingsfactoren

Het komt voor dat een kind ter wereld komt met een ziekte of afwijking die veroorzaakt is door een schadelijke invloed vanuit de omgeving. Erfelijkheid heeft hier dan niets mee te maken. De kans op herhaling hangt af van de vraag of die schadelijke invloed er de volgende keer weer is. Er zijn vele voorbeelden bekend. Denk maar eens aan:
- Gevaarlijke infecties tijdens de zwangerschap: voorbeelden zijn het cytomegalovirus, het rubellavirus, de parasiet die toxoplasmose veroorzaakt en Listeria:
    - Cytomegalie is een virus dat vage ziekteverschijnselen geeft zoals vlekjes en koorts. Een kind dat tijdens de zwangerschap hierdoor wordt geïnfecteerd, zal geboren worden met beschadigde hersenen en dus verstandelijk beperkt zijn.

Spina bifida: een afwijking van de wervelkolom

Bij spina bifida (ook wel 'open rug' genoemd) zijn de wervels (vertebrae) niet normaal van vorm. Spina bifida komt in verschillende gradaties voor. In het minst ernstige geval, dat ook het meest voorkomt, zijn één of meerdere wervels niet normaal van vorm, maar het ruggenmerg en de omhullende weefsellagen (meninges of ruggenmergvliezen) zijn niet aangedaan. Op de plaats van de afwijking bevindt zich mogelijk een plukje haar, een deukje of een pigmentvlek. Bij een meningokèle, een ernstiger vorm van spina bifida, stulpen de weefsellagen naar buiten door een niet volledig ontwikkelde ruggenwervel, waardoor een met vocht gevulde bult onder de huid ontstaat. Bij een meningomyelokèle, de ernstigste vorm van spina bifida, stulpt het ruggenmerg naar buiten. Het aangetaste gebied ziet er rood en ruw uit en de zuigeling is in veel gevallen ernstig gehandicapt.

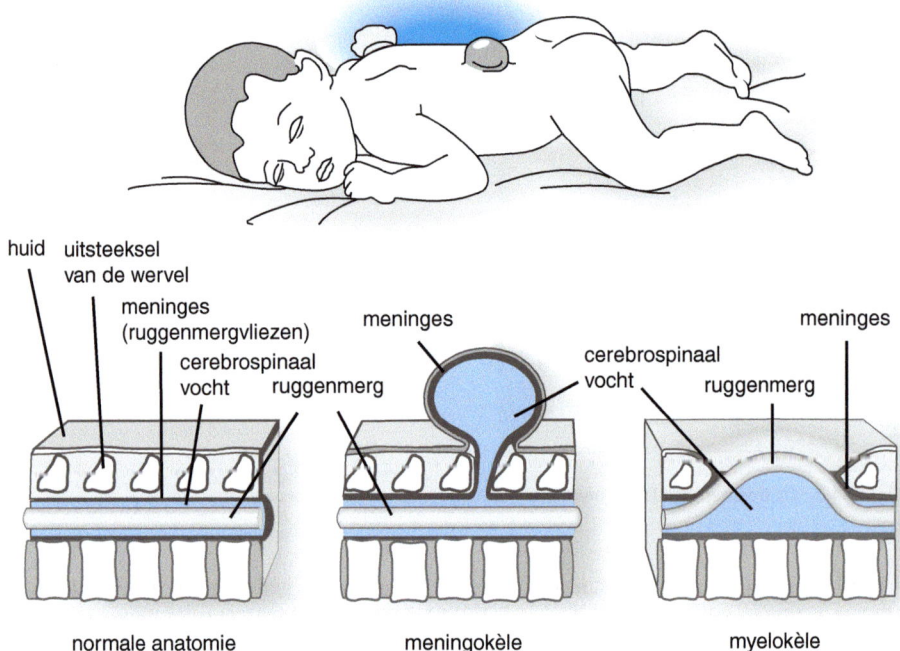

Figuur 4.7 Spina bifida. (Bron: Merck Manual Medisch Handboek. Houten: Bohn Stafleu van Loghum)

- Rubella wordt veroorzaakt door een virus dat bij besmetting in de eerste maanden van de zwangerschap een zeer grote kans op beschadiging van hart, hersenen, ogen en oren met zich meebrengt. Dit komt tegenwoordig bijna niet meer voor omdat vrijwel alle kinderen tegen rodehond worden ingeënt. Onbeschermde vrouwen kunnen overigens nog vóór de zwangerschap laten onderzoeken of zij antistoffen hebben. Als dat niet het geval is, kan alsnog vaccinatie worden gegeven.
- Toxoplasmose geeft bij volwassenen griepachtige verschijnselen, huiduitslag en opgezette klieren. De ziekte kan onder andere worden voorkómen door de kattenbak niet zelf schoon te maken of eventueel met handschoenen waarna zij goed moeten worden afgespoeld en de handen goed moeten worden gewassen. Aangeboren toxoplasmose houdt bijvoorbeeld schade van hersenen en netvlies in.
- Listeriabesmetting kan bijvoorbeeld via onverhitte voeding of te lang bewaarde salade en rauwkost of via zachte kazen (brie, camembert, roquefort) verlopen. Bij besmetting van de vrucht kan dit tot ernstige infectie en miskraam leiden, of het kind wordt bijvoorbeeld geboren met een hersenvliesontsteking.

- Andere ziekten: wat veel voorkomt is zwangerschapshypertensie. Dit heeft negatieve gevolgen voor de placenta. Het kind kan dan niet goed groeien en kan met een te laag geboortegewicht, dus kwetsbaar, ter wereld komen.
- Medicijngebruik: een goede stelregel is dat alle medicijnen de vrucht kunnen beschadigen. Een zwangere mag alleen medicijnen gebruiken na overleg met de arts. Een enkele keer paracetamol zal waarschijnlijk geen kwaad kunnen, maar zelfs dat is niet honderd procent zeker en de meest veilige handelwijze is waarschijnlijk het niet gebruiken van medicijnen, tenzij de nadelen van deze keuze te groot zijn.
- Roken: dit is enorm slecht voor het kind. Als de zwangere vrouw rookt, krijgt de vrucht te weinig zuurstof. Roken geeft vernauwing van bloedvaten in de placenta. Het kind kan daarbij niet goed groeien. Kinderen van rokende moeders komen gemiddeld kwetsbaarder ter wereld dan kinderen van niet-rokende moeders. Er is een grotere kans op allerlei lichamelijke en psychische problemen! Stoppen met roken is buitengewoon verstandig voor alle vrouwen die zwanger zijn of willen worden (en voor alle andere mensen!).
- Alcohol: ook hiervan is bewezen dat de vrucht op vele manieren schade kan oplopen. Dit geldt bijvoorbeeld voor de hersenen, de ogen en het hart. Overmatig gebruik van alcohol of drugs door de moeder kan het kind in de baarmoeder verslaafd maken, zodat het na de geboorte moet afkicken.
- Tijdens de bevalling kan iets misgaan: als het kind, door wat voor oorzaak dan ook, te lang een tekort aan zuurstof heeft, kan in de loop van de tijd blijken dat de hersenen beschadigd zijn. Dat kan bijvoorbeeld leiden tot spasticiteit. Hierbij is sprake van verlamming met een hoge spanning in de spieren. De patiënt kan dan niet goed lopen. Andere mogelijke gevolgen van zuurstoftekort tijdens de bevalling zijn bijvoorbeeld gedragsproblemen en leerstoornissen.

4.6 Genetisch onderzoek

Vaak wordt uitgebreid onderzoek gedaan dat alles bij elkaar soms vele jaren in beslag neemt. Verspreid over het land is er een aantal klinisch genetische centra, waar maximale deskundigheid aanwezig is. Zelfs bij zeer zeldzame aandoeningen blijkt het toch mogelijk te zijn een diagnose te stellen. Dit gebeurt vooral door in computerbestanden te zoeken naar kinderen die in de combinatie van aangeboren afwijkingen lijken op het kind dat wordt onderzocht. Belangrijke vragen kunnen zijn:
- Om welke aandoening gaat het precies?
- Is er bij de patiënt nog meer aan de hand dan wat men al weet?
- Komen in de familie bijzondere aandoeningen voor?
- Zijn er in de zwangerschap mogelijk schadelijke invloeden geweest?
- Hoe is de bevalling precies verlopen?
- Hoe groot is het herhalingsrisico, dus hoe groot is de kans dat een volgend kind het ook zal hebben?

Het kan nodig zijn bij het kind, de ouders en de overige familieleden materiaal af te nemen voor onderzoek. Dat gebeurt zeker als gedacht wordt dat genetische of chromosoomfactoren een rol spelen. Voor het onderzoek van de genen (het DNA) of de chromosomen is bloed nodig zodat men het erfelijke materiaal van de witte bloedcellen kan gebruiken. Ook kan gekozen worden voor bindweefselcellen in de huid. Soms is er een vrij grote kans dat een vrouw zwanger is van een kind met een aandoening, bijvoorbeeld omdat zij niet meer zo jong is of omdat zij eerder een kind heeft gekregen met een bepaalde ziekte. In een dergelijk geval kan men voor vele aandoeningen al vroeg in de zwangerschap onderzoeken of de vrucht wel of niet die aandoening heeft. Dit wordt prenataal onderzoek of prenatale diagnostiek genoemd.

4.6.1 Vormen van prenatale diagnostiek

Combinatietest

De combinatietest is een bloedonderzoek tussen week negen en week veertirn van de zwangerschap, gecombineerd met een echografische nekplooimeting bij de vrucht in week elf tot veertien. Hiermee wordt bepaald in hoeverre er een verhoogde kans is op de belangrijkste chromosoomafwijkingen, met name Down. De nekplooi is een laagje vocht onder de huid in de nek. Dat laagje is verdikt bij het syndroom van Down. Er zijn geen risico's, maar de test geeft ook geen zekerheid. Als de uitslag is dat de kans is verhoogd kan meer zekerheid worden verkregen met de vlokkentest, vruchtwaterpunctie of de NIPT (zie verder).

Tripletest

Wat minder betrouwbaar dan de combinatietest maar wel een mogelijkheid als men daarvoor te laat is, is de tripletest. Dit is een bloedonderzoek dat in de vijftiende tot en met de zeventiende week kan worden gedaan. De uitslag geeft een schatting van het risico op het krijgen van een kind met het syndroom van Down of een neuralebuisdefect. Ook de tripletest geeft dus geen zekerheid.

Vlokkentest

Tussen week tien en twaalf van de zwangerschap (soms later) kan men een vlokkentest doen, waarbij een klein stukje placenta (dat er vlokkerig uitziet) genetisch wordt onderzocht. Het weefsel wordt via de vagina en baarmoederhals of via de buikwand verwijderd. Dat laatste komt het meest voor. Voordat dat gebeurt, wordt de placenta echografisch in beeld gebracht. Na de vlokkentest is er een verhoogde kans (van ongeveer 0,5 %) op een miskraam. Dit gebeurt dan meestal binnen een week. Met de vlokkentest kan chromosoomonderzoek worden verricht. De uitslag volgt binnen uiterlijk twee weken. De uitslag geeft een hoge mate van zekerheid.

Vruchtwaterpunctie

In de periode van de vijftiende tot de zeventiende week kan men een vruchtwaterpunctie (◘ fig. 4.8) doen. Via een prik in de buikwand wordt vocht opgezogen. Dit gaat zonder verdoving omdat de verdoving net zo pijnlijk zou zijn als het onderzoek zelf. Men onderzoekt van het vruchtwater enkele losse huidcellen van het kind. Ook kan de samenstelling van het vruchtwater afwijkingen vertonen. Na een vruchtwaterpunctie bestaat ook een verhoogde kans (van ongeveer 1 op 300) op een miskraam. Een korte tijd menstruatieachtige buikpijn na de punctie is echter in principe normaal. Met de vruchtwaterpunctie kunnen chromosoomafwijkingen (zoals Down), DNA-afwijkingen maar ook neuralebuisdefecten worden ontdekt. De uitslag volgt na twee tot drie weken. De uitslag geeft nog wat meer zekerheid dan de vlokkentest.

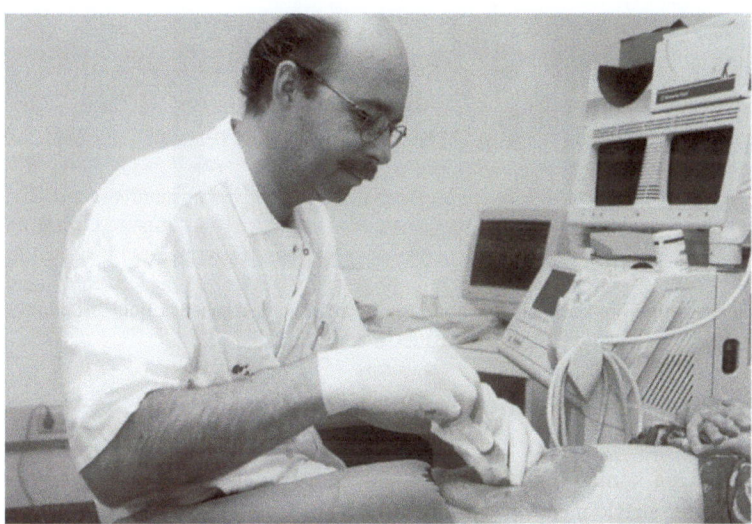

Figuur 4.8 Vruchtwaterpunctie wordt verricht tussen de vijftiende en zeventiende zwangerschapsweek, op geleide van de echo en door de buikwand heen. Bron: Schrander-Stumpel et al. (2005). Klinische genetica. Houten: Bohn Stafleu van Loghum

NIPT

De niet-invasieve prenatale test (NIPT) is een bloedonderzoek. In het bloed van de zwangere vrouw bevinden zich altijd wel wat foetale cellen. Die worden onderzocht op een aantal chromosomale afwijkingen, met name downsyndroom. Het is een test die wordt gedaan als de combinatietest of de tripletest een verhoogd risico uitwijst. De test is beschikbaar voor alle vrouwen die daarvoor kiezen. Het onderzoek is al mogelijk vanaf tien weken zwangerschap. De uitslag volgt na uiterlijk drie weken. De uitslag biedt ongeveer 99,9 % zekerheid (een vervolgstap kan de vruchtwaterpunctie zijn).

Echoscopie

Verder is een echoscopie mogelijk, waarbij men de vorm van het kind zo goed mogelijk probeert te beoordelen. Dit is iets anders dan een standaardecho die eigenlijk alleen wordt gedaan voor het plezier van de ouders: pretecho. Uitgebreide echografie kan allerlei aangeboren afwijkingen aan het licht brengen. Dit wordt ook wel geavanceerde echografie genoemd. Men let bijvoorbeeld op de dikte van de nek (fig. 4.9). Bij een verdikte nek bestaat kans op een hartprobleem of een chromosomale afwijking (downsyndroom).

4.6.2 De consequentie van prenatale diagnostiek

Als de uitslag van het onderzoek ongunstig is, kunnen de ouders ervoor kiezen het kind toch geboren te laten worden of de zwangerschap te beëindigen met een abortus provocatus (opgewekte miskraam). Deze ingreep is technisch niet ingewikkeld en levert zelden medische problemen op. In emotioneel opzicht is een abortus vaak uiterst ingrijpend.

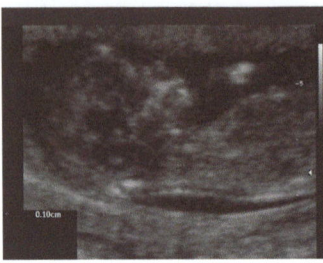 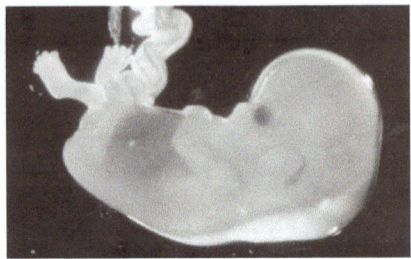

Figuur 4.9 De nekplooimeting. Bron: Schrander-Stumpel et al. (2005). Klinische genetica. Houten: Bohn Stafleu van Loghum

4.7 De doktersassistent en aangeboren aandoeningen

Aangeboren aandoeningen komen zoveel voor dat het goed is er als doktersassistent meer van te weten. Het lijkt er steeds meer op dat in ons DNA (erfelijk materiaal) vastgelegd is voor welke ziekten we in meer of mindere mate aanleg hebben. Onze genen zijn inmiddels allemaal bekend en de ontwikkelingen gaan snel. Een toekomstfantasie is dat er een moment komt dat we kunnen voorspellen wanneer en hoe we ziek worden, en ook wanneer we komen te overlijden. Veel is in onze genen vastgelegd. In dit verband wordt gesproken van ons 'genetisch paspoort'. Maar tegelijk spelen erg veel invloeden uit de omgeving ook een rol. Het is zelfs zo dat de invloed van genen als gevolg van invloeden van de omgeving verandert! Dat betekent dat de invloed van de genen helemaal niet zo definitief is als lange tijd werd gedacht.

Bij erfelijke aandoeningen gaat het meestal om gevoelige en ingewikkelde zaken waarbij veel uitzonderingen op de regels mogelijk zijn. Het is belangrijk te beseffen met hoeveel emoties erfelijkheid en aangeboren aandoeningen gepaard kunnen gaan. Doktersassistenten kunnen beter niet op eigen initiatief allerlei adviezen of voorlichting gaan geven. Dit geldt overigens vaak ook voor huisartsen. Het is in vele gevallen verstandig advies te vragen aan een klinisch geneticus.

> **Praktijkvoorbeelden**
> Marijke en Robert willen graag kinderen. Ze hebben echter een grote zorg: in de familie van Robert komt het syndroom van Down voor, namelijk bij zijn zus en bij een achterneef. De vraag is of het misschien erfelijk is. De huisarts overlegt met het klinisch genetisch centrum. Bij Robert wordt erfelijkheidsonderzoek gedaan. Het blijkt dat er geen verhoogd risico is. Daarnaast is Marijke blij dat tegenwoordig de NIPT bestaat.
>
> Marie is net bevallen van een gezonde dochter, Sonja. De verloskundige heeft opgemerkt dat Sonja een extra teentje heeft. Ze vraagt aan jou of de dokter even kan komen kijken. Dat zal zeker gebeuren. Overigens was de dokter dat toch al van plan. Hij gaat altijd even kijken als ergens een kindje geboren is. Sonja zal natuurlijk naar het ziekenhuis worden verwezen. Het teentje zal door een operatie moeten worden verwijderd. Dat zal gebeuren als Sonja ongeveer één jaar oud is.
>
> Burak is door de consultatiebureauarts verwezen naar de huisarts. Burak heeft een hartgeruis. Hij groeit slecht en heeft moeite zijn flesje goed leeg te drinken. Tijdens het

4.7 · De doktersassistent en aangeboren aandoeningen

drinken transpireert hij hevig. De huisarts onderzoekt de baby en stelt vast dat er iets mis is met het hart. Er zou een opening tussen de beide hartkamers kunnen bestaan. Op grond van de slechte conditie van het kind voert de huisarts direct overleg met de kinderarts. Burak wordt dezelfde dag nog gezien in het ziekenhuis. Vervolgens wordt de kindercardioloog in het academisch ziekenhuis ingeschakeld. Binnenkort zal Burak worden geopereerd.

Mevrouw W., 44 jaar, komt op het spreekuur. Ze heeft last van huiduitslag. Het zijn rode plekken die erg schilferen. De laatste weken is het erger geworden. De huisarts onderzoekt haar en vertelt haar dat het psoriasis is, de 'schilferziekte'. Mevrouw W. zegt dat dit, nu ze erover nadenkt, in de familie voorkomt; een zus en een oom hebben het ook. Ze vindt het wel vreemd dat ze er nu pas last van krijgt. Hoewel, als ze er even over nadenkt: ze heeft wel altijd al schilfers gehad in de gehoorgangen. De dokter zegt dat dat allemaal best kan. Het is mogelijk met een sterke aanleg voor een ziekte geboren te worden en er dan pas op latere leeftijd last van te krijgen.

Ingrid komt op de huisartspraktijk met een potje ochtendurine. Ze wil graag een zwangerschapstest en durft het eigenlijk niet thuis zelf te doen. De doktersassistent informeert bij Ingrid op welke uitslag ze hoopt. De uitslag blijkt positief te zijn. Ingrid is enorm blij. In de spreekkamer stelt de huisarts nog wat vragen. Daarnaast geeft hij enkele adviezen. Van foliumzuur had ze via vriendinnen al gehoord. Dat zal ze zeker gaan gebruiken. Ook zal ze direct stoppen met roken, geen alcohol meer drinken en als het even kan geen medicijnen gebruiken.

Mevrouw Janssen komt op het spreekuur. Ze is 39 jaar. Ze heeft thuis een zwangerschapstest gedaan. De uitslag was positief. De eerste dag van haar laatste menstruatie was vijf weken geleden. Mevrouw Janssen had helemaal niet op een zwangerschap gerekend. Ze is wel blij, maar tegelijkertijd ongerust. Ze is al 39 en ze heeft gehoord dat er dan meer kans is op het krijgen van een kind met een aangeboren afwijking. De dokter vertelt haar dat dat klopt en voegt eraan toe dat ze dus in aanmerking komt voor extra onderzoek.

Het echtpaar De Vries heeft al vier gezonde kinderen. Na het vijfde komt kort na de hielprik het alarmerende bericht dat er iets aan de hand is. Koen blijkt te lijden aan CF, cystische fibrose. Kenmerken van deze ziekte zijn luchtweginfecties, een voortdurende neiging tot brijige diarree en een matige groei. Bij deze ziekte bevat het zweet abnormaal veel zout. De kinderarts doet dus de zweettest. Daarbij wordt van de huid zweet verzameld dat vervolgens wordt onderzocht. Het leven van de familie De Vries is ingrijpend veranderd. Koen moet heel vaak naar de kinderarts. Hij krijgt uiteindelijk continu antibiotica, fysiotherapie om het slijm uit zijn luchtwegen makkelijker op te kunnen hoesten, en medicijnen om de spijsvertering te verbeteren. Ondanks alles is Koen inmiddels een vrolijke kleuter van vijf.

Leefgewoonten en verslaving

Samenvatting

Gezond leven houdt in dat men niet rookt, voldoende beweegt, weinig alcohol drinkt, geen drugs gebruikt, gezond en gevarieerd eet, goed slaapt, niet eenzaam is, en rekening houdt met de behoefte aan lichamelijk contact. Bij goede voeding horen bijvoorbeeld onverzadigde vetzuren, vitaminen en mineralen en veel groente en fruit. Roken is een belangrijke en bewezen doodsoorzaak en kan ook aan niet-rokers en ongeboren baby's veel schade aanrichten. Bij alcohol en drugs dreigen het gevaar van misbruik en afhankelijkheid. Een andere term voor afhankelijkheid is verslaving. Ernstige verslaving wordt tegenwoordig vooral als hersenziekte beschouwd. In het ontstaan kunnen vele factoren een rol spelen.

5.1 Inleiding – 68

5.2 Voeding – 69

5.3 Roken – 69

5.4 Alcohol – 71

5.5 Cannabis – 72

5.6 Overige drugs – 73

5.7 Overige verslavingen – 73

5.8 Lichaamsbeweging – 73

5.9 Rust en slaap – 74

5.10 Contact en seksualiteit – 74

© Bohn Stafleu van Loghum, onderdeel van Springer Media B.V. 2017
E.A.F. Wentink, *Inleiding medische kennis*, Basiswerk AG, DOI 10.1007/978-90-368-1788-2_5

> **Casus**
>
> Meneer Q. is vorige week op 57-jarige leeftijd overleden. De exacte doodsoorzaak is niet bekend. Hij woog op het laatst 110 kg bij een lengte van 1.76 m. Vaak was hij te vinden in het café. Daar consumeerde hij minimaal tien glaasjes jenever per dag. Hij rookte de hele dag zware shag. Hij zag er uit als iemand van 75. Eten deed hij één keer per dag, in de snackbar (meestal een patatje oorlog, twee frikadellen, wat bitterballen en een blik bier). Vaak leek hij een beetje in de war. Een gesprek met hem was niet mogelijk. Hij liep een beetje krom en lang niet meer zo soepel als vroeger. Een paar maanden geleden is hij midden op het zebrapad gevallen. Hij was onder invloed. Bij de slijter is hij een bekende klant. Als jonge man kon hij goed zwemmen maar dat deed hij al minstens dertig jaar niet meer. Slapen ging slecht. De buren hoorden hem vaak stommelen of op wat voor manier dan ook lawaai maken. De huisarts kende hem goed. Hij probeerde zijn patiënt van de slaaptabletten af te krijgen maar dat leek onmogelijk. Douchen deed meneer Q. hooguit één keer per week. Een buurvrouw die een beetje een oogje in het zeil hield, spoorde hem hier dan toe aan. Werk had meneer Q. allang niet meer. Zijn vrouw had er na enkele jaren huwelijk genoeg van. Kinderen of familie waren er niet. De wereld van meneer Q. bestond uit zijn kleine, niet zo frisse flatje, het café aan de overkant, de snackbar om de hoek en de supermarkt daarnaast. Hij maakte een in zichzelf gekeerde en depressieve indruk.

5.1 Inleiding

Gezonde leefgewoonten zijn onder meer: gevarieerd en niet te veel eten, niet roken, weinig of geen alcohol en in het geheel geen drugs gebruiken, voldoende lichaamsbeweging, actief zijn, voldoende slaap en rust, en niet te vergeten: knuffelen of vrijen (maar wel veilig). Op een aantal leefgewoonten wordt in dit hoofdstuk nader ingegaan.

Roken of het gebruik van alcohol en drugs kan leiden tot misbruik of afhankelijkheid (verslaving). Kenmerkend voor misbruik is vooral dat langdurig gebruik problemen geeft in relaties, thuis, op school of op het werk. Van afhankelijkheid is sprake als de stof of de gewoonte een centrale positie inneemt in het leven en als er sprake is van een gebrek aan controle over het gebruik, tolerantie, hunkering en onthoudingsverschijnselen. Hunkering wordt ook wel craving genoemd. Onthoudingsverschijnselen zijn te onderscheiden in psychische en lichamelijke onthoudingsverschijnselen. Zij treden op als met de stof of gewoonte wordt gestopt. In de geneeskunde wordt verslaving in toenemende mate beschouwd als een hersenziekte. In het ontstaan hiervan spelen vele psychologische, sociale en lichamelijke factoren een rol. Voor verslaving geldt in sterke mate: voorkómen is beter dan genezen. Overigens zijn in de psychiatrie de termen misbruik en afhankelijkheid vervangen door de term stoornis (in het gebruik van de stof waar het om gaat, zoals alcohol). Er zijn ook andere verslavingen, zoals die aan computergames, gokken en pornografie. Vooral jongeren drinken nogal eens grote hoeveelheden pepdrankjes. Over de risico's is nog niet veel bekend maar het lijkt erop dat er nadelen zijn te verwachten. De behandeling van verslaving begint met motiverende gespreksvoering. De patiënt wordt geholpen na te denken over de voor- en nadelen van zijn verslaving. Dan komt hij mogelijk tot de erkenning dat er een probleem is. Vervolgstappen zijn het overwegen iets te gaan doen, het besluit echt iets te gaan doen, en het uiteindelijk ook doen, en volhouden.

5.2 Voeding

Een goede voeding houdt in: gevarieerd, niet te veel, niet te weinig. De BMI (*body mass index*) geeft aan of het lichaamsgewicht gezond is. De BMI is het gewicht gedeeld door het kwadraat van de lengte. Het aantal kilocalorieën dat men per dag nodig heeft, varieert sterk. Mannen hebben meer nodig dan vrouwen. Grote mensen hebben meer nodig dan kleine mensen. De hoeveelheid lichaamsbeweging heeft veel invloed. Al met al is de energiebehoefte van volwassenen ergens tussen de 1.500 en 4.000 kcal. per dag. Ongeveer 50–55 % hiervan moet geleverd worden door koolhydraten. Dit bevindt zich bijvoorbeeld in zetmeel (brood, rijst, aardappels, macaroni); 10–15 % van de voeding moet bestaan uit eiwit. Dierlijke eiwitten zitten bijvoorbeeld in melk, kaas en vis of vlees. Plantaardige eiwitten krijgt je onder meer binnen via bonen en granen. De rest van de energiebehoefte wordt geleverd door vetten. Een teveel aan dierlijke vetten is niet gezond. Plantaardige vetten hebben relatief veel onverzadigde vetzuren. Dit is beter voor hart en bloedvaten. Een overmatige inname van calorieën, gecombineerd met te weinig beweging, leidt tot overgewicht. Voor licht overgewicht is het onduidelijk, maar extreem overgewicht vergroot de kans op ziekte en gaat samen met een gemiddeld kortere levensverwachting.

Belangrijk is ook dat je genoeg vocht binnenkrijgt. De aanwezigheid van voldoende vezels is noodzakelijk voor een goede stoelgang. Essentieel is het binnenkrijgen van voldoende vitaminen en mineralen. De vitaminen A, D, E en K zijn vetoplosbaar en komen dus binnen via vet. De vitaminen B en C zijn wateroplosbaar en zitten bijvoorbeeld in fruit. Bij goede voeding is een vitaminetekort zeldzaam. Allerlei klachten worden ten onrechte daaraan toegeschreven. Mineralen zijn onder andere calcium, ijzer, natrium, kalium, fosfaat en magnesium. Een gevarieerde voeding bevat voldoende mineralen. Het gebruik van extra mineralen is alleen in bepaalde situaties een goed idee en net als bij vitaminen moet ervoor worden opgepast dat allerlei klachten ten onrechte worden geweten aan een tekort. Zuivel, brood, boter, vlees, vis en vooral groente en fruit houden het lichaam gezond. Een vegetarische voeding lijkt wat dit betreft gunstig. Alleen bij de strengste vorm, waarbij bijvoorbeeld ook geen zuivel wordt gegeten (veganisme) is het verstandig erop te letten of men genoeg vitamine B12 binnenkrijgt. In het algemeen geldt dat het gebruik van vitaminesupplementen niet nodig is, en ook schadelijk kan zijn voor de gezondheid.

5.3 Roken

Er zijn miljoenen rookverslaafden in ons land. Ieder jaar overlijden velen aan de gevolgen van het roken. Heel lang gold dit voornamelijk voor mannen. Tegenwoordig gaan ook veel vrouwen door het roken dood. In de loop der jaren zijn immers ook veel vrouwen gaan roken. Ook onder niet-rokers veroorzaakt roken een verhoogde sterfte door het passief meeroken. Roken is niet alleen een langzame vorm van zelfdoding maar ook een voor andere mensen ziekmakende of dodelijke gewoonte. In de samenleving worden steeds meer maatregelen genomen om het roken te verminderen. Roken is op steeds meer plaatsen verboden. Het percentage rokers neemt langzaam af. Wie weet vraagt de mensheid zich over honderd jaar af hoe het mogelijk is geweest dat het roken zo'n hardnekkige en moeilijk te bestrijden schadelijke gewoonte en verslaving is geweest.

De schadelijke invloed van roken is bewezen. Dit geldt vooral met betrekking tot longkanker. Rokers hebben verder een sterk verhoogde kans op vernauwing in de slagaderen. Dit kan bijvoorbeeld leiden tot een hartinfarct, beroerte of problemen met de bloedvoorziening in de benen. Roken vermindert de vruchtbaarheid van zowel mannen als vrouwen. Roken draagt bij aan het ontstaan van kanker in de mond, keel, slokdarm, het strottenhoofd, blaas en alvleesklier. Roken leidt tot een ernstige toename van de klachten bij mensen die astmatisch zijn. Roken leidt tot afbraak van longblaasjes en tot het uiteindelijk dodelijke longemfyseem. Roken vertraagt de genezing van allerlei infecties zoals verkoudheid. Er zijn nog veel meer ziekten die onder invloed van het roken verergeren of sneller optreden. Nog slechts een paar voorbeelden zijn maagzweren en de ziekte van Crohn (een ontstekingsziekte in de darmen). Roken leidt tot verkleuringen van tanden en vingers. De huid veroudert sneller; je krijgt eerder rimpels. Vooral bij vrouwen kan het stemgeluid in de loop van de jaren minder helder worden. Uiteraard kost roken ook veel geld. Door langdurig en veel roken zal iemand gemiddeld ongeveer tien jaar eerder sterven. Daar staat tegenover dat stoppen met roken de levensverwachting weer indrukwekkend doet stijgen.

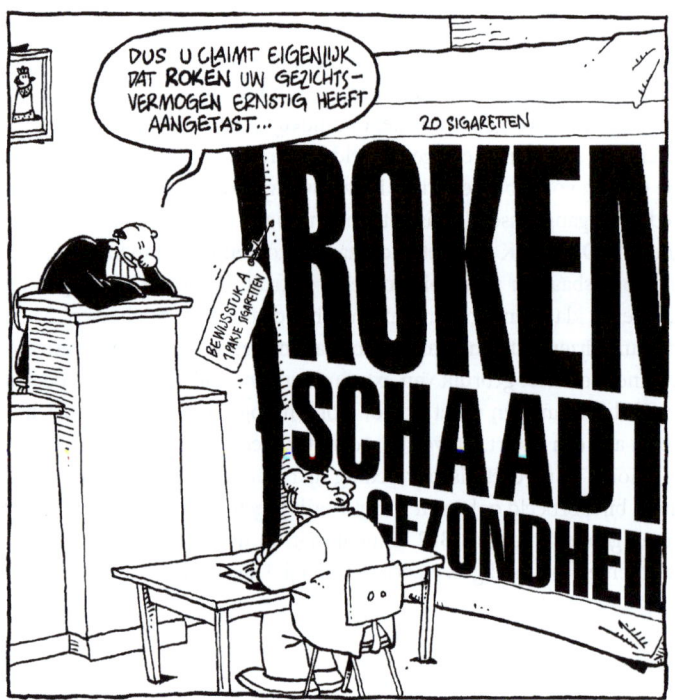

Roken is dermate verslavend dat het de meeste rokende vrouwen niet lukt tijdens een zwangerschap te stoppen terwijl ze dat wel zouden willen. Roken leidt tot een grotere kans op een miskraam en verloskundige complicaties. Roken beschadigt de placenta. De vrucht in de baarmoeder lijdt daardoor aan zuurstoftekort en voedingsstoffen. Het gemiddelde geboortegewicht is lager. De baby's zijn relatief kwetsbaar. Ook in latere jaren treedt bij deze kinderen relatief vaker ziekte op dan bij kinderen van wie de moeder tijdens de zwangerschap niet gerookt heeft. Voorkómen is beter dan genezen. Helaas komt het ook in deze tijd voor dat gezonde kinderen of tieners beginnen te roken. De verslavende stof heet nicotine. Als men eenmaal afhankelijk is, zal stoppen niet alleen kunnen leiden tot het kenmerkende craving maar ook tot angst, somberheid, snelle irritatie, woede-uitbarstingen, concentratieproblemen, hoofdpijn, slaapklachten en toename van de eetlust en dus het lichaamsgewicht. De eerste dagen zijn het moeilijkst. Pas na ongeveer een maand zijn alle verschijnselen voorbij. De kans op terugval blijft echter aanwezig. Vooral situaties waarin je gewend was te roken, maken het moeilijk om het vol te houden. Er zijn vaak meer pogingen noodzakelijk voordat het definitief lukt, en het lukt niet iedereen. De kans op succes neemt toe bij een goede motivatie, sociale steun en veel lichaamsbeweging.

Aanbevolen wordt niet geleidelijk te minderen maar in één keer compleet te stoppen. Er zijn veel zelfhulpboeken en cursussen. Eventueel kan ook medicatie de kans op succes verhogen.

5.4 Alcohol

Alcohol is een genotmiddel. Beperkt gebruik kan geen kwaad. Alcohol speelt een belangrijke rol in sociale situaties. In de hersenen werkt alcohol bij onrustige mensen net als een kalmeringstablet. Het heeft een dempende invloed. Alcohol kan angst verminderen, heeft een verdovende werking, is pijnstillend. Alcohol is zeer verslavend. Het is legaal en goedkoop maar qua eigenschappen toch vergelijkbaar met drugs. Veel mensen hebben een verhoogde kans aan alcohol verslaafd te raken. Erfelijke aanleg speelt daarbij zeker een rol. Mensen bij wie in de familie alcoholisme voorkomt hebben dus een extra reden om voorzichtig te zijn. Ook psychologische en sociale factoren kunnen aan het ontstaan van alcoholisme bijdragen. Alcoholisme wordt tegenwoordig als een (ernstige) ziekte beschouwd. In de hersenen treden veranderingen op die het stoppen met alcohol erg moeilijk maken. Het aantal ernstige alcoholverslaafden in een gemiddelde huisartspraktijk is ongeveer 80 à 100. Daarnaast bestaat een veel groter aantal probleemdrinkers. Doorslaggevend is overigens niet de hoeveelheid alcohol die men gebruikt maar de redenen waarom en de manier waarop men drinkt. Verder zijn de gevolgen van belang om de ernst van de problematiek te kunnen beoordelen. Alcohol kan een rol spelen in echtscheidingen, verkeersongelukken, werkloosheid, mishandeling, moord en zelfdoding. Alcohol kan de oorzaak zijn van hevige angsten en depressies. Alcohol wordt vaak misbruikt als slaapmiddel maar leidt tot een slechte kwaliteit van de slaap en slaapstoornissen.

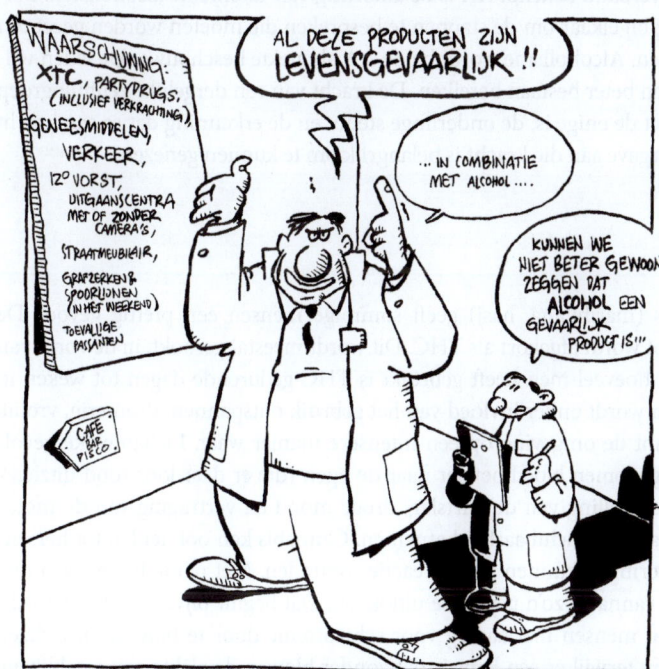

De lever is tot op zekere hoogte in staat alcohol af te breken. Het innemen van te veel alcohol is echter schadelijk. Alcohol is dan giftig. Te veel alcohol kan bijvoorbeeld leiden tot vermoeidheid, duizeligheid, hoofdpijn, misselijkheid, concentratie- en geheugenproblemen, psychische stoornissen en buikklachten. Alcohol kan de oorzaak zijn of bijdragen aan het ontstaan van vele vormen van kanker (bijvoorbeeld in de mond, de slokdarm of het strottenhoofd). Alcohol kan leiden tot ontstekingen van de slokdarm of de lever, levercirrose, maagzweren, bloedarmoede, hersenbeschadiging (dementie), zenuwbeschadigingen, verzwakking van het hart, verminderde vruchtbaarheid en afname van de erecties. Alcohol is één van de belangrijkste oorzaken van ziekte en sterfte. Alcohol is overigens ook schadelijk tijdens de zwangerschap. Alcohol tijdens de zwangerschap moet geheel worden afgeraden. Alcoholvergiftiging leidt tot ongepast gedrag (en soms tot agressie), dubbele tong, dubbelzien, evenwichtsstoornissen. Bij onthouding is de patiënt onrustig. Er is sprake van versnelde hartslag, zweten, trillen, misselijkheid, braken, angst en slecht slapen. Sommigen krijgen een epileptische aanval. Bij ernstige alcoholverslaving kan opeens stoppen met alcohol levensgevaarlijk zijn. Mensen die langdurig te veel drinken, eten vaak ook erg slecht. Het gevolg hiervan is ondervoeding. Vooral het gebrek aan vitamine B1 heeft desastreuze gevolgen (voor de hersenen). Dit moet met spoed worden aangevuld.

Gelukkig zijn er ook veel mensen die in hun leven tijdelijk veel te veel drinken of zelfs verslaafd zijn, maar die vervolgens met succes stoppen, waarna het probleem zich vaak niet herhaalt. Bij de mensen voor wie dat niet geldt, blijkt het moeilijk om alcoholverslaving op tijd vast te stellen. De diagnose wordt vaak gemist. Een vroege diagnose is wel belangrijk. Bij snel ingrijpen is het vaak nog mogelijk met het gebruik te stoppen. Een enkel gesprek door de huisarts kan al effectief zijn. Op langere termijn wordt de prognose slecht. Het is bij en na ernstige verslaving niet meer mogelijk op een sociale manier geringe hoeveelheden alcohol te gebruiken. De enige oplossing is 100 % stoppen. Een enkele consumptie kan leiden tot volledige terugval. Medicamenteuze ondersteuning is tegenwoordig mogelijk. In ernstige gevallen is gespecialiseerde hulpverlening noodzakelijk. Zelfhulpgroepen zijn voor een deel van de mensen zinvol. Met name de AA is in dit verband bekend. AA is de afkorting van 'anonieme alcoholisten'. Lotgenoten komen regelmatig bij elkaar om de stappen te bespreken die moeten worden gezet om de alcohol de baas te worden. Alcoholisme wordt bij de AA als ziekte beschouwd. De leden willen een nuchter leven en een beter bestaan bereiken. De kracht van een dergelijke zelfhulpgroep is dat men ziet dat men niet de enige is, de onderlinge steun, en de erkenning dat er een kracht is die groter dan jezelf; overgave aan die kracht is belangrijk om te kunnen genezen.

5.5 Cannabis

Het gebruik van cannabis (marihuana, hasj) geeft sommige mensen een prettig gevoel. De naam van de werkzame stof wordt afgekort als THC. Dit wordt meestal gerookt, in de vorm van een joint. Afhankelijk van hoeveel men heeft gebruikt is THC gedurende dagen tot weken in de urine aantoonbaar. Men wordt onder invloed van het gebruik ontspannen, dromerig, vrolijk of opgewonden. Men neemt de omgeving op een intensere manier waar. Lichamelijke gevolgen zijn onder andere toegenomen bloedtoevoer naar de ogen (die er daardoor rood uitzien), toename van de eetlust, versnelling van de hartslag, droge mond en vertraging van de motoriek. Op langere termijn kan de vruchtbaarheid afnemen. Cannabis kan ook leiden tot hersenbeschadiging. In hoge doseringen kunnen paniekreacties optreden. Met name bij mensen met aanleg voor psychose kan cannabis zo'n psychose uitlokken. Dat begint bijvoorbeeld met achterdocht. Het lijkt erop dat mensen met aanleg voor schizofrenie door te blowen bij zichzelf de ziekte kunnen uitlokken, terwijl er een kans is dat zonder blowen de ziekte zou wegblijven. Cannabis is al met al veel minder onschuldig dan een aantal jaren nog werd aangenomen. Cannabis kan vooral psychologisch verslavend zijn. Omdat het langzaam uit het lichaam verdwijnt vallen de lichamelijke onthoudingsverschijnselen mee: hoofdpijn, misselijkheid en malaise.

5.6 Overige drugs

Dit zijn onder anderen: opiaten, cocaïne, amfetamine en GHB. De meest bekende opiaten zijn heroïne en morfine. Deze stoffen zijn rustgevend, slaapverwekkend, maken vrolijk en zijn pijnstillend. In lichamelijk opzicht vertragen zij de hartslag, de pupillen worden nauwer en er ontstaat obstipatie. Een overdosis kan leiden tot bewusteloosheid en ademstilstand (en dus tot de dood). Onthoudingsverschijnselen beginnen al op de eerste dag, bereiken een maximum op de derde dag om daarna langzaam af te nemen. De patiënt is in die dagen onrustig en min of meer agressief. In lichamelijk opzicht kan sprake zijn van versnelde ademhaling, transpiratie, misselijkheid, braken, diarree, spierpijn, tranende ogen, loopneus, slaapproblemen, wijde pupillen, verhoogde lichaamstemperatuur en versnelde hartslag. Cocaïne kan worden gesnoven, geslikt, gespoten en gerookt. Het geeft kortdurend een wakker en gelukzalig gevoel. Om die reden is het psychisch extreem verslavend. Tijdens gebruik treden veel lichamelijke verschijnselen op zoals sterke stijging van de bloeddruk en de hartslag. Dit kan de aanleiding zijn voor een hartinfarct. Cocaïne kan ook leiden tot hevige agressie of psychose. Ook bij cocaïne kan stoppen leiden tot afkickverschijnselen zoals angst, slecht slapen en agressie. Voorbeelden van amfetaminen zijn speed en ecstasy (XTC). Ook deze drugs kunnen op veel manieren worden gebruikt. Zij geven een gevoel van energie en vrolijkheid. Zij onderdrukken de eetlust. De hartslag en de bloeddruk stijgen. Dit kan ernstige complicaties geven. De pupillen worden wijd, de mond wordt droog. De patiënt kan psychotisch worden. Onthouding van amfetaminen kan met name leiden tot depressie. GHB is een sterk suf makend drankje en zeer verslavend. Gelukkig is gebruik van en zelfs verslaving aan drugs voor de meeste mensen iets tijdelijks. Vroeg of laat wordt ermee gestopt. Voor wie dat niet geldt bestaat de kans dat de prognose somber wordt. De behandeling van drugsverslaving is dan vaak moeilijk en kan het beste worden overgelaten aan gespecialiseerde hulpverlening.

5.7 Overige verslavingen

Een toenemend probleem in onze tijd is de verslaving aan gokken en internet. Kenmerkend is ook bij dat soort verslavingen dat het leven in het teken staat van die verslaving. Er wordt veel tijd aan besteed. Andere activiteiten worden verwaarloosd. Er kunnen allerlei psychische en lichamelijke onthoudingsverschijnselen zijn.

5.8 Lichaamsbeweging

Voldoende lichaamsbeweging verlengt de duur en de kwaliteit van het leven. Het is goed voor de conditie van de longen en het hart. Het geeft energie en bevordert de geestelijke weerbaarheid. De spieren worden er sterker van. De gewrichten blijven er soepel bij. Het is goed voor het kalkgehalte van de botten. Lichaamsbeweging verlaagt de bloeddruk en de bloedsuikers. Dit betekent minder kans op suikerziekte en minder problemen met hart en bloedvaten. Mensen die voldoende bewegen zien er gezonder uit. Dit werkt goed door in relaties en in het zelfvertrouwen. De eetlust wordt bevorderd. De kwaliteit van de slaap neemt toe. De darmen werken sneller (eventuele obstipatie neemt dus af). Lichaamsbeweging is een effectief antidepressivum. Dit zijn allemaal feiten. Het is dus een raadsel dat veel mensen te weinig bewegen. Zij lijden vaak aan overgewicht en missen alle bovengenoemde positieve effecten. Een gebrek aan lichaamsbeweging is slecht voor de lichamelijke en psychische gezondheid. Wandelen, fietsen en zwemmen zouden aan bijna iedereen aanbevolen kunnen en moeten worden. Men verbruikt daarbij honderden kilocalorieën per uur. De stofwisseling als geheel wordt enorm gestimuleerd. Bewegen is erg gezond. Om een idee te geven: 2,5 uur per week matig intensieve lichaamsbeweging (zoals wandelen of fietsen) zou al heel goed zijn.

5.9 Rust en slaap

In onze samenleving zijn veel mensen chronisch overbelast. Te veel stress kan allerlei ongunstige lichamelijke en psychische gevolgen hebben. Het is belangrijk om op tijd te ontspannen en te slapen. Als men dat niet doet kunnen veel klachten optreden. In extreme gevallen dreigt het gevaar van uitputting. Het aantal uren slaap dat men nodig heeft is van mens tot mens verschillend. Het varieert van ongeveer vijf tot tien uur. Over de slaap zelf is nog maar weinig bekend. Een bekend onderscheid is dat tussen nonREM- en REMslaap (de droomslaap). Mogelijk is de non-REMslaap vooral van belang voor het lichamelijk herstel. De REMslaap zou vooral belangrijk kunnen zijn voor het emotionele herstel. De slaap als geheel bestaat uit een aantal perioden van gemiddeld anderhalf uur. Tussen die perioden in kan men nogal eens (even) wakker worden. Dit is heel gewoon.

Een goede slaap is noodzakelijk om goed te kunnen functioneren. Minstens één op de tien mensen ervaart de slaap als een probleem. Het is soms moeilijk en tijdrovend om uit te zoeken hoe dat dan komt. Vele psychische en lichamelijke factoren en ziekten kunnen meespelen. Het omgekeerde is ook waar. Een verstoring van de slaap leidt tot moeilijkheden in het functioneren overdag. Mensen kunnen vermoeid zijn, prikkelbaar of last hebben van concentratieproblemen. Specifieke oorzaken van slecht slapen moeten worden opgespoord en behandeld. Als aan die voorwaarde is voldaan en het slapen toch niet wil lukken, kan het noodzakelijk zijn opnieuw te leren slapen. Een belangrijke rol speelt hierbij dat men voor het naar bed gaan vaak al bang is dat de slaap weg zal blijven. Goede adviezen zijn bijvoorbeeld het vermijden van alcohol en cafeïne, ontspannen voor het naar bed gaan, de slaapkamer alleen gebruiken om te slapen of te vrijen (dus niet om te lezen, te computeren of televisie te kijken), voldoende lichaamsbeweging, op tijd opstaan (ook in het weekend!) en vooral: overdag en als men geen slaap heeft niet op bed gaan liggen! Veel mensen die slecht slapen liggen te lang in bed. Alleen als men slaap heeft zou men moeten gaan slapen. Dit is het geval als de ogen zwaar worden en/of als men moet geeuwen. Vermoeidheid zonder duidelijke slaapbehoefte is geen teken om te gaan slapen. Bij wakker liggen in de nacht kan het een goed idee zijn om juist niet te blijven woelen in bed, maar op te staan, iets prettigs te doen en het bed pas weer op te zoeken bij duidelijke signalen die wijzen op slaap.

5.10 Contact en seksualiteit

Niet alleen gezond voedsel en vocht maar ook liefde, contact en lichamelijke aanraking zijn noodzakelijke levensbehoeften. Zonder liefde en aanraking kwijnt men weg. Baby's kunnen zonder aandacht en liefdevolle verzorging depressief worden en sterven. Lichamelijke aanraking bevordert het vrijkomen van stoffen waar men energie van krijgt. Knuffelen is kerngezond. Het is erg belangrijk hiermee in de omgang met elkaar rekening te houden. Eenzaamheid is een groot maatschappelijk probleem. In de puberteit komt er nog iets heel speciaals bij. Onder invloed van hormonen ontstaat een sterke behoefte aan volwassen seksualiteit. Masturbatie, experimenten en verliefdheden vloeien hier op natuurlijke wijze uit voort. Gezond leven houdt in dat men met deze aspecten van het mens zijn leert omgaan. Van belang is dat vrij veel besmettelijke ziekten via seksueel contact overdraagbaar zijn. Dit zijn de soa's. De belangrijkste manier om deze te voorkómen is het gebruik van condooms.

Psychologie, psyche en lichaam

Samenvatting

Lichaam en psyche vormen één geheel en beïnvloeden elkaar wederzijds. Mensen kunnen allerlei somatische of psychische klachten hebben. Somatische klachten hebben vaak een psychische oorzaak. In dat geval kan de term psychosomatiek worden gebruikt. Het komt ook vaak voor dat somatische klachten niet worden begrepen. Dan is de term somatiseren beter. Als bij somatische problemen te lang wordt gezocht naar somatische verklaringen, is er sprake van somatische fixatie. Dit is schadelijk voor de patiënt. Aan de andere kant mogen somatische oorzaken en ziekten niet over het hoofd worden gezien. Ook dat zou schadelijk zijn. Het psychisch functioneren wordt bepaald door wat we denken, voelen, willen en doen. Via het beïnvloeden van gedachten en gedrag kunnen negatieve emoties worden behandeld. Dit heet cognitieve gedragstherapie. Negatieve emoties versterken lichamelijke klachten. Indirect kunnen met cognitieve gedragstherapie lichamelijke klachten worden behandeld. Voor draaglast en draagkracht worden ook de termen stress en coping gebruikt.

6.1 Psychische en somatische klachten en verschijnselen – 76

6.2 Psychisch en somatisch: één geheel – 77

6.3 Psychosomatiek, somatiseren, lichamelijke ziekte over het hoofd zien en somatische fixatie – 77
6.3.1 Psychosomatiek – 77
6.3.2 Somatiseren – 78
6.3.3 Lichamelijke ziekte over het hoofd zien – 78
6.3.4 Somatische fixatie – 79

6.4 Gedachten, emoties en gedrag – 80

6.5 Stress en coping – 81

© Bohn Stafleu van Loghum, onderdeel van Springer Media B.V. 2017
E.A.F. Wentink, *Inleiding medische kennis*, Basiswerk AG, DOI 10.1007/978-90-368-1788-2_6

> **Casus**
>
> Mevrouw D., 33 jaar, is al een jaar lang erg moe. Bovendien heeft ze vaak last van klachten zoals misselijkheid, buikpijn, duizeligheid, wazig zien of hoofdpijn. Een paar maanden geleden brak het zweet haar ineens uit. Ze had hevige pijn op de borst, kreeg hartkloppingen, voelde zich warm en koud worden, had tintelingen in beide handen. Ze dacht dat ze dood ging, zo angstaanjagend was het. Haar vriend reed in paniek met haar naar het ziekenhuis. Op de spoedeisende hulp kon geen lichamelijke oorzaak worden vastgesteld. De huisarts kent mevrouw D. goed. Ze komt gemiddeld iedere week wel een keer op het spreekuur. Aanvankelijk besteedde hij veel tijd aan haar klachten. Lichamelijk onderzoek leverde geen bijzonderheden op. Ook het bloedonderzoek was volledig normaal, afgezien van een wat verlaagd hemoglobine, maar dat kon niet de verklaring zijn van de klachten. De huisarts deed heel lang zijn best om aan zijn patiënte duidelijk te maken dat een verwijzing naar de specialist geen zin had. Zij was hier duidelijk ontevreden over. Daarom gaf hij haar uiteindelijk toch haar zin. Zowel de internist als de neuroloog als de gynaecoloog konden geen verklaring vinden; op hun terrein waren er geen bijzonderheden. Mevrouw D. voelt zich onbegrepen en is bang dat iedereen denkt dat het 'tussen de oren' zit. Ze heeft echter regelmatig nog steeds veel last van buikpijn of hoofdpijn, ze is erg moe en ziet het niet meer zitten. Ze kan al maanden niet werken. Ook het huishouden kan ze niet goed meer aan. Vorige week is haar zus overleden. De relatie met haar vriend staat onder spanning. Ze denkt dat hij vreemd gaat. Mevrouw D. bezoekt inmiddels ook een homeopaat en heeft een Reiki-behandeling ondergaan. Van de huisarts heeft ze het advies gekregen actief te blijven. Ze heeft echter het gevoel dat ze dat advies niet op kan volgen. Ze voelt zich niet goed en is bang dat het steeds erger zal worden. Overigens gaat het ook met de vriend van mevrouw D. niet echt goed. Zijn vorige huisarts noemde enkele jaren geleden 'een beginnende hernia'. Fysiotherapie leverde geen verbetering. Op een foto waren destijds wel wat afwijkingen te zien. De huidige huisarts stelt echter voor rustig af te wachten. Dit gaf hem een ontevreden gevoel. Onlangs stond in de krant een artikel over een Duitse specialist die met speciale operaties de meest hardnekkige klachten kan verhelpen. Daar wil hij meer over weten. Op het werk bestaan grote problemen. Binnenkort moet een aantal mensen weer gedwongen afvloeien. Misschien is hij dan zijn baan kwijt. In het geheim heeft hij een verhouding met een collega; hij voelt zich hierover schuldig tegenover zijn vriendin.

6.1 Psychische en somatische klachten en verschijnselen

De meeste mensen hebben in een willekeurige periode één of meer somatische (lichamelijke) klachten of verschijnselen, terwijl er geen duidelijke lichamelijke ziekte is. Mensen komen eventueel op het spreekuur als deze klachten te lang duren, ernstig zijn of als te hinderlijk of ernstig worden beleefd. Voorbeelden zijn buikpijn, hoofdpijn, hoesten, moeilijk kunnen plassen, kortademigheid, jeuk of diarree. In eerste instantie is het de taak van de arts lichamelijke oorzaken van deze klachten op te sporen. Zo nodig en zo mogelijk worden deze klachten vervolgens behandeld. Psychische klachten worden zelden spontaan genoemd als reden voor een bezoek aan een arts. Ook dit soort klachten komt echter heel veel voor. Voorbeelden zijn piekeren, nervositeit, somberheid, dwang, interesseverlies, problemen met het geheugen of verwardheid.

Ons psychisch functioneren wordt bepaald door hoe en wat we denken, voelen en willen. Dit kan op vele manieren worden verstoord. In feite krijgen (vrijwel) alle mensen hier één of meer keren in hun leven mee te maken. Dat hoort bij het menselijk bestaan. Zo nodig vraagt en krijgt men hulp van partner, familie of vrienden. In het algemeen is dat voldoende. De problemen gaan voorbij of men leert ermee te leven. Volmaakt gelukkig is niemand. Net als lichamelijke klachten en problemen hoeft alles wat 'psychisch' is niet altijd behandeld te worden. Soms vraagt psychische problematiek echter aandacht van de hulpverlening. Dat geldt vooral als klachten te ernstig zijn, te lang duren en dus het functioneren van de patiënt te ernstig belemmeren. Het psychisch functioneren behoort niet alleen tot de belevingswereld (is niet alleen subjectief) maar is ook min of meer objectief zichtbaar in het gedrag. Van dit gedrag kunnen de persoon zelf en/of de omgeving last hebben.

6.2 Psychisch en somatisch: één geheel

Vaak wordt gedacht dat alles wat psychisch is, gescheiden kan worden van het lichaam. In werkelijkheid is dat een misverstand. Lichaam en psyche (de geest) vormen één geheel. Zij kunnen van elkaar worden onderscheiden maar niet van elkaar worden losgemaakt. Alles wat psychisch is, wordt immers mogelijk gemaakt door ons lichaam, door onze hersenen. Alles wat we denken, voelen, willen en zijn bevindt zich hier. Een hersenziekte, -afwijking of -beschadiging heeft onherroepelijk gevolgen voor het psychisch functioneren en het gedrag. Hiervan zijn vele voorbeelden te geven. De ziekte van Alzheimer is een afbraakziekte van de hersenen. Deze afbraak gaat gepaard met ernstige problemen met het denken en het geheugen. Later kunnen patiënten ook erg onrustig worden en verward. Na een herseninfarct worden heel veel patiënten ernstig depressief. Dat kan natuurlijk worden verklaard doordat men niet kan verwerken verlamd te zijn of niet meer te kunnen praten. De depressie is echter ook een gevolg van de hersenbeschadiging zelf. Hierdoor wordt het evenwicht tussen chemische stoffen in de hersenen verstoord. Dat is sowieso bij depressies het geval. Alles wat we denken, voelen, willen en doen, kan niet bestaan zonder onze hersenen. Over dit feit bestaat in de geneeskunde weinig of geen verschil van mening. Hoe het allemaal precies zit, is echter grotendeels onbekend. De hersenen zijn het meest gecompliceerde orgaan van ons lichaam.

Om een ander misverstand te voorkómen: dit alles betekent niet dat de oorzaken van psychische problemen en problematische gedragingen zich alleen in de hersenen bevinden. Dat is niet het geval. Ook hiervan zijn vele voorbeelden te geven. Nare gebeurtenissen leiden tot verstoringen in de hersenen en kunnen op die manier bijdragen aan het ontstaan van een depressie. Men kan angstig worden als men in een omgeving verkeert waarin iedereen dat is. Als iemand als jong kind emotioneel is verwaarloosd of zelfs mishandeld, kan dit voor de rest van het leven grote gevolgen hebben. Een gebrek aan liefde of het meemaken van trauma's kan veranderingen in het lichaam en de hersenen tot gevolg hebben.

6.3 Psychosomatiek, somatiseren, lichamelijke ziekte over het hoofd zien en somatische fixatie

6.3.1 Psychosomatiek

Met psychosomatiek wordt bedoeld dat psychische factoren kunnen leiden tot somatische klachten. Het meest duidelijk is dit bij angst. Angst kan de oorzaak zijn van bijvoorbeeld spierspanning, hoofdpijn, duizeligheid, hartkloppingen, trillen, transpireren, buikpijn, diarree, pijn op de borst of kortademigheid. Een ander voorbeeld is somberheid. Overmatige somberheid kan gepaard gaan met lichamelijke vermoeidheid, moeilijk inslapen, gebrek aan eetlust, afvallen of obstipatie. Psychosomatische klachten komen veel voor. In de jaren zeventig van de vorige eeuw kreeg de psychosomatiek veel aandacht. Allerlei lichamelijke ziekten zoals astma, psoriasis en maagzweren werden als psychosomatisch beschouwd. Het is echter zo dat psychische factoren de klachten van veel ziekten slechts kunnen uitlokken of verergeren, maar niet veroorzaken. Hieruit blijkt ook weer dat lichaam en geest één geheel vormen. De term psychosomatische ziekte suggereert echter dat de oorzaak puur psychisch is. Dat is in principe niet juist. Psychosomatische klachten komen dus bijzonder veel voor, terwijl het begrip psychosomatische ziekte problematisch is, want een lichamelijke ziekte wordt zelden of nooit alleen door psychische factoren veroorzaakt.

6.3.2 Somatiseren

Met somatiseren wordt bedoeld dat patiënten lichamelijke klachten rapporteren zonder dat er een lichamelijke oorzaak wordt gevonden. Patiënten kunnen allerlei klachten hebben terwijl we niet weten wat de oorzaak is en hoe zij ontstaan. Bij veel patiënten zijn er geen aanwijzingen voor psychologische oorzaken. Het is dan niet juist om te spreken van psychosomatische klachten. Ook wordt het begrip 'functioneel' wel gebruikt. Dit is een vage term waarmee wordt bedoeld dat de problemen in ieder geval 'niet organisch' ofwel 'niet somatisch' (dat wil zeggen niet lichamelijk) te verklaren zijn. Opvallend is dat functionele klachten en syndromen meer bij vrouwen voorkomen dan bij mannen. Dat kan echter ook betekenen dat het bij vrouwen moeilijker is om somatische oorzaken te vinden, bijvoorbeeld omdat somatische ziekte bij vrouwen minder snel te herkennen is omdat de symptomen bij hen minder duidelijk zijn. Geïsoleerde klachten waarvoor men geen verklaring kan vinden, zijn bijvoorbeeld duizeligheid, misselijkheid, vermoeidheid of pijn. Voorbeelden van syndromen die kunnen worden beschouwd als vormen van somatiseren zijn: chronische vermoeidheidssyndroom, fibromyalgie ('wekedelenreuma') en prikkelbare darmsyndroom. Chronische vermoeidheidssyndroom (CVS) wordt ook wel afgekort met de oude afkorting ME. Fibromyalgie is een aandoening met pijn in het bewegingsapparaat. Bij het prikkelbare darmsyndroom (ook spastisch colon genoemd) kan vezelarme voeding de klachten verergeren of uitlokken. Van al deze aandoeningen mag niet worden gesteld dat de oorzaak psychisch is. Wel ligt voor de hand dat psychologische factoren de klachten kunnen verergeren en dat de lichamelijke klachten psychische gevolgen hebben. Het is echter essentieel te beseffen dat dit ook geldt voor lichamelijke klachten veroorzaakt door lichamelijke ziekten! Het soort aandoeningen waar het hier over gaat komt heel veel voor. Op ieder spreekuur van de huisarts komen dus veel patiënten met lichamelijke klachten waarvoor geen (duidelijke) lichamelijke of psychische verklaring te vinden is. Dit geldt ook voor de spreekuren van de meeste soorten specialisten.

6.3.3 Lichamelijke ziekte over het hoofd zien

Vele lichamelijke ziekten kunnen psychische gevolgen hebben. Uiteraard kan dit het gevolg zijn van het feit dat men de ziekte met de bijbehorende klachten en gevolgen moet verwerken. Dit geeft een rouwreactie en kan gepaard gaan met angst en depressieve symptomen.

Minder bekend is dat lichamelijke ziekten zelf niet alleen met lichamelijke maar ook met psychische klachten en verschijnselen gepaard gaan. Hiervan zijn veel voorbeelden te geven. Een prikkelbaar, humeurig kind kan een darmziekte hebben. Een zenuwachtige vrouw kan lijden aan een te snel werkende schildklier. Een trage, sombere oudere kan onderliggend juist een te traag werkende schildklier hebben. Iemand kan angstig, depressief of psychotisch worden als gevolg van medicijngebruik. Een hersentumor begint vaak met subtiele veranderingen in het gedrag en de persoonlijkheid. Ook ziekten zoals kanker, diabetes mellitus, multipele sclerose, de ziekte van Parkinson, chronische infecties enzovoort uiten zich, vooral in het begin, vaak psychisch. De consequentie is dat bij alle psychische klachten en gedragsproblemen ook rekening moet worden gehouden met mogelijke lichamelijke verklaringen. Het komt soms voor dat lichamelijke ziekte wordt gemist. Artsen nemen dit zichzelf kwalijk en willen dat vermijden. De ene arts is in dit opzicht wat onzekerder dan de andere. Voorzichtigheid is belangrijk maar kan ook te ver gaan. Goede medische kennis en inzicht kunnen helpen om bij dit soort problemen goed te handelen.

6.3.4 Somatische fixatie

Dit is in de geneeskunde een probleem. Veel somatische klachten hebben geen somatische oorzaak. Uit angst om somatische oorzaken over het hoofd te zien, bestaat het risico dat men zich hier te lang en te veel op vastpint. Patiënten doen hier meestal aan mee. Dat is goed te begrijpen. Zij voelen immers dat er iets mis is met hun lichaam. Klachten zoals hoofdpijn en hartkloppingen worden lichamelijk beleefd. Weliswaar kunnen sommige patiënten op een voor ons nogal overdreven manier hun klachten uiten, maar echte aanstellers zitten er niet of bijna niet bij. De hulpverlening dient alle klachten serieus te nemen en aan te nemen dat de patiënt zich niet aanstelt of doet alsof. Dat laatste komt overigens wel voor maar is zeldzaam. Artsen hebben de moeilijke taak niet te weinig maar ook niet te veel aanvullend onderzoek te doen naar lichamelijke oorzaken. Het is voor de patiënt schadelijk als, uit angst iets lichamelijks te missen, te lang wordt doorgegaan met het aanvragen van bloedonderzoek, het maken van foto's en dergelijke. Men is dan gefixeerd op lichamelijke verklaringen. Dit heet somatische fixatie. Dit kan allerlei vormen aannemen. Het grootste gevaar is dat de aandacht wordt afgeleid van waar het in feite om gaat. Veel psychische stoornissen worden hoofdzakelijk of alleen lichamelijk geuit. Een behandeling van bijvoorbeeld angststoornissen en depressies is heel goed mogelijk. Psychotherapie en eventueel het geven van medicijnen hebben meestal goed resultaat. Met de genezing van een psychische stoornis zullen ook de bijbehorende lichamelijke klachten verdwijnen. Somatische fixatie leidt ertoe dat veel lichamelijke klachten onnodig lang blijven bestaan omdat psychische stoornissen niet worden herkend en behandeld. Hierbij speelt ongetwijfeld ook een rol dat alles wat psychisch is voor velen taboe is. Men schaamt zich snel en er zijn veel misverstanden. Niemand wil voor 'gek' worden versleten. De uitspraak 'het zit tussen de oren' klinkt heel negatief. Deze houding verklaart waarom veel psychisch zieke mensen niet behandeld worden.

Het is overigens bekend dat de overgrote meerderheid van de mensen die zich vermoeid voelen geen lichamelijke ziekte heeft. Moeheid wordt vaak verklaard door psychologische en sociale factoren. Daarnaast geldt, zoals eerder in dit hoofdstuk al aan de orde kwam, dat de afwezigheid van lichamelijke verklaringen niet automatisch betekent dat de oorzaak dus psychisch is. Die conclusie is alleen juist als daar duidelijke aanwijzingen voor zijn. Lang niet altijd is een lichamelijke klacht, zonder bekende lichamelijke oorzaak, psychosomatisch. Vaak komt het erop neer dat we niet weten hoe de lichamelijke klachten zijn ontstaan. Het kan ook altijd zo zijn dat er wel degelijk een lichamelijke verklaring is, maar dat die pas later duidelijk wordt. In een deel van de gevallen is de diagnostiek nog niet gelukt, of is de geneeskunde nog niet ver genoeg ontwikkeld om bij de betreffende patiënt te kunnen vaststellen hoe het zit.

6.4 Gedachten, emoties en gedrag

Mensen die angstig of depressief zijn, voelen meer pijn. Psychische problemen hebben gevolgen voor het gedrag en de leefstijl. Rust is in het acute stadium van ziekte vaak een goed idee. Angst en onrust belemmeren dit. Op langere termijn is het goed om actief te zijn. Dat bevordert het herstel. Mensen die depressief zijn hebben echter weinig energie. Inactiviteit is slecht voor de prognose van veel klachten. Velen denken dat rugpijn een aanwijzing is voor beschadiging. Deze onjuiste gedachte leidt ertoe dat mensen zo weinig mogelijk bewegen. Hierdoor worden de spieren nog stijver en nemen de klachten toe. Van groot belang is ook de betekenis die de patiënt aan zijn klachten geeft. Een voorbeeld is de stekende pijn op de borst die in verband wordt gebracht met hartziekte. Als reactie hierop volgt uiteraard angst. Deze angst zal de lichamelijke klacht doen toenemen en de patiënt komt al snel – zonder het door te hebben – in een vicieuze cirkel terecht. Het verschil tussen gedachten, emoties en gedrag is voor veel mensen moeilijk te begrijpen. Als je bijvoorbeeld vraagt wat iemand denkt, krijg je vaak iets te horen over wat iemand voelt. Het is ook vaak moeilijk te beschrijven wat je als gevolg van gevoelens of gedachten doet. Veel mensen realiseren zich dit allemaal niet zo precies.

In de praktijk is het onderscheid van groot belang. Men lijdt aan gevoelens zoals angst of somberheid. Deze gevoelens veroorzaken en verergeren eventuele lichamelijke klachten. Gevoelens zijn goed te begrijpen maar niet gemakkelijk te beïnvloeden. Iemand kan een ander niet leren 'zomaar' minder bang te zijn of minder somber. Dat kan alleen door de gedachten te beïnvloeden of het gedrag. Als iemand bijvoorbeeld door goede uitleg gaat begrijpen dat een stekende pijn in de borst niets met het hart te maken heeft, kan de angst afnemen en vervolgens ook de pijn. Iemand die ernstig vermoeid is, kan zijn conditie opbouwen door voorzichtig weer actief te worden en dit langzaam en in stapjes op te voeren. Op de langere duur nemen de vermoeidheidsklachten en de bijbehorende negatieve emoties af. De prognose wordt beter als een gedeeltelijk verlamde en moeilijk pratende patiënt na een beroerte actief meewerkt aan de revalidatie en gelooft in de mogelijkheid van herstel. Dat is psychologisch te verklaren en zal samengaan met beter herstel in het hersenweefsel zelf (lichaam en geest hangen samen). Iedere voortgang, ieder succes, hoe klein ook, geeft een goed gevoel. De patiënt is zich het meest bewust van zijn gevoelens. Die gevoelens zijn een gegeven. Gedachten en gedrag kunnen echter veranderd worden en als gevolg daarvan kan men zich beter gaan voelen. In de psychologie en in de geneeskunde is de belangrijkste en meest geaccepteerde behandelvorm tegenwoordig de cognitieve gedragstherapie. Met deze behandeling verandert men cognities (gedachten) en gedrag waardoor negatieve emoties en lichamelijke klachten kunnen afnemen.

6.5 Stress en coping

Het woord stress wordt vaak gebruikt. Stress hoort bij het leven en is nodig om goed te kunnen presteren. Bij stress stijgen het adrenaline en het cortisol in het bloed. Dit zijn hormonen die gemaakt worden door de bijnieren. Het gevolg is dat meer energie vrijkomt. Adrenaline doet bijvoorbeeld het hart sneller kloppen. Men is als het ware in een staat van paraatheid, men voelt zich actief en is helemaal wakker. Stress kan ook betrekking hebben op de vervelende gebeurtenissen, de moeilijkheden, de eisen die worden gesteld. Met stress worden alle denkbare problemen bedoeld die er zijn. In dit verband slaat stress ook op de gedragingen en de psychische en lichamelijke reacties die van al die problemen het gevolg zijn. Men kan bijvoorbeeld meer gaan roken of drinken. Men kan angstig zijn of prikkelbaar, piekeren, moeite hebben met zich te concentreren of door dit soort problemen toenemend somber worden. Vaak noemt men zichzelf overspannen. Er kunnen lichamelijke verschijnselen zijn zoals hoofdpijn, duizeligheid of hartkloppingen. Het is zelfs zo dat lichamelijke schade mogelijk is. Een langdurig verhoogd cortisolniveau verhoogt de bloedsuikers, verlaagt de afweer (verhoogt dus de kans op infecties!) en geeft aantoonbare veranderingen in de hersenen. Voor zover dat in het ontstaan van lichamelijke ziekte meespeelt is sprake van de al eerder genoemde psychosomatiek. Langdurige overmatige stress is in ieder geval ongezond. Stress is een belangrijke oorzaak van ziekte. Bij overmatige stress stijgt bijvoorbeeld de kans op hartproblemen. Als iemand zich door overmatige stress totaal uitgeput voelt en vervreemd van zichzelf, wordt gesproken van burn-out. Deze term wordt vooral gebruikt in relatie tot het werk. Vooral in zware beroepen waarin met mensen wordt gewerkt, krijgen veel mensen hiermee te maken.

Stress wordt door de één beter verdragen dan door de ander. De manier waarop men het hoofd biedt aan de belasting van het leven, wordt coping genoemd. Een goede coping houdt in dat iemand op allerlei manieren problemen oplost en zo nodig steun zoekt als hij zich niet goed voelt. Gunstig in dit verband zijn zelfvertrouwen, een optimistische instelling, een goede relatie, steun van familie en vrienden, goede woonruimte, voldoende geld. Daarnaast is de één sterker dan de ander. Voor een groot deel wordt dit bepaald door de opvoeding en het verloop van de eerste levensjaren. Niet iedereen is even stressbestendig en daarom varieert de coping. In verband met stress en coping worden de begrippen draaglast (voor stress) en draagkracht (voor coping) gebruikt. Als de draaglast groter wordt dan de draagkracht, ontstaan problemen. Mogelijke maatregelen zijn het verminderen van de stress en het versterken van de coping. Voorbeelden van verminderen van stress zijn het aanleren van ontspanningstechnieken, het zoeken van ander werk, het inschakelen van een familielid om af en toe op de kinderen te passen enzovoort. Het versterken van de coping kan bijvoorbeeld bereikt worden met het aanleren van ontspanningstechnieken of door psychotherapie.

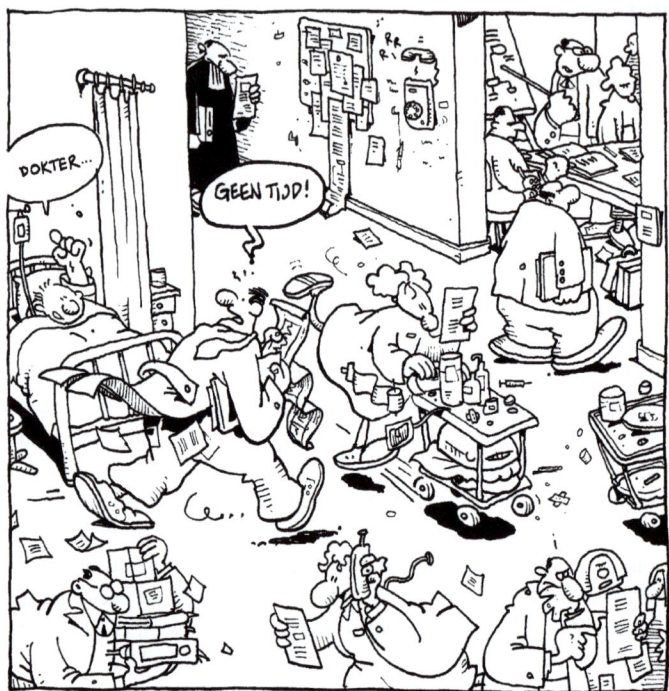

Praktijkvoorbeelden

Marieke meet de bloeddruk bij een man van 60. De man zegt zuchtend dat hij de laatste tijd nogal moe is van het werk. De bloeddruk blijkt verhoogd te zijn: 170/95. Nog voordat Marieke er erg in heeft, flapt ze eruit dat het geen wonder is dat hij zich zo moe voelt; de bloeddruk is veel te hoog. Na afloop realiseert ze zich dat ze een niet zo slimme uitspraak heeft gedaan.

Laura, 24 jaar, studente rechten, is sinds ongeveer vijf maanden depressief. Hiermee meldt ze zich bij de huisarts. In de familie komen depressies veel voor. Een half jaar geleden heeft haar vriend de relatie beëindigd en werd haar auto gestolen. Ze heeft van jongs af aan een minderwaardigheidsgevoel. De huisarts legt haar uit dat ze onder invloed van erfelijke aanleg en psychologische factoren depressief is geworden. Laura wil behandeld worden en kan kiezen tussen antidepressiva en psychotherapie. Omdat ze het druk heeft met tentamens, kiest ze in eerste instantie voor de geneesmiddelen. Als die niet goed werken of als de klachten terugkomen, houdt ze voor zichzelf de mogelijkheid van psychotherapie open.

Nog steeds voelt de huisarts zich beroerd als hij terugdenkt aan de ziektegeschiedenis van meneer Faroek. Zijn dochter meldde zich bezorgd op het spreekuur en sprak over het feit dat haar vader de laatste tijd zo opvliegend was. Ze vertrouwde het niet. De huisarts besloot het even aan te zien. Enkele weken later kreeg meneer Faroek een epileptische aanval. In het ziekenhuis bleek dat zich in de hersenen een grote tumor bevond. Korte tijd later is hij overleden. De huisarts weet met zijn verstand dat het waarschijnlijk niet had uitgemaakt als hij zich bij het bezoek van de dochter wat actiever had opgesteld. Toch neemt hij het zichzelf kwalijk dat hij dat niet gedaan heeft. De dochter was aanvankelijk erg boos maar in een lang gesprek met de huisarts is ze toch tot rust gekomen. Het verlies van haar vader valt haar erg zwaar.

Tijdens de cognitieve gedragstherapie zei mevrouw Van W. dat ze zich zo gespannen voelde als ze naar een verjaardag moest en dat ze daarbij ook vaak hoofdpijn had. De psycholoog vroeg aan de patiënte waar zij bij het moeten bezoeken van een verjaardag aan denkt. Zij antwoordde aanvankelijk dat zij dat niet wist en dat het zo rot was. Na verloop van tijd kwam zij er achter dat zij in dit soort situaties denkt dat iedereen naar haar zal kijken en haar kritisch zal beoordelen. Als gevolg van die gedachten werd ze erg angstig. Ze durfde niet naar verjaardagen te gaan en kreeg telkens weer hoofdpijn. De psycholoog leerde de patiënte hoe het in elkaar zat en zocht samen met haar naar nieuwe mogelijkheden. Mevrouw Van W. leerde anders te gaan denken en oefende in het dagelijks leven om erachter te komen in hoeverre de nieuwe gedachten in overeenstemming waren met de realiteit. Na afloop van de behandeling kon zij zonder angst verjaardagen bezoeken.

Erika, 23 jaar, heeft het chronische vermoeidheidssyndroom. Ze heeft zich acht maanden geleden ziek gemeld. Onderzoeken hebben niets aan het licht gebracht. Ze ligt het grootste gedeelte van de dag op bed. Vóór haar klachten was ze een vrolijke jonge vrouw die genoot van het leven en nergens last van had. Bij de bedrijfsarts kreeg ze het gevoel dat hij haar niet serieus nam. Zelf schaamt ze zich. Tot overmaat van ramp riep haar vader vorige week dat het 'allemaal tussen de oren' zit. Erika maakt zich zorgen over de toekomst. Zal dit nog wel overgaan? Kan zij haar werk ooit weer doen? De huisarts had voorgesteld dat zij een bezoek zou brengen aan de psycholoog. Dat had haar boos gemaakt. Iedereen denkt dat het psychisch is, maar wat ze voelt, is een allesoverheersende lichamelijke vermoeidheid waar ze niet tegenop kan. De huisarts toonde tot haar verrassing begrip maar drong tegelijkertijd aan op verwijzing naar een psycholoog.

Het ging goed met Joris en Sandra. Ze hadden vier jaar een uitstekende relatie. Sinds de kinderen geboren waren, veranderde de situatie langzamerhand. Sandra wilde haar baan als docente niet opgeven en vond de combinatie met het huishouden en de kinderen te zwaar. Joris was enthousiast een eigen bedrijf begonnen maar de inkomsten vielen zwaar tegen. Bovendien werd bij hem een darmziekte geconstateerd. Door de spanningen werd hij ongedurig en bij tijd en wijle somber. Steeds vaker zocht hij rust in de alcohol. Hij rookte steeds meer. Op de langere duur voelde hij zich lichamelijk steeds beroerder. Hij was duizelig, misselijk, had vaak hoofdpijn en hij merkte dat hij de drank moeilijk kon laten staan. Stekende pijn op de borst deed hem denken aan zijn vader die was overleden aan een hartaanval. De angst nam toe en het werk kreeg er sterk onder te lijden. Sandra zag in haar man niet meer de Joris op wie ze verliefd was geworden en riep tijdens een ruzie dat ze wilde scheiden. Joris stortte in elkaar, verklaarde zichzelf overspannen en was maandenlang niet in staat om te werken. Sandra werd op een dag op straat aangerand wat tot gevolg had dat nare herinneringen aan misbruik door haar broer weer naar boven kwamen. Ook zij voelde zich lichamelijk uiteindelijk een wrak en meldde zich ziek. De huisarts probeerde de problemen gedurende een aantal maanden te begeleiden en organiseerde daarnaast hulp voor zowel Joris als Sandra. Joris werd voor een éénmalig grondig onderzoek naar de cardioloog verwezen. Bij een verslavingsinstelling en later bij de AA leerde hij van de alcohol af te blijven. Zowel Joris als Sandra kregen psychotherapie. Ze besloten samen voor elkaar te vechten en kozen voor relatietherapie. Nu gaat het sinds een aantal jaren weer goed. Joris is gestopt met het bedrijf en werkt parttime als administratief medewerker. Sandra staat drie in plaats van vijf dagen voor de klas. Beiden benoemen de moeilijke tijd als 'zeer stressvol', maar nu kijken ze anders tegen het leven aan. Ze genieten van de kinderen en van elkaar. De darmziekte van Joris is met medicijnen goed onder controle.

Infectieziekten

Samenvatting

Een ontsteking is een reactie van het lichaam op een schadelijke prikkel. Een infectie is een reactie van het lichaam op een bacterie, virus, schimmel, gist, protozo of worm. Typische ontstekingsverschijnselen zijn roodheid, warmte, zwelling, pijn en een gestoorde functie. Bacteriën zijn commensaal of pathogeen. Een zwelling met veel bacteriën en witte bloedcellen wordt infiltraat genoemd. Een infiltraat kan verdwijnen maar ook overgaan in een abces. De inhoud van een abces wordt pus of etter genoemd. Algemene bacteriële infectieverschijnselen zijn leukocytose en koorts. Pathogene virussen kunnen zich delen waarbij cellen te gronde gaan. Candida albicans, een commensale schimmel, is de oorzaak van spruw en Candida-vaginitis. Ook zwemmerseczeem wordt veroorzaakt door een schimmel. Gist kan een rol spelen bij roos en seborroïsch eczeem. De aarsmade geeft een worminfectie. Trichomonas is als protozoön (amoebe) oorzaak van een besmettelijke vaginitis. Een andere worminfectie is die door Giardia lamblia.

7.1   Inleiding – 86

7.2   Ziekteverwekkers – 86
7.2.1   Bacteriën – 87
7.2.2   Virussen – 91
7.2.3   Schimmels en gisten – 96
7.2.4   Wormen – 97
7.2.5   Protozoa (amoeben) – 98

© Bohn Stafleu van Loghum, onderdeel van Springer Media B.V. 2017
E.A.F. Wentink, *Inleiding medische kennis*, Basiswerk AG, DOI 10.1007/978-90-368-1788-2_7

> **Casus**
>
> Sonja is praktijkassistent in gezondheidscentrum TEMP. De telefoon gaat. Meneer Andriessen (53 jaar) vraagt een visite aan. Hij heeft hoge koorts, voelt zich ziek en heeft uitslag op het linker onderbeen. Sonja stelt allerlei vragen. Uit de antwoorden blijkt dat de koorts al twee dagen duurt en nu 39 °C is. Hij weet niet of hij een wondje heeft gehad. Hij heeft wel last van zijn voeten. Die jeuken nogal en hij denkt eigenlijk dat hij last heeft van voetschimmel. Daarna is die uitslag gekomen. Normaal gesproken belt hij niet zo snel naar de dokter maar hij voelt zich helemaal niet goed. Sonja geeft deze informatie direct door aan de dokter. De dokter gaat al snel op visite. Bij het lichamelijk onderzoek maakt meneer Andriessen een zieke indruk. De uitslag is een pijnlijke rode zwelling. De diagnose is erysipelas (wondroos). De arts schrijft een medicijn voor dat gericht is tegen bacteriën, een antibioticum. Na twee dagen blijkt dit niet aan te slaan. De patiënt wordt nog zieker, de zwelling breidt zich uit en de patiënt wordt opgenomen in het ziekenhuis. Daar komt hij aan een infuus te liggen. Via het infuus wordt een ander antibioticum toegediend. Uiteindelijk herstelt meneer Andriessen. Na tien dagen is hij weer thuis.

7.1 Inleiding

In dit hoofdstuk gaat het over een belangrijk soort ziekten: de infecties. Elk mens maakt vanaf direct na de geboorte tot het eind van zijn leven vele malen een infectie mee. Het verloop van een dergelijke infectie kan variëren van onschuldig en snel voorbijgaand tot ernstig en zelfs levensbedreigend. In een land als Nederland zorgen vooral influenza (griep) en longontsteking voor een hoge ziektelast en mortaliteit. In dit hoofdstuk volgt een omschrijving van wat infecties zijn en een overzicht van de verschillende soorten infecties die kunnen worden onderscheiden. Aandacht wordt besteed aan de vraag hoe infecties kunnen worden opgelopen en welke algemene verschijnselen op een infectie kunnen wijzen. Over een aantal veelvoorkomende of ernstige infecties wordt meer informatie gegeven.

7.2 Ziekteverwekkers

Als het over infecties gaat, wordt heel vaak – zowel door patiënten als door artsen – het begrip ontsteking gebruikt.

> **Ontsteking**
>
> Een ontsteking is een reactie van het lichaam op een willekeurige schadelijke prikkel.

Deze prikkel kan dus van alles zijn! Alleen als een dergelijke schadelijke prikkel hoort tot de volgende vijf, zou je die ontsteking een infectie mogen noemen:
- bacteriën;
- virussen;
- schimmels/gisten;
- wormen;
- protozoën (amoeben).

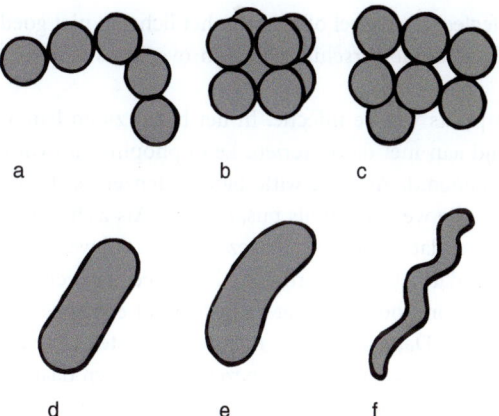

Figuur 7.1 **a, b, c** kokken in respectievelijk streptoligging, pakketjes en trosjes, **d, e, f** respectievelijk een staaf, een vibrio en een spiril. Bron: Hoepelman et al. (2016). Leerboek microbiologie en infectieziekten. Houten: Bohn Stafleu van Loghum

Van de meeste heb je vast wel gehoord. Ze worden ook vaak ziekteverwekkers genoemd. In de praktijk worden deze ziekteverwekkers vaak door elkaar gehaald, maar het maakt veel uit door welke soort ziekteverwekker een infectie is veroorzaakt.

7.2.1 Bacteriën

Een bacterie is een eencellig plantje dat onder een gewone microscoop te zien is. De vorm van een bacterie is vaak langwerpig (staaf) of rond (kok). Bacteriën zijn in staat zelfstandig te leven en zich te delen. Onder de microscoop liggen kokken in tweetallen bij elkaar (diplokokken), in rijtjes (streptokokken) of in trosjes op een hoopje (stafylokokken) (fig. 7.1). De staafjes liggen altijd los. Er zijn ook nog bijzondere vormen. Zo zijn er bijvoorbeeld bacteriën die er een beetje uitzien als een komma (vibrio's), er zijn min of meer spiraalvormige bacteriën (spirillen) en er zijn er ook die één of meer zweepdraadjes (flagellen) hebben.

Op en in ons lichaam zitten altijd miljarden bacteriën. Dat is op zich helemaal geen probleem. We hebben hen zelfs nodig. We noemen deze nuttige bacteriën commensalen. Zij leven met ons lichaam in evenwicht. Door verschillende oorzaken kan dat evenwicht worden verstoord of kunnen commensale bacteriën op plaatsen terechtkomen waar ze niet horen. In die situaties kunnen zij problemen veroorzaken en reageert ons lichaam met een ontsteking. We kunnen deze ontsteking ook infectie noemen. Er bestaan daarnaast veel soorten bacteriën waarmee ons lichaam niets te maken wil hebben. Deze in principe schadelijke bacteriën noemen we pathogenen. Als zo'n pathogene bacterie op of in ons lichaam terechtkomt, noemen we dat een besmetting. Op dat moment hoef je daar nog niets van te merken. Als er ziekte volgt, dan verkeert die nog in de incubatietijd. Er is dan nog geen ontsteking, er zijn nog geen symptomen. Overigens kan een patiënt in de incubatietijd al wel besmettelijk zijn voor anderen. Als pathogene bacteriën agressief genoeg zijn of hun aantal is heel groot, dan kunnen zij het lichaam beschadigen. De reactie van het lichaam is dan een ontsteking. Omdat bacteriën de oorzaak zijn, kunnen we ook spreken van infectie. Op de plaats van zo'n bacteriële infectie kun je dat bijvoorbeeld merken aan pijn, zwelling, roodheid, warmte en gestoorde functie.

Met dat laatste wordt bedoeld dat het geïnfecteerde weefsel of deel van het lichaam niet goed functioneert of kan worden gebruikt. De genoemde verschijnselen zijn overigens lang niet altijd zo duidelijk.

Het lichaam stuurt veel bloed naar de plaats van de infectie. In het bloed zitten leukocyten (witte bloedcellen). Zij gaan een strijd aan met de bacteriën. Een ophoping van witte bloedcellen en bacteriën wordt infiltraat genoemd. Als veel witte bloedcellen en bacteriën sterven, ontstaat een troebele, gele vloeistof, die we kennen als pus, of etter. Als zich ergens een grote holte met die pus heeft gevormd, heet dat een abces. Het gezegde 'pus wil weg', wijst erop dat pus vaak spontaan een weg zoekt, zodat het abces verdwijnt. Eventueel kan een arts in het abces een incisie (sneetje) maken. Het komt ook voor dat de pus vanuit een abces als het ware een gangetje graaft om weg te kunnen. Dat gangetje noemen we een fistel. Het vervelende van fistels is dat ze in de meeste gevallen niet spontaan genezen. Ze moeten daarom meestal worden geopereerd. In het bloed van een patiënt met een bacteriële infectie zie je vaak een toegenomen hoeveelheid leukocyten. Dit wordt leukocytose genoemd. Door het sterven van grote aantallen leukocyten en bacteriën komen in het lichaam allerlei stoffen vrij die de lichaamstemperatuur doen stijgen. We gebruiken de term koorts als de temperatuur is gestegen tot meer dan 38 °C (rectaal gemeten, dus via de endeldarm). De term verhoging zou niet meer moeten worden gebruikt. Wat een patiënt verder van een bacteriële infectie merkt, is erg wisselend en hangt vooral af van de plaats waar de infectie zich bevindt. In enkele gevallen kunnen bacteriën in de bloedbaan komen en zich daar vermenigvuldigen. Er is dan sprake van een infectie van het bloed. We noemen dit sepsis of bloedvergiftiging. De patiënt heeft dan zeer hoge koorts en is in levensgevaar, tenzij geschikte antibiotica via een infuus de bacteriën kunnen bestrijden.

Het lichaam kan in veel gevallen een bacteriële infectie goed overwinnen. Rust houden kan belangrijk zijn. Soms probeert de arts het herstel te bevorderen door middel van een antibioticum. Antibiotica zijn belangrijke geneesmiddelen die bacteriën kunnen doden of in hun groei kunnen belemmeren. Het is echter niet goed bij alle bacteriële infecties een antibioticum te geven. Een van de redenen is dat antibiotica (net als alle andere geneesmiddelen) bijwerkingen kunnen hebben. Misschien nog wel belangrijker is dat bacteriën op den duur ongevoelig voor antibiotica kunnen worden. Door allerlei 'trucjes' van de bacteriën hebben antibiotica dan geen invloed meer. Deze ongevoeligheid van bacteriën voor antibiotica heet resistentie. Bij een bacteriële infectie reageert het lichaam niet alleen met ontstekingsverschijnselen, maar ook met het maken van antistoffen. Deze antistoffen worden ook wel antilichamen of immunoglobulinen (Ig's) genoemd. Zij kunnen tijdelijk of levenslang bescherming bieden tegen de bacteriën waartegen zij gericht zijn. Zolang dat zo is bestaat onvatbaarheid, ofwel immuniteit voor die bacteriën. De volgende voorbeelden van infecties worden meestal of altijd veroorzaakt door bacteriën.

Cystitis (blaasontsteking)

Cystitis komt vooral bij vrouwen voor. Commensale darmbacteriën komen via de (bij vrouwen korte) plasbuis terecht in de blaas. Het ontstaan van blaasontsteking kan worden bevorderd door weinig drinken, niet goed uitplassen of door geslachtsgemeenschap. Bekende klachten bij blaasontsteking zijn een branderig gevoel bij het plassen, vaak kleine beetjes plassen en pijn in de onderbuik. In de huisartspraktijk wordt de diagnose bevestigd door urineonderzoek. Vervolgens zal men met behulp van de medicijnen proberen de bacteriën te bestrijden waardoor de klachten eerder over gaan.

Pyelonefritis (nierbekkenontsteking)

Bij sommige mensen kan urine terugstromen van de blaas naar de nieren. Dit heet reflux. De afsluiting tussen urineleider en blaas functioneert bij sommige mensen niet goed. Normaal gesproken kan dat geen kwaad. Urine is immers bijna steriel en kan de nieren niet beschadigen. Als een patiënt echter blaasontsteking heeft, kunnen de bacteriën in de geïnfecteerde urine ook het nierbekken aantasten. Het gevolg is een nierbekkenontsteking. Naast de klachten van een blaasontsteking krijgt de patiënt dan ook koorts en pijn hoog in de zij (ter hoogte van de nier). De behandeling bestaat uit antibiotica.

Pneumonie (longontsteking)

De term longontsteking wordt te gemakkelijk gebruikt. Vaak is er in feite een bronchitis. Dit leidt tot veel hoesten en slijm opgeven. De kortademigheid valt dan mee. Bij een echte longontsteking infecteren bacteriën de longblaasjes, dus het longweefsel zelf. Een pneumonie treedt vooral op als de patiënt weinig weerstand heeft, als de longen toch al ziek zijn of als slijm niet goed kan worden weg gehoest. Dit laatste is bijvoorbeeld het geval bij baby's, oude mensen en mensen met cystische fibrose ('taaislijmziekte'). Daarom zijn zij extra gevoelig voor het ontwikkelen van een longontsteking. Klachten zijn bijvoorbeeld hoesten, kortademigheid en koorts. Bij dergelijke klachten is het belangrijk dat de patiënt lichamelijk wordt nagekeken. Auscultatie van de longen is meestal voldoende om de diagnose te kunnen bevestigen. In het ziekenhuis wordt ook een X-thorax gemaakt. Als behandeling worden antibiotica gegeven. Aangezien de meeste longontstekingen door bacteriën worden veroorzaakt, is er een goede kans dat de antibiotica helpen. Het is echter wel zo dat de patiënten tevoren vaak een zwakke gezondheid hadden. Bovendien is resistentie een groot probleem. Pneumonie is een veel voorkomende doodsoorzaak.

Furunkel (steenpuist)

Bacteriën kunnen via een haar en een haarzakje diep in de huid doordringen. Ze hopen zich daar op en veroorzaken een abces. Omdat dit nogal hard aan kan voelen, is de naam hiervoor steenpuist. Een furunkel geeft als klacht eigenlijk alleen pijn. Voorbeelden van voorkeurslocaties zijn nek, en billen. Een behandeling is niet zo snel nodig; het gaat meestal vanzelf over. Een uitzondering is de furunkel bij de neus of bovenlip. Het is bekend dat bacteriën van daaruit vrij gemakkelijk in het bloed kunnen komen waarna een sepsis zou kunnen volgen. Als zich in dat gebied een furunkel bevindt, zal snel worden begonnen met antibiotica.

Kinkhoest

Kinkhoest is een heel nare ziekte waarbij de patiënt langdurig (soms maandenlang) enorme hoestaanvallen krijgt. Dit kan gepaard gaan met braken. Voor baby's is deze ziekte zeer gevaarlijk. Hun lichaam is tegen het heftige hoesten niet bestand. Er kunnen beschadigingen optreden in de longen of in de hersenen. De baby's worden dan ook bijna allemaal tegen deze ziekte gevaccineerd. In verband met de kinkhoest krijgen zij hun eerste prik al als ze nog maar twee maanden oud zijn. Door de vaccinaties is het gevaar voor kinkhoest veel kleiner geworden dan vroeger, maar helaas is het nog niet helemaal verdwenen, sterker nog, kinkhoest lijkt steeds vaker voor te komen. Sinds kort worden ook kinderen van ongeveer vier jaar ingeënt. De hoop is dat het aantal besmettingen van baby's hierdoor verder zal afnemen. Een aanvullende mogelijkheid is een herhalingsvaccinatie tijdens de zwangerschap. Behandeling van kinkhoest is niet mogelijk. Het enige wat men kan doen is een antibioticum geven als zich in de omgeving van de patiënt kwetsbare mensen bevinden. Men bereikt met het antibioticum alleen dat de besmettelijkheid iets afneemt.

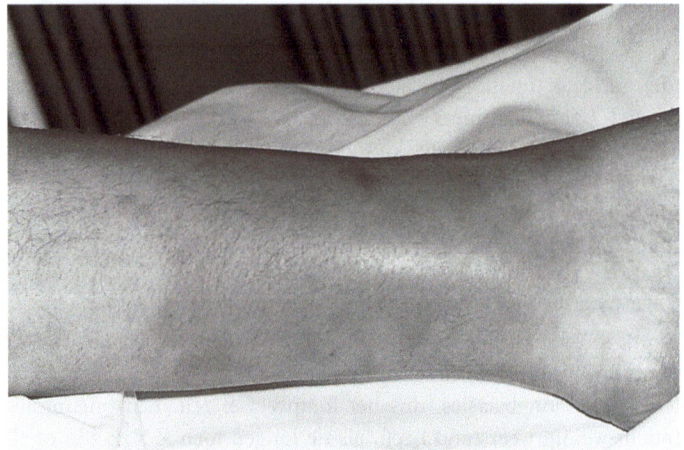

Figuur 7.2 Erysipelas. Bron: Stehouwer et al. (2010). Interne geneeskunde. Houten: Bohn Stafleu van Loghum

Erysipelas (wondroos)

Via een wondje dringen bacteriën (meestal streptokokken) onder de huid waarna zij zich delen en uitbreiden. Het betreffende wondje kan overigens piepklein zijn en onopgemerkt! Het gevolg is wel een pijnlijke rode zwelling. Vaak zit dat aan een onderbeen. Wondroos (fig. 7.2) komt ook nogal eens voor in het gelaat. Verder krijgt de patiënt koorts. De patiënt voelt zich ziek en heeft pijn. Het is belangrijk dat snel antibiotica worden voorgeschreven. Soms komen bacteriën in grote aantallen in het bloed terecht waar zij zich ook vermenigvuldigen. Er is dan een infectie van het bloed, ofwel een sepsis. In dat geval wordt de patiënt uiteraard in het ziekenhuis opgenomen voor antibiotica via een infuus.

Tuberculose

Tuberculosebacteriën kunnen het hele lichaam en vooral de longen ziek maken. Zonder behandeling is de ziekte dodelijk, bijvoorbeeld door ernstige longbloedingen. Gelukkig is het tegenwoordig goed mogelijk de ziekte te genezen. Wel moet men heel langdurig verschillende medicijnen tegen de ziekte gebruiken. Er bestaat besmettingsgevaar als een patiënt deze ziekte in de longen heeft en moet hoesten. Dit wordt open tbc genoemd. Na besmetting kan een heel lange incubatietijd volgen. In die periode kan de besmetting worden aangetoond met de reactie van Mantoux: na een prikje in de huid wordt (na een paar dagen) gekeken hoe de patiënt heeft gereageerd. Als er een rode plek groter dan een centimeter is ontstaan, is de uitslag positief. Dat betekent dat de patiënt is besmet. Als voorzorg moet dan langdurig een medicijn tegen tuberculose worden gebruikt. Mensen die risico lopen op tuberculose (de zogenoemde risicogroepen) worden vaak tegen deze ziekte gevaccineerd. Deze vaccinatie (BCG-vaccinatie) wordt uitgevoerd door de GGD.

Ziekte van Lyme

Diverse dieren dragen de bacterie Borrelia burgdorferi met zich mee. Deze bacterie kan de ziekte van Lyme veroorzaken. De ziekte is berucht omdat ernstige beschadigingen kunnen optreden in hart en zenuwstelsel. De ziekte wordt overgebracht via teken. De teken bijten de dieren, besmetten zichzelf met de bacteriën en kunnen die vervolgens overbrengen op de mens. Meer dan 20 % van de teken in Nederland is met Borrelia besmet. Het eerste verschijnsel van de ziekte van Lyme is heel vaak een typische huidafwijking: erythema migrans. Dit is een pijnloze rode verkleuring in de omgeving van de beet. Deze verkleuring breidt zich uit en is in het midden vaak wat lichter. De patiënt kan ook griepachtige verschijnselen krijgen zoals koorts, hoofdpijn en spierpijn. Als de genoemde klachten en verschijnselen optreden in aansluiting op een tekenbeet, dan is een antibioticum noodzakelijk.

Meningitis en meningokokkensepsis

Meningitis (ook wel nekkramp genoemd) wordt soms veroorzaakt door bacteriën. Mogelijke verschijnselen zijn koorts, hoofdpijn, braken en nekstijfheid. Vooral bij baby's is de ziekte echter vaak onduidelijk. Als bij een patiënt aan meningitis wordt gedacht, moet in het ziekenhuis zo snel mogelijk onderzoek plaatsvinden en worden gestart met medicijnen, waaronder in ieder geval antibiotica. De lumbaalpunctie moet uitwijzen of bacteriën in het spel zijn. De antibiotica zijn in dat geval van heel groot belang. Zonder geneesmiddelen is er veel kans op restverschijnselen zoals gedragsproblemen, leerproblemen en doofheid. Soms gaat de meningitis gepaard met een sepsis. Vooral de meningokokken staan hierom bekend. De sepsis geeft ernstige bloeddrukdaling en levensgevaar. In het bloed treden ingewikkelde veranderingen op waardoor de stolling niet goed verloopt. Dit uit zich door bloedinkjes in de huid. Deze zijn te zien als vlekjes die met de vingers of een glas niet weg te drukken zijn. Het kan heel snel gaan: sommige patiënten overlijden binnen een dag na het begin van de klachten. Bij iedereen met koorts en/of hoofdpijn en/of braken en/of nekstijfheid gecombineerd met een zieke indruk van de patiënt en eventuele vreemde vlekjes, moet gedacht worden aan dit extreem beruchte ziektebeeld.

Tetanus

Dit is een ziekte die wordt veroorzaakt door bacteriën die zogenaamde sporen bevatten. Deze sporen zijn in staat langdurig in de grond of in (dierlijke) ontlasting te overleven. Zij leven bij voorkeur in een omgeving zonder zuurstof. Als iemand zich verwondt, is er een kleine kans op besmetting met deze sporen. Dit is voldoende om tetanus te kunnen krijgen. De kans hierop is vooral aanwezig als de wond vies en/of diep is. Als de tetanusbacterie niet verdwijnt, kan deze een uiterst giftige stof maken die zich door het lichaam verspreidt en kan leiden tot zeer pijnlijke spierkrampen. Ook slik- en ademhalingsspieren kunnen meedoen. De patiënt moet zo snel mogelijk op een intensive care worden opgenomen. Tetanus leidt nogal eens tot de dood. Kinderen worden er normaal gesproken tegen ingeënt (in het kader van het Rijksvaccinatieprogramma). Omdat de bescherming slechts tijdelijk is, moet bij iedereen met verwondingen worden nagedacht over de eventuele noodzaak van een herhaling van de tetanusvaccinatie. Deze vaccinatie wordt ook 'prikje tegen straatvuil' genoemd.

7.2.2 Virussen

Een virus is niet meer dan wat erfelijk materiaal en wat eiwit. Op zichzelf is een virus bijna niets en alleen te zien onder een speciale, heel sterke elektronenmicroscoop. Een virus heeft geen eigen stofwisseling. Het bevindt zich op de grens van leven en dood. Een voor ons pathogeen virus kan alleen iets doen als het zich in een cel bevindt. Het kan zich namelijk met hulp van die cel delen. De cel zelf wordt daarbij vernietigd. Vrijkomende virussen kunnen vervolgens nieuwe cellen infecteren en zo breidt de infectie zich uit. Zolang je van een virusbesmetting niets merkt, verkeert de ziekte in de incubatietijd (net als bij de bacteriën).

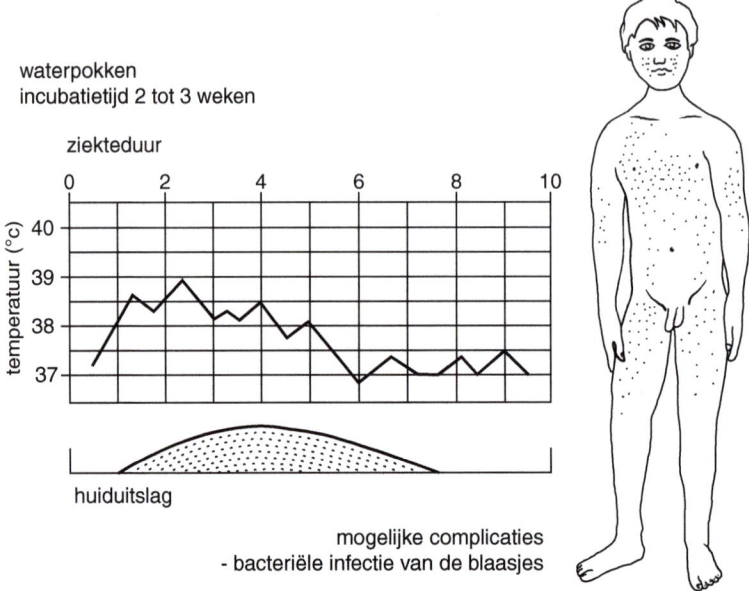

◘ **Figuur 7.3** Overzicht van het verloop van een virusinfectie

Als virussen echter agressief genoeg zijn en/of hun aantal is heel groot, zullen zoveel cellen beschadigd worden dat het lichaam reageert met een ontsteking. Bij een virusinfectie spelen vooral een soort witte bloedcellen een rol, de lymfocyten. Zij gaan een strijd aan met de virussen. In het bloed zijn de lymfocyten dan in grote aantallen aanwezig. Dit noemen we lymfocytose. Omdat lymfocyten onder andere in lymfeklieren gemaakt worden, worden die lymfeklieren bij een virusinfectie vaak groter. Verder zie je bij een virusinfectie nogal eens (maar minder vaak dan bij door bacteriën veroorzaakte infecties) dat de lichaamstemperatuur stijgt. Er kan dus koorts bij optreden. Wat de patiënt verder merkt, is heel wisselend en hangt vooral af van de plaats van de infectie (◘fig. 7.3). Bij een virale infectie reageert het lichaam niet alleen met ontstekingsverschijnselen maar ook met het maken van antistoffen. Zij zorgen voor tijdelijke of levenslange immuniteit. Er zijn weinig mogelijkheden om de virussen zelf met medicijnen te bestrijden. Virussen bevinden zich immers in de cellen. Het is moeilijk om met geneesmiddelen de virussen te bereiken. Wel kan men op allerlei manieren proberen de klachten van virusinfecties te verlichten. Ook kan het erg belangrijk zijn verdere verspreiding te voorkómen. Hier volgen enkele voorbeelden van virusziekten.

Verkoudheid

Verkoudheid wordt door veel mensen vaak ten onrechte griep genoemd. Iemand die beweert wat 'grieperig' te zijn geweest of een 'griepje' te hebben gehad, heeft vrijwel zeker te maken gehad met een verkoudheid. Verkoudheid is de meest vóórkomende infectie en ook de meest vóórkomende reden voor mensen om de hulp te vragen van een huisarts. De patiënt kan een ander besmetten met een van de vele, meer dan honderd verkoudheidsvirussen die er zijn. Na afloop heeft men tegen het betreffende virus wel weerstand opgebouwd. Omdat er echter zo veel verschillende virussen zijn, kan men telkens opnieuw verkouden worden. Dat geldt natuurlijk vooral voor kinderen. Verkoudheid komt in de winter het meest voor. De ramen zijn dan dicht en de mensen komen meer en dichter met elkaar in contact. De besmetting gaat meestal via de handen of via druppeltjes in de lucht. Verkoudheid geeft verschijnselen aan de neus, de keel, het strottenhoofd of de lagere luchtwegen, zoals neusverstopping, niezen, keelpijn, heesheid en hoesten. Er is in principe weinig of geen koorts. Een verkouden patiënt kan in het algemeen wel werken. Er zijn tegen verkoudheid veel middeltjes te koop maar het gebruik hiervan heeft weinig zin. Een gevoel van verlichting is wel mogelijk maar de verkoudheid gaat er niet sneller van over.

Griep

Griep ontstaat op dezelfde manier als verkoudheid. Behalve verkoudheidsverschijnselen heeft de patiënt hoge koorts, hoofdpijn en spierpijn. Met echte griep voelt de patiënt zich erg ziek en ligt op bed. De kans om in een jaar tijd echte griep te krijgen is enkele procenten. Er zijn verschillende griepvirussen. Eén daarvan is het influenzavirus. Dit kan de luchtwegen soms ernstig beschadigen. Op die plaats kunnen bacteriën hun kans grijpen en een gevaarlijke pneumonie veroorzaken. De pneumonie is dan een complicatie (gevolg) van de voorafgaande influenza. Influenza leidt iedere winter tot vele honderden doden. Tegen deze vorm van griep krijgen heel veel mensen in de herfst de griepprik. De animo voor deze inenting neemt de laatste jaren licht af.

Acute darminfectie

Een verschijnsel van acute darminfectie is vooral diarree. Vaak is ook de maag ontstoken. Dit geeft misselijkheid en eventueel overgeven. De medische term voor deze veelvoorkomende aandoening is gastro-enteritis (combinatie van gastritis en enteritis). Een bekende bijnaam is buikgriep. De ontlasting is vaak waterdun, in ieder geval veel dunner dan normaal. Er zit geen bloed bij. Het is erg besmettelijk. Microscopisch kleine hoeveelheden ontlasting kunnen via handen, bestek, aankleedkussens enzovoort in de mond van iemand anders terechtkomen waardoor de ziekte zich verspreidt. Hygiëne is dan ook erg belangrijk. Meestal gaat een acute darminfectie binnen een paar dagen tot een week of hooguit twee weken over. Bij kinderen van 0–2 jaar en oude mensen moet worden opgepast voor uitdroging. Jonge kinderen kunnen vochtverlies heel slecht verdragen. Hetzelfde geldt voor oude mensen. Bovendien hebben die minder snel dorst. Uitdroging moet zo veel mogelijk worden voorkómen.

Varicella zoster (herpes zoster) virus: waterpokken, gordelroos

Bijna alle mensen worden ooit in de kindertijd met het waterpokkenvirus besmet. Vaak is er een sterk vermoeden wanneer en van wie men de besmetting heeft opgelopen. Waterpokken is namelijk erg besmettelijk. Het kind krijgt, na een incubatietijd van twee tot drie weken, jeukende blaasjes. Behalve blaasjes zijn ook vlekjes en bultjes zichtbaar. De blaasjes zijn gevuld met helder vocht. De jeuk kan bestreden worden met een jeukstillend poeder. Dit kan beter niet worden aangebracht op plekjes die zijn opengekrabd. Verder is het goed om de nagels kort te knippen. De kans dat er door het krabben blaasjes kapotgaan waarbij bacteriën in de blaasjes komen, wordt dan kleiner. Als dat namelijk wel gebeurt, kan er als complicatie een bacteriële infectie bijkomen. De blaasjes veranderen dan in puistjes. Zij zijn gevuld met troebel vocht (pus). In dat geval is de kans aanwezig dat het kind aan de waterpokken littekens overhoudt. Afgezien van de vervelende jeuk is waterpokken bijna altijd een onschuldige ziekte. Dit geldt zeker voor kinderen. Zij zijn er meestal niet erg ziek van. De kans op complicaties is heel klein. Medisch gezien mag het kind alles doen. Het mag naar buiten en naar school. Het is natuurlijk wel zo dat het zich soms niet zo lekker voelt. In dat geval is rustig aan doen prettiger. Bovendien zijn leidsters en leerkrachten er vaak op tegen dat de kinderen zomaar op school komen. De ouders kunnen het beste met de school of de

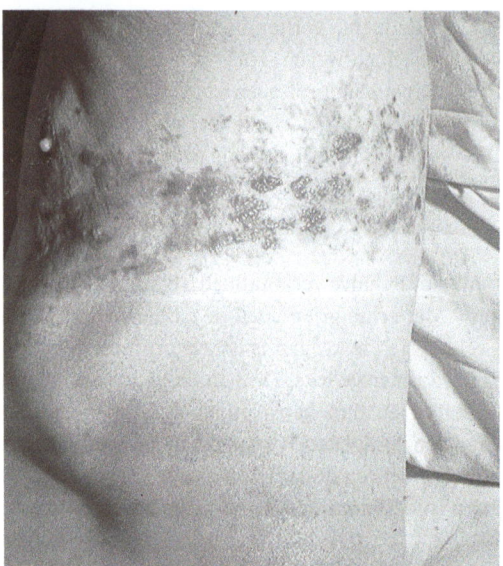

Figuur 7.4 Herpes zoster. Bron: Hoepelman et al. (2002). Microbiologie en infectieziekten. Houten: Bohn Stafleu van Loghum

peuterspeelzaal overleggen. Bij volwassenen verloopt waterpokken overigens vaak helemaal niet zo onschuldig. Zo kan er vooral bij hen op de huid een ernstige bacteriële infectie bijkomen, of leidt het waterpokkenvirus tot een pneumonie. Bij zwangere vrouwen is het mogelijk dat dan ook de vrucht wordt aangetast. In bijzondere gevallen krijgen patiënten antistoffen tegen het waterpokkenvirus toegediend. Als de ziekte waterpokken voorbij is, heeft het virus zich teruggetrokken in zenuwweefsel. Bij sommige mensen komt het virus op latere leeftijd weer terug. Meestal gebeurt dit maar één keer. De aandoening die dan ontstaat heet herpes zoster of gordelroos (fig. 7.4). Dit komt vooral bij oudere mensen voor. Gordelroos is erg pijnlijk. Extra vervelend is dat bij sommige mensen de pijn na afloop nog lang blijft bestaan. Waterpokken is een vervelende ziekte en gordelroos is pijnlijk.

Herpes simplex (koortslip)

Bijna alle kinderen worden vroeg of laat met het herpes simplexvirus besmet. Sommigen hebben dan even last van pijnlijke blaasjes in of bij de mond. Het herpes simplexvirus gedraagt zich net als het waterpokkenvirus: het trekt zich terug in zenuwweefsel. De meeste volwassenen hebben tegen dit virus antistoffen. Bij sommige mensen wordt het virus op latere leeftijd toch actief, vaak niet eenmalig, bijvoorbeeld onder invloed van zonlicht, menstruatie, bij koorts en ook wel om onduidelijke redenen. De patiënt heeft dan last van pijnlijke blaasjes (koortslip; fig. 7.5). Er is geen goede behandeling tegen dit virus. Er is tegen koortslip wel van alles te koop maar het werkt allemaal niet of nauwelijks. Het is van belang de hygiëne goed in de gaten te houden. Men kan het virus verspreiden naar de ogen of de geslachtsorganen. Dit kan vervelende gevolgen hebben. Ook moet men het contact met (heel) jonge baby's en dan vooral pasgeborenen vermijden. Zij zijn erg gevoelig voor het herpes simplexvirus en kunnen er ernstig ziek van worden.

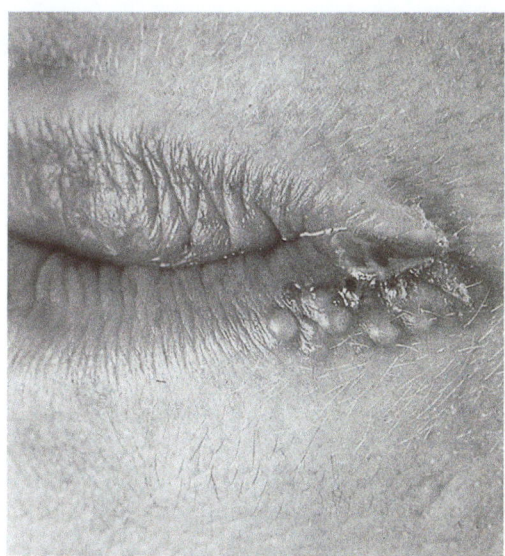

Figuur 7.5 Herpes labialis. Bron: Hoepelman et al. (2002). Microbiologie en infectieziekten. Houten: Bohn Stafleu van Loghum

Mononucleosis infectiosa (ziekte van Pfeiffer)

De meeste kinderen worden via speeksel met het virus besmet en hebben er dan weinig last van. Als de eerste besmetting vrij laat (bijvoorbeeld op zestienjarige leeftijd) plaatsvindt, kunnen de ziekteverschijnselen vrij hevig zijn. Het virus infecteert lymfocyten. Deze cellen bevinden zich in ons gehele afweersysteem, bijvoorbeeld in lymfeklieren, keel, lever en milt. De incubatietijd is meestal enkele weken. Symptomen zijn vermoeidheid, keelpijn en opgezette lymfeklieren in de hals. De milt is vaak vergroot en kwetsbaar. In sommige gevallen is er huiduitslag. Heel soms ziet de patiënt een beetje geel. De diagnose kan worden bevestigd met bloedonderzoek; in het bloed worden dan antistoffen tegen het virus aangetoond. In principe duurt de ziekte enkele weken tot maximaal enkele maanden. De vermoeidheid kan langer aanhouden. Dit is echter zeldzaam. De prognose is veel beter dan de meeste mensen denken. Er is geen behandeling waardoor de ziekte sneller overgaat. Het is wel belangrijk om zware sporten en dergelijke te vermijden. Als de milt wordt beschadigd, kan namelijk een ernstige bloeding optreden.

Aids

Aids is de afkorting van *acquired immunodeficiency syndrome*. Het is dus een verworven aandoening van het afweersysteem. De verwekker heet hiv: humaan immuundeficiëntie virus. Aids ontstaat door een virusbesmetting via bloed of via seksueel contact. De incubatietijd kan vele jaren duren. Bijzonder is dat het lichaam in de tussentijd wel antistoffen maakt. Die zijn in het bloed aantoonbaar met de aidstest. Bij een positieve uitslag wordt de patiënt seropositief genoemd. De patiënt is dan wel besmettelijk maar (nog) niet ziek. Als het echt misgaat, tast het virus de lymfocyten (witte bloedcellen) aan. De eerste klachten lijken veel op griep of op de ziekte van Pfeiffer: koorts, spierpijn, gezwollen lymfeklieren, keelpijn, huiduitslag. Uiteindelijk kan het afweersysteem niet goed meer functioneren. De verdediging van het lichaam tegen infecties (en tegen kanker) wordt verzwakt. Om die reden kan aids dodelijk zijn.

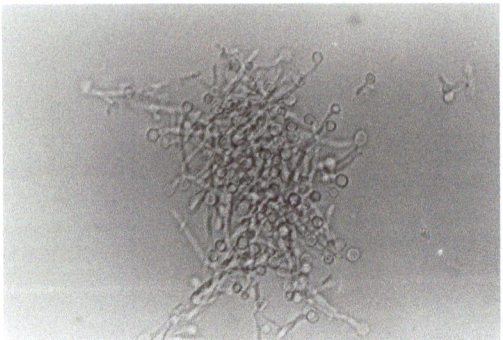

■ **Figuur 7.6** Candida albicans. (Bron: Streeklaboratorium GG & GD Amsterdam)

Zo kan de patiënt bijvoorbeeld overlijden aan een uiterst ernstige infectie door een commensale schimmel in de longen. De prognose bij aids is overigens minder slecht dan vroeger. Met combinaties van zware medicijnen kan het virus worden afgeremd.

Meningitis

Dit wordt meestal veroorzaakt door virussen. Hier is niets tegen te doen maar de prognose is uitstekend, behalve bij meningitis veroorzaakt door herpesvirussen. Mogelijke verschijnselen zijn hoofdpijn, braken, nekstijfheid en koorts. Vooral bij heel jonge kinderen kan het beeld echter erg onduidelijk zijn. Bij iedere verdenking van meningitis zal de patiënt snel in het ziekenhuis worden beoordeeld. Onderzoek zal moeten uitwijzen wat de precieze oorzaak is. In alle gevallen wordt direct gestart met antibiotica via een infuus. Dat is voor het geval een bacterie de verwekker is. Antibiotica werken echter niet tegen virussen. Dat is bij een virale meningitis niet erg omdat het lichaam het virus overwint en het virus niet erg agressief is. Alleen de herpesvirussen kunnen veel schade aanrichten. Hoge doseringen antiviraal middel moeten dit voorkómen.

7.2.3 Schimmels en gisten

Schimmels zien er onder de microscoop uit als lange draden. Gisten zijn heel kleine schimmels. Op en in ons lichaam zijn schimmels en gisten volop aanwezig. Zij leven in evenwicht met de bacteriën. Door verschillende oorzaken kan het evenwicht worden verstoord en kunnen we van een commensale schimmel last krijgen. Het bekendste voorbeeld is Candida albicans (■ fig. 7.6). Bij veel vrouwen is deze schimmel in de vagina aanwezig. Candida kan bij vrouwen een vaginale infectie (vaginitis) geven met hevige jeuk en witte geurloze fluor die in het meest typische geval korrelig of brokkelig kan zijn. De diagnose wordt bevestigd door een zogenaamd KOH-preparaat te maken van de fluor. De schimmel is dan gemakkelijk te zien. Als behandeling wordt vaginaal een middel aangebracht tegen schimmel. Bij jonge zuigelingen kan een Candida-infectie in de mond optreden. Dit heet spruw. Als de moeder borstvoeding geeft, kan zij last krijgen van de tepels. Het is dan een goed idee hier een middel tegen schimmel op te smeren. Omdat het vanzelf over kan gaan, kan bij de baby in principe rustig worden afgewacht. Als het drinken echt pijnlijk lijkt kan ook de baby dat antischimmelmiddel krijgen. Er zijn ook allerlei pathogene schimmels. Een bekend voorbeeld is de voetschimmel die de oorzaak is van zwemmerseczeem. Verschijnselen zijn jeuk, schilfering en verweking van de huid tussen de tenen. Gisten spelen een rol bij bijvoorbeeld roos en een veelvoorkomend eczeem met vettige huidschilfers in bijvoorbeeld de wenkbrauwen, bij de neus en in de lichaamsplooien. Dit heet seborroïsch eczeem. Bij dit soort aandoeningen zijn shampoos of zalven werkzaam waarin een middel tegen gist is verwerkt.

7.2.4 Wormen

In Nederland komt slechts één ziekteverwekkende worm veel voor, de Enterobius ofwel aarsmade. Dit is een klein dun wit wormpje (1 à 2 cm) dat vooral bij kinderen klachten kan geven (◘ fig. 7.7). Als de vrouwelijke wormpjes uit de anus kruipen, zetten zij ter plaatse duizenden kleverige eitjes af, waardoor jeuk kan ontstaan: pruritus ani. Vooral meisjes kunnen ook last krijgen van jeuk aan de geslachtsorganen. Als het kind zich daar krabt, kan een eitje

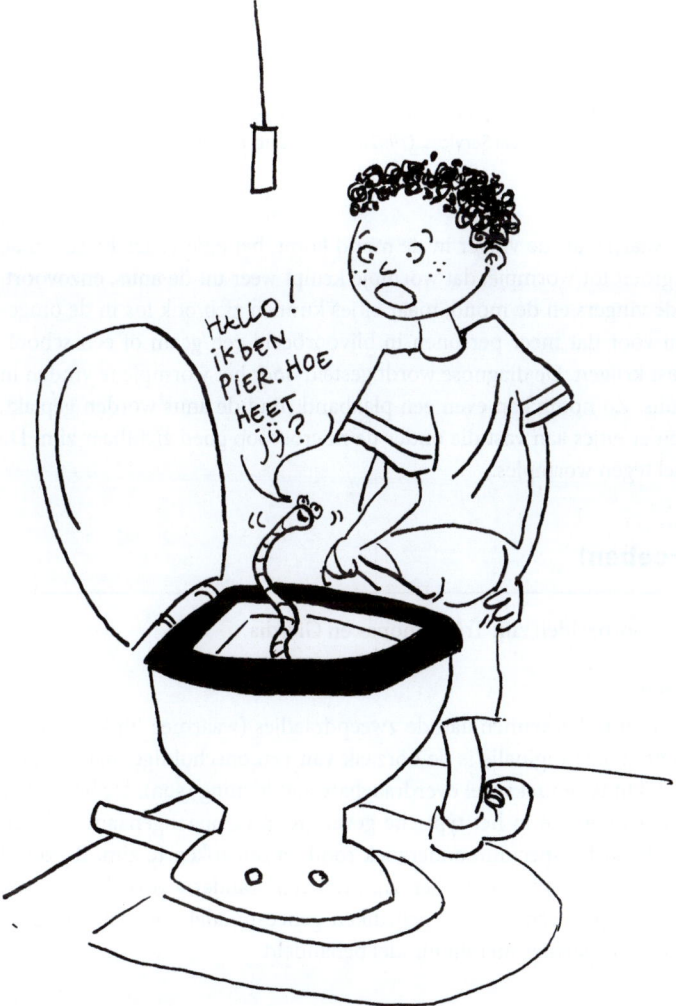

◘ **Figuur 7.7** Wormen vind je vooral bij kinderen

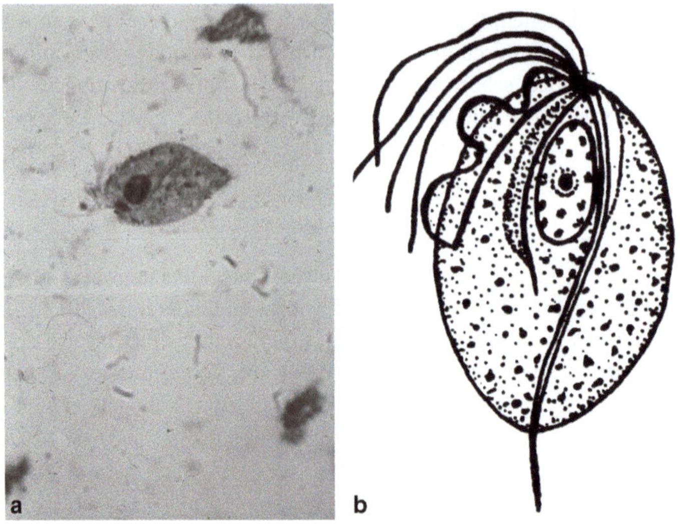

Figuur 7.8 Trichomonas vaginalis. Bron: **a** E. Stolz en J. van der Stek. Sexually transmitted diseases. Alkmaar: Boehringer Ingelheim, Postgrade Medical Services, (1982), **b** C.A. Haare, Handbook of medical protozoology, (1949)

onder een nagel komen, waarna, als de vinger in de mond komt, het eitje vanzelf weer in de darmen terechtkomt, uitgroeit tot wormpje, dat wormpje kruipt weer uit de anus, enzovoort. Besmetting kan dus via de vingers en de mond, maar eitjes kunnen zich ook los in de omgeving bevinden. Het komt voor dat meer personen in bijvoorbeeld een gezin of een schoolklas besmet worden en last krijgen. De diagnose wordt gesteld door het wormpje te vinden in de ontlasting of bij de anus. Zo nodig kan even een plakband rond de anus worden geplakt. Na het verwijderen, zitten er eitjes aan vast die onder de microscoop goed zichtbaar zijn. De behandeling is een middel tegen wormpjes.

7.2.5 Protozoa (amoeben)

Dit zijn eencellig diertjes. Voorbeelden zijn Trichomonas en Giardia.

Trichomonas vaginalis

Deze is onder de microscoop te herkennen aan de zweepdraadjes (waarmee hij kan zwemmen) (fig. 7.8). De Trichomonas vaginalis is de oorzaak van een onschuldige, maar vervelende infectie in de vagina. Dit is een seksueel overdraagbare aandoening (soa). De bekendste klachten zijn jeuk en afscheiding, die in het typische geval groen is, onaangenaam ruikt en belletjes bevat. De vagina blijkt bij speculumonderzoek rood en ontstoken te zijn. Bij zowel vrouwen als mannen kan ook de urethra ontstoken zijn, wat een branderig gevoel kan geven bij het plassen. De behandeling is een oraal te gebruiken geneesmiddel. Dit helpt meestal goed. Zo mogelijk wordt ook de partner met dit middel behandeld.

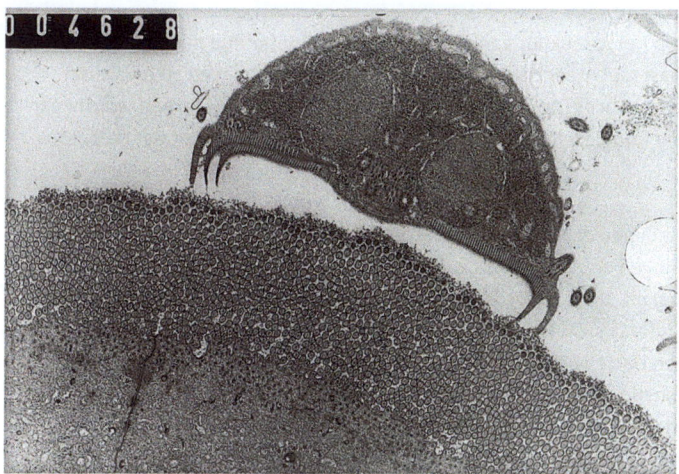

Figuur 7.9 Elektronenmicroscopische opname van Giardia lamblia. Bron: Hoepelman et al. (2016). Leerboek microbiologie en infectieziekten. Houten: Bohn Stafleu van Loghum

Giardia lamblia

Deze amoebe kan via orale besmetting in de dunne darm uitgroeien en zo de oorzaak zijn van acute diarree (fig. 7.9). Deze wordt in een aantal gevallen chronisch en kan gepaard gaan met buikklachten. Giardia komt vooral bij kleine kinderen voor. Op peuterspeelzalen zijn kleine epidemietjes mogelijk. Diarree bij een peuter berust vaak op verkeerde voeding of een virus, maar als het lang aanhoudt kan het zinvol zijn om te denken aan Giardia. De behandeling is eenvoudig: met een anti-amoebemiddel lukt het goed om de klachten te verhelpen. Zo nodig wordt de omgeving mee behandeld.

Praktijkvoorbeelden

Daantje, een jongetje van 3 heeft al een paar maanden last van dunne ontlasting. Hij voelt zich niet altijd zo lekker. Op het consultatiebureau werd gezegd dat hij niet meer zoveel appelsap moest drinken. Dat hielp onvoldoende. De huisarts dacht aanvankelijk aan een virus maar het was vreemd dat de klachten niet overgingen. Uiteindelijk is de ontlasting onderzocht op eventuele bijzondere ziekteverwekkers. Het bleek uiteindelijk te gaan om Giardia. Daantje kreeg een medicijn en is sinds kort weer het vrolijke kind dat het altijd was. Een vrouw van 63 bezoekt het spreekuur. Sinds twee dagen heeft ze pijn, rechts op de borstwand. Op dit moment is daar ook uitslag te zien in de vorm van kleine blaasjes. De huisarts stelt de diagnose herpes zoster.

Een vrouw van 48 belt de praktijk en vraagt om een huisbezoek voor haar man. Op de vraag naar het waarom vertelt ze dat haar man sinds drie dagen hoest. Het wordt steeds erger. Hij geeft daarbij vies slijm op, heeft hoge koorts en wordt steeds zieker. Bovendien kan hij niet goed lucht krijgen. De doktersassistent geeft deze informatie door aan de huisarts. De huisarts rijdt erheen, onderzoekt de patiënt (luistert onder andere naar de longen) en stelt vast dat de man een echte longontsteking heeft. Gelukkig kan zijn vrouw hem goed in de gaten houden. Een ziekenhuisopname is op dit moment niet nodig. Wel moet de patiënt tweemaal per dag een capsule met een antibioticum innemen. Als de klachten niet overgaan of erger worden, moet zijn echtgenote contact opnemen.

Een man van 23 komt op het spreekuur van de huisarts. Hij heeft heftige pijn bij de anus en in zijn bil. Hij kan haast niet meer zitten. De huisarts onderzoekt hem en stelt vast dat sprake is van een perianaal abces (perianaal = in de buurt van de anus). De man wordt naar de chirurg verwezen, die nog dezelfde dag een sneetje in het abces maakt zodat de pus naar buiten vloeit.

Een moeder van 28 belt in paniek naar de huisarts omdat haar baby van nog geen acht weken niet meer wil drinken en zo lusteloos is. De lichaamstemperatuur is 38.3. De baby jammert klaaglijk, vooral als de luier wordt verschoond. De huisarts vertrouwt het niet en belt meteen naar de kinderarts. De baby kon direct in het ziekenhuis worden gezien. De kinderarts dacht aan een hersenvliesontsteking en verrichtte daarom een lumbaalpunctie. De resultaten waren gunstig maar voor de zekerheid was al gestart met het geven van diverse medicijnen gericht tegen zowel bacteriën als virussen. Na enkele dagen knapte de baby helemaal op en hij kon al snel naar huis.

Allergie

Samenvatting

Bij allergie kan door blootstelling aan allergenen sensibilisatie optreden, waardoor bij de volgende blootstelling IgE zich heel snel (direct) bindt aan allergenen waarna mestcellen kapotgaan, histamine vrijkomt en allergische ontstekingsverschijnselen optreden. Voorbeelden van allergische reacties zijn constitutioneel eczeem, allergische rhinitis, allergische conjunctivitis, allergische (astmatische) bronchitis, allergische urticaria en verschijnselen van voedselallergie. Met huidpriktests en bloedonderzoek kunnen allergenen die klachten veroorzaken worden opgespoord. Met een bloedtest kan in eerste instantie worden bepaald of iemand allergisch is voor bepaalde allergenen, waarna vervolgtesten kunnen bepalen om welke allergenen het precies gaat. Soms reageert het lichaam bij allergie heel hevig. Dit heet anafylaxie en kan levensgevaarlijk worden. De neiging allergisch te reageren is vaak erfelijk. Erfelijke allergie wordt atopie genoemd. Een speciale allergische reactie is contacteczeem. Dit treedt op na blootstelling aan contactallergeen, gemiddeld na twee dagen. Met plakproeven kan worden nagegaan van welke allergenen iemand last heeft.

8.1 Inleiding – 103

8.2 Wat is allergie? – 103

8.3 Allergische reacties – 105

8.4 Allergenen – 105
8.4.1 Huisstofmijt – 106
8.4.2 Stuifmeel (boom- en graspollen) – 106
8.4.3 Huisdieren – 106
8.4.4 Voedsel – 107
8.4.5 Bijen en wespen – 107
8.4.6 Geneesmiddelen – 107

8.5 Een speciale groep: de contactallergenen – 107

© Bohn Stafleu van Loghum, onderdeel van Springer Media B.V. 2017
E.A.F. Wentink, *Inleiding medische kennis*, Basiswerk AG, DOI 10.1007/978-90-368-1788-2_8

8.6	Onderzoek bij allergie – 108	
8.6.1	Bloedonderzoek – 108	
8.6.2	Huidpriktest – 108	
8.6.3	Provocatieonderzoek – 108	
8.6.4	Plakproeven – 108	
8.7	Maatregelen – 109	
8.8	Allergie en de doktersassistent – 110	

> **Casus**
>
> Het is mei en mooi weer. Mevrouw De Vries wil op het spreekuur van de huisarts komen. Ze heeft last van jeukende, tranende ogen en haar neus loopt voortdurend. De doktersassistent geeft haar een afspraak. Tijdens het gesprek met de dokter blijkt dat mevrouw De Vries deze klachten eigenlijk elk jaar rond deze tijd wel heeft. Dit jaar is het echter erger dan anders. De dokter legt uit dat ze hooikoorts heeft. Dat is een gevolg van allergie voor stuifmeel (pollen). Ze krijgt het advies om voorlopig tabletten te gebruiken als ze veel last heeft. In verband met het feit dat de klachten bijna dagelijks optreden, krijgt zij ook een neusspray. Die werkt echter niet meteen. Verder vertelt de dokter dat de klachten slechts in beperkte mate kunnen worden voorkómen. Ze zou bij mooi weer wat meer binnen kunnen blijven en met de ramen dicht slapen. Mevrouw De Vries weet zelf in feite ook wel dat ze niet tegen pollen kan. Haar zus heeft precies hetzelfde probleem. Zelf had ze als kind en als tiener eczeem. De laatste tijd is dat een stuk minder. Haar zus heeft ook astma. Zij is erg allergisch voor huisstofmijt en voor katten. Allergie zit duidelijk in de familie. Ze is in ieder geval blij dat ze serieus is genomen en dat ze uitleg heeft ontvangen.

8.1 Inleiding

Dit hoofdstuk gaat over allergie. Hierover bestaan veel misverstanden. Vaak zegt iemand ergens 'niet tegen te kunnen' of ergens 'overgevoelig' voor te zijn. Dit wil niet altijd zeggen dat sprake is van allergie. Allergie komt wel steeds meer voor. Het lijkt erop dat bijna de helft van de mensen er op de een of andere manier mee te maken krijgt. Bovendien neemt dit percentage al jaren lang toe. Hoe dit komt, is niet goed bekend. In dit hoofdstuk wordt besproken wat allergie precies is, welke de twee belangrijkste vormen zijn, voor welke prikkels allergie het meest optreedt en waar de patiënt zoal last van kan hebben. Ook zal ter sprake komen in hoeverre allergie in het werk van een doktersassistent een rol speelt.

8.2 Wat is allergie?

Bij echte allergie reageert het lichaam op een specifieke manier op een prikkel. Dit is een prikkel die in normale situaties niet schadelijk is, maar bij allergie wel. Dit soort prikkel wordt allergeen genoemd. Op een dergelijke prikkel reageert het lichaam meestal met een ontsteking. Allerlei klachten en verschijnselen kunnen daarvan het gevolg zijn. Niet iedereen reageert allergisch (fig. 8.1). Dat is vaak een kwestie van erfelijke aanleg. Erfelijke aanleg voor allergie heet atopie. De patiënt noemt men dan atopisch. Na blootstelling kan het heel lang duren voordat het lichaam daadwerkelijk allergisch reageert. Dit heet: sensibilisatie. Als de patiënt eenmaal is gesensibiliseerd (dus allergisch is geworden), dan duurt het bij een volgende blootstelling niet lang voordat opnieuw klachten volgen. Dit soort allergie heet daarom directe allergie, ook wel type I-allergie genoemd. Hierbij spelen zogenaamde mestcellen een belangrijke rol. Dat zijn cellen die overal in het lichaam voorkomen. Zij zijn als het ware 'volgemest' met allerlei stoffen. De belangrijkste is histamine. Bovendien speelt bij allergie een bepaalde soort antistof een belangrijke rol, namelijk IgE. IgE staat voor immunoglobuline type E. Immunoglobulinen zijn antistoffen (antilichamen). Je kunt zeggen dat het lichaam bij allergie als het ware last krijgt van het eigen afweersysteem.

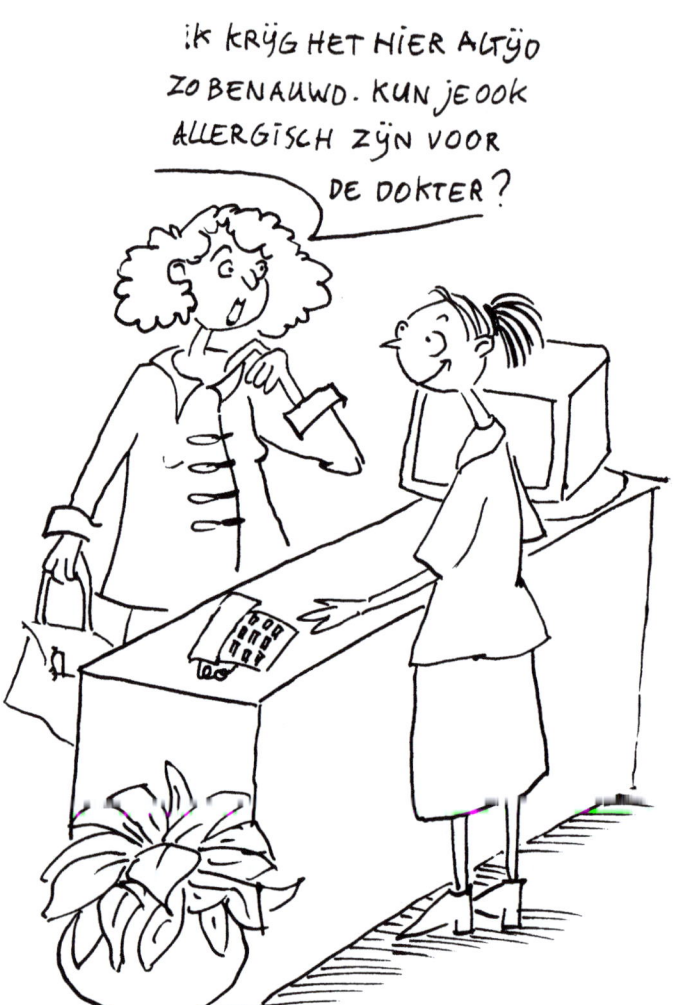

Figuur 8.1 Niet elke allergie is een echte allergie

Als een allergeen op of in het lichaam komt, koppelt IgE zich hieraan vast. De combinatie allergeen-IgE maakt vervolgens mestcellen kapot. De inhoud van die cellen komt dan vrij. Het is vooral het histamine dat de klachten veroorzaakt. Welke klachten dat zijn, hangt af van de plaats waar de allergische reacties optreden, dus van waar het allergeen terechtkomt. Zo geeft allergie in de lagere luchtwegen andere klachten dan allergie in de huid, neus of ogen. Het komt ook veel voor dat mensen last krijgen van een combinatie hiervan. Een aparte vorm van allergie is de vertraagde allergie, ook wel type IV-allergie genoemd. De verschijnselen treden gemiddeld pas enkele dagen op na blootstelling. Ook voor deze allergie geldt dat de klachten pas op kunnen treden na sensibilisatie. Aan sensibilisatie kan jarenlang blootstelling zijn voorafgegaan.

8.3 Allergische reacties

In de neus kan een kriebelig gevoel ontstaan, er kan sprake zijn van verstopping, de patiënt moet niezen en er kan veel vocht uit de neus lopen. Dit laatste wordt ook wel loopneus genoemd. Als het neusslijmvlies ontstoken is, kun je spreken van een allergische rhinosinusitis. Dit woord geeft aan dat de slijmvliezen in de neus en de (aangrenzende) neusbijholten ontstoken zijn. Het lijkt op neusverkoudheid en zo noemen de mensen het vaak ook. Verkoudheid is echter een infectie en is besmettelijk. Typerend voor allergie is de jeuk. Bij jeuk in de neus is de kans op allergie als oorzaak relatief groot. De conjunctivae (oogbindvliezen) kunnen door de ontsteking rood worden en branderig of jeukerig aanvoelen. Er kan sprake zijn van tranenvloed. Dit is allergische conjunctivitis. Ook in de bronchiën (lagere luchtwegen) kunnen allergische reacties optreden. Door ontstoken luchtpijptakjes gaat de patiënt hoesten. Dit is dus een bronchitis als gevolg van allergie. De patiënt kan door vernauwing van de bronchiën kortademig worden, wat soms leidt tot een aanval. Zo'n aanval wordt astma genoemd. Bij voedselallergie kunnen de lippen opzwellen, kan er jeuk in de mond optreden en de patiënt kan bijvoorbeeld misselijk worden of buikpijn krijgen. Allergeen kan ook in het bloed terechtkomen en via het bloed invloed hebben op de huid. Het vrijkomende histamine kan bijvoorbeeld leiden tot netelroos, ofwel galbulten. Dit zijn jeukende rode bultjes of licht verheven zacht aanvoelende rode vochtophopingen met in het midden vaak een verbleking. De medische term hiervoor is urticaria. In verreweg de meeste gevallen is de oorzaak van urticaria echter iets anders of blijft de oorzaak onbekend. Er is dan geen aantoonbare allergie.

Verder is allergisch eczeem mogelijk. Dit is een jeukende huidontsteking die er heel verschillend uit kan zien. Dit soort erfelijk allergisch eczeem heet constitutioneel eczeem. Het komt vanaf de leeftijd van twee jaar vooral voor in de knieholten en de binnenkant (buigzijde) van de ellebogen. Bij baby's heeft dit eczeem als bijnaam dauwworm. Een typische plaats voor dauwworm is op de wangen. Sommige allergenen kunnen via het bloed reacties geven in het hele lichaam. Zo kun je bijvoorbeeld door het inademen van de uitwerpselen van de huisstofmijt last krijgen van je huid. Een heftige allergische reactie wordt anafylaxie genoemd. Soms wordt zo'n reactie levensgevaarlijk. In het strottenhoofd kan het weefsel opzwellen waardoor de patiënt moeilijk lucht kan krijgen. Bovendien kan astma optreden. Verder kunnen in het hele lichaam de grote bloedvaten wagenwijd open gaan staan. Dan wordt de bloeddruk extreem laag. Er is dan een anafylactische shock. In dat geval voelt de patiënt zich beroerd, ziet er bleek uit, kan angstig zijn of verward. Later kan hij bewusteloos raken en overlijden. Dit laatste kan binnen enkele uren of zelfs (in zeer ernstige gevallen) een aantal minuten gebeuren. Wanneer je denkt aan een (ernstige) allergische reactie is het dus goed om te vragen naar huiduitslag, jeuk en kortademigheid. Het is goed mogelijk dat een atopische patiënt (dus een patiënt met erfelijke allergie) in de loop van zijn leven allerlei soorten allergische klachten krijgt. Heel typerend is bijvoorbeeld dat iemand als baby en als jong kind constitutioneel eczeem heeft, op de basisschool astma-aanvallen en als volwassene hooikoorts. Atopie betekent kans op constitutioneel eczeem, astma en hooikoorts. Geneesmiddelenallergie en allergie voor insecten staan daar min of meer los van.

8.4 Allergenen

Bij alle allergische verschijnselen is het belangrijk te weten wat precies de klachten heeft uitgelokt. Er zijn duizenden voorbeelden te noemen, maar in de praktijk spelen vooral de volgende allergenen een rol (◘ fig. 8.2).

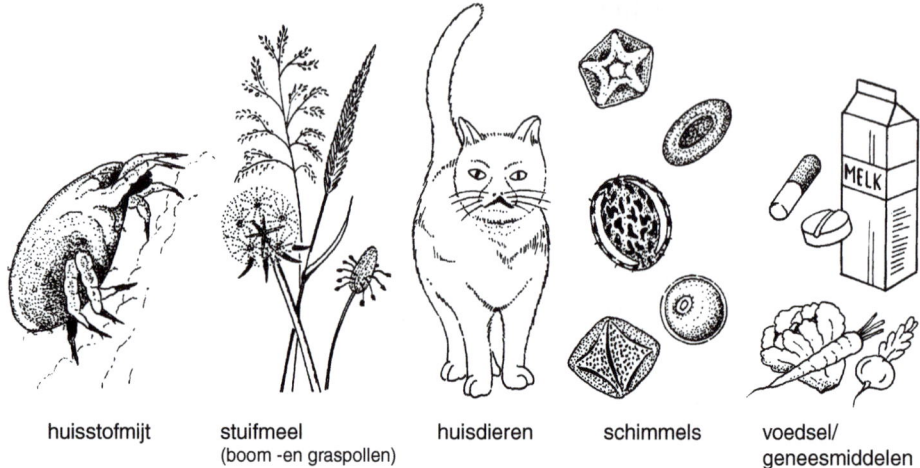

◘ Figuur 8.2 De belangrijkste groepen allergenen

8.4.1 Huisstofmijt

Een mijt is een heel klein spinachtig beestje. Een voorbeeld is de huisstofmijt. Deze bevindt zich in alle huizen en groeit vooral goed in stof en daar waar het vochtig is. In ruwe vloerbedekking, maar vooral in dekens en matrassen zijn huisstofmijten in groten getale aanwezig. Als de uitwerpselen van de huisstofmijt worden ingeademd, kan de patiënt vooral last krijgen van de neus en de lagere luchtwegen. Huisstofmijt is in de praktijk het allergeen dat verreweg de meeste klachten geeft. Mensen kunnen hier dagelijks last van hebben. Het hele jaar door kan men bijvoorbeeld een loopneus hebben of hoesten. Iemand kan extra last krijgen als hij bijvoorbeeld de bedden opmaakt of stofzuigt.

8.4.2 Stuifmeel (boom- en graspollen)

In de lente bloeien de belangrijkste allergene bomen (bijvoorbeeld hazelaar, els en berk). Vooral in mei en juni bloeien de grassen. Vanaf juli gaat het vooral om onkruid. Bij mooi weer is er veel stuifmeel in de lucht. Vooral de ogen en de neus kunnen reageren. De combinatie van conjunctivitis en rhinitis als gevolg van allergie voor pollen, staat bekend als hooikoorts. De klachten treden vooral op als de zon schijnt en als het waait. Als het regent kan het meevallen, want dan zijn er minder pollen en die komen bovendien op de grond terecht in plaats van in de ogen en de neus.

8.4.3 Huisdieren

Op speeksel, ingeademde huidschilfers of op haartjes van bijvoorbeeld een hond, kat of cavia kunnen vooral de neus en de lagere luchtwegen allergisch reageren. Vooral van kattenallergeen is bekend dat het langdurig aanwezig blijft in huis of op kleding. Dat betekent dat er niet eens katten in de buurt hoeven te zijn om last te krijgen van de verschijnselen.

8.4.4 Voedsel

Als reactie op bestanddelen in het voedsel, kan de patiënt last krijgen in de mond of in de rest van het maag-darmkanaal. Sommige baby's reageren allergisch op koemelkeiwit. Bekende voedingsallergenen zijn bijvoorbeeld: ei, noten, vis, varkensvlees, melk, pinda's, chocola en sinaasappelen. Ook elders in het lichaam kunnen verschijnselen optreden. Voedingsbestanddelen komen immers via de darmen ook in het bloed. Bekend is verder het verschijnsel kruisallergie. Omdat voedingsproducten op elkaar kunnen lijken, kan allergie voor de ene stof tegelijk allergie voor de andere stof met zich mee brengen. Ook kan er een overeenkomst zijn tussen pollen en voedingsbestanddelen. Veel hooikoortspatiënten hebben last van orale allergie na het nuttigen van fruit of noten. Dit houdt in dat in de mond klachten ontstaan. Het gaat dan bijvoorbeeld om jeuk of een branderig gevoel.

8.4.5 Bijen en wespen

De bij kan vooral steken als je met blote voeten in de natuur rondloopt. De wesp wordt aangetrokken door rottend fruit, zoetigheid en alcohol. Via het bloed kan het gif tot reacties leiden in de huid, in het strottenhoofd, het maag-darmkanaal of zelfs in de grote bloedvaten. Typerend voor een allergie na een steek door een insect is dus dat er niet alleen sprake kan zijn van pijn en zwelling, maar ook van verschijnselen als jeuk, duizeligheid, misselijkheid en kortademigheid.

8.4.6 Geneesmiddelen

Via het bloed kunnen geneesmiddelen allergische reacties veroorzaken in de huid en elders. In zeldzame gevallen is ook hier ernstige anafylaxie mogelijk. Op alle geneesmiddelen is een allergische reactie mogelijk. Antibiotica die zijn afgeleid van penicilline, acetylsalicylzuur en de gewone pijnstillers (met uitzondering van paracetamol) doen dat relatief vaak.

8.5 Een speciale groep: de contactallergenen

Bij veel mensen reageert de huid op contact met een allergeen na verloop van tijd met eczeem. Dit heet contacteczeem. Een verschil met de directe allergie is dat er gemiddeld twee dagen overheen gaan voordat de verschijnselen optreden. Dit type allergie wordt om die reden 'vertraagde' allergie genoemd. De last blijft bovendien tot de huid beperkt; er is alleen contacteczeem. Het is niet erfelijk en heeft dus niets met atopie te maken. Bekende contactallergenen zijn nikkel, stoffen in schoenlijm, stoffen in cosmetica en geneesmiddelen in plaatselijk aan te brengen zalfjes, druppels enzovoort. Belangrijk is ook latex. Dit is een stof die onder meer wordt verwerkt in steriele handschoenen. Allergie voor deze stof komt vrij veel voor bij medisch personeel, bijvoorbeeld doktersassistenten en artsen. Als het goed is worden handschoenen met latex niet meer gebruikt. Er zijn nog duizenden andere mogelijke contactallergenen. De plaatsen waar contacteczeem het meest voorkomt, zijn de handen en het gezicht. Een aparte vermelding verdient de allergische reactie op voetschimmel. Veel mensen hebben door schimmel jeuk aan de voeten en tussen de tenen. Als zij daar krabben worden de handen blootgesteld aan schimmel. Dit kan (contact)eczeem tot gevolg hebben.

8.6 Onderzoek bij allergie

Hoe kom je er nu achter of bij een patiënt bepaalde klachten worden veroorzaakt door allergie? Het is mogelijk dat de patiënt het zelf al in de gaten heeft of dat de arts, door de juiste vragen te stellen, op een idee komt. Soms is het nodig om als een detective op zoek te gaan naar het 'schuldige' allergeen. Een langdurige anamnese kan noodzakelijk zijn. Eventueel kan men gebruikmaken van uitvoerige vragenlijsten. Ook is het belangrijk te weten of allergie in de familie voorkomt. Als dat zo is, dan is de kans dat klachten met allergie te maken hebben een stuk groter. Dit geldt echter alleen voor de atopische ziektebeelden constitutioneel eczeem, (allergisch) astma en allergische rhinitis/conjunctivitis. Vaak zal men vermoedens door aanvullend onderzoek bevestigd willen zien. Dat onderzoek is ook aangewezen als nog helemaal geen duidelijkheid bestaat over wat nu precies de last bezorgt. De bekendste onderzoeken zijn de volgende.

8.6.1 Bloedonderzoek

In het bloed wordt gekeken of veel IgE aanwezig is. Een bloedtest kan uitwijzen of er allergie is (de uitslag is positief of negatief). Met bloedonderzoek kan ook specifiek worden nagegaan waartegen het IgE is gericht, dus waartegen de patiënt precies allergisch reageert. De uitslag van bloedonderzoek kan worden uitgedrukt in plusjes. Hoe meer plusjes, hoe sterker de allergie lijkt te zijn. Overigens is het beoordelen van de klachten en symptomen van de patiënt net zo belangrijk en soms zelfs informatiever dan welk aanvullend onderzoek dan ook.

8.6.2 Huidpriktest

Bij een huidpriktest worden bestanddelen van verschillende allergenen in de huid geprikt. Na ongeveer een kwartier wordt gekeken of een allergische reactie optreedt. Op die plaatsen ontstaat dan roodheid en jeuk. Dit soort test is snel en gevoelig. Nadelen zijn dat dit voor kinderen te belastend kan zijn, dat het bij een donkere huid moeilijk te beoordelen is en dat medicijnen tegen allergie vanaf enkele dagen voor de testen gestaakt moeten worden (omdat anders een fout negatieve uitslag zou volgen).

8.6.3 Provocatieonderzoek

Bij provocatieonderzoek wordt de patiënt bewust in contact gebracht met allergeen waarna beoordeeld wordt of klachten volgen die voor de patiënt herkenbaar zijn. Als dat zo is, dan hebben de klachten dus te maken met allergie. Een voorbeeld is provocatie-inhalatie. De patiënt ademt een allergeen in waarna gelet wordt op (extra) klachten van kortademigheid of hoesten.

8.6.4 Plakproeven

Om uit te zoeken waar contacteczeem precies vandaan komt of om bepaalde vermoedens te bevestigen, kan men plakproeven doen, ook wel 'lapjesproeven' genoemd. Hierbij wordt op een lichaamsdeel, vaak de rug, een aantal pleisters of lapjes geplakt. In alle pleisters of lapjes zitten bestanddelen van verschillende allergenen (bijvoorbeeld nikkel). Als dat gebeurd is mag de patiënt naar huis met de instructie dat hij niet mag douchen, in bad mag of zwemmen. Na een paar dagen komt de patiënt terug en worden de pleisters weggehaald. Dan wordt gekeken of allergische reacties zijn opgetreden en zo ja, door welke stof(fen). Voorafgaand aan dit soort onderzoek mag de patiënt overigens een week lang niet met de rug in de zon.

8.7 Maatregelen

Voorkomen is beter dan genezen! Dat geldt ook voor allergie. Als je kunt voorkomen dat je lichaam in aanraking komt met een allergeen, dan krijg je ook geen klachten. Hiervoor moet natuurlijk wel bekend zijn waarop de patiënt precies allergisch reageert. In dit verband wordt vaak de term saneren gebruikt. Hiermee wordt bedoeld dat men de omgeving zo veel mogelijk vrij van allergeen probeert te maken. Dat is soms gemakkelijker gezegd dan gedaan. Bij allergie voor huisstofmijt kun je proberen je omgeving zo veel mogelijk stofvrij te krijgen. Huisstofmijt verdwijnt echter nooit helemaal. Voorbeelden van belangrijke adviezen zijn:
- Zorgen voor gladde vloerbedekking, vooral in de slaapkamer.
- Stof in huis bestrijden: regelmatig stoffen en stofzuigen (dit kan de patiënt beter niet zelf doen), oppervlakken vochtig afnemen.
- Vocht in huis bestrijden. Dit doet men vooral door goed te ventileren (ramen open).

Bij allergie voor een huisdier kan het nodig zijn dat huisdier van de slaapkamer te houden of soms zelfs weg te doen. Blootstelling is niet altijd te vermijden. Gelukkig is het ook mogelijk allergische klachten met medicijnen te bestrijden of te voorkómen. Dat kan op verschillende manieren. Er zijn medicijnen die de effecten onderdrukken van het uit de mestcellen vrijgekomen histamine. Deze zogenaamde antihistaminica kunnen voor een deel ook zonder recept bij apotheek of drogist gekocht worden. Corticosteroïden (als geneesmiddel gebruikte bijnierschorshormonen) onderdrukken het immuunsysteem en ontstekingsreacties (dus ook allergische ontstekingsreacties).

Een bijzondere mogelijkheid is desensibilisatie (opheffen van sensibilisatie). Dit is mogelijk bij ernstige hooikoorts en bij allergie voor bijen of wespen. Bij deze behandeling wordt een heel klein beetje allergeen ingespoten, zo weinig dat het afweersysteem van de patiënt nauwelijks iets laat merken. De volgende keer wordt iets meer ingespoten. De keer daarna weer iets meer. Zo kan het een hele tijd verdergaan. Op den duur is het lichaam als het ware gewend geraakt aan het allergeen en zullen er na blootstelling geen klachten meer komen. Deze behandeling wordt ook immunotherapie of hyposensibilisatie genoemd. Bij een hoog risico op een anafylactische reactie is het verstandig altijd een geneesmiddel bij de hand te hebben om bij zichzelf in te spuiten bijvoorbeeld na een wespensteek, of na het (per ongeluk) hebben binnengekregen van bepaald voedsel. Helaas hebben velen, vooral adolescenten, het betreffende middel als het nodig is toch niet bij zich. Als de oorzaak van contacteczeem bekend is, kan de patiënt verder contact met het allergeen vermijden. Dit is vaak niet zo moeilijk op te brengen, maar kan in enkele gevallen tot moeilijke situaties leiden, bijvoorbeeld als het contacteczeem ontstaat door stoffen waarmee de patiënt veel in aanraking komt door zijn beroep.

8.8 Allergie en de doktersassistent

Voor de doktersassistent is het van belang om veel van allergie af te weten:
- Minstens een kwart van de mensen heeft last (gehad) van allergie. Bovendien lijkt dat percentage steeds groter te worden.
- De doktersassistent kan adviezen geven bij huisstofmijtallergie.
- Bij het verzorgen van (herhalings)recepten is het altijd belangrijk om te vragen naar een eventuele allergie voor geneesmiddelen in het verleden.
- Er zijn doktersassistenten die huidpriktesten of lapjesproeven uitvoeren.
- De doktersassistent kan ook betrokken zijn bij de uitvoering van immunotherapie.
- Het kan gebeuren dat een patiënt net een injectie heeft gekregen en zich niet lekker voelt. Dit kan te maken hebben met (een neiging tot) flauwvallen, maar ook met allergie. In het laatste geval moet direct een arts worden gewaarschuwd en medicatie worden klaargelegd.
- Het is goed om mensen die een middel voorgeschreven hebben gekregen tegen ernstige anafylaxie eraan te herinneren dat altijd bij zich te hebben.

Praktijkvoorbeelden

Mevrouw Aksoy, 50 jaar, krijgt in verband met een infectie een antibioticum. Zij belt dezelfde dag nog op omdat ze last heeft gekregen van hevig jeukende uitslag over haar gehele lichaam. Ze is ook een beetje kortademig. De doktersassistent vraagt de dokter direct bij haar langs te gaan. Als de arts haar onderzoekt, maakt zij een angstige indruk. De bloeddruk is slechts 95/65. De hartfrequentie is hoog: 110. Over de longen zijn piepende geluiden te horen. De arts denkt aan een hevige allergische reactie op het antibioticum. Hij geeft haar direct medicijnen.

Mevrouw Pieters komt met haar vier maanden oude baby Tosca op het spreekuur van de huisarts. Tosca heeft jeukende uitslag op haar gezicht. De huisarts vraagt naar allergie in het gezin. Moeder vertelt dat haar man vroeger eczeem had en nu astmatisch is. De huisarts noemt de uitslag 'dauwworm'. De medische term hiervoor is 'constitutioneel eczeem'. Hij legt uit dat dit te maken heeft met erfelijkheid. Hij schrijft een corticosteroïdcrème voor. Zolang het jeukt, mag deze tweemaal daags dun worden aangebracht. Als onderhoudsbehandeling krijgt ze een vette zalf om de huid minder droog te maken. Deze is bedoeld om iedere dag te gebruiken.

Mevrouw Westgeest komt met haar dochtertje Patty van 7 op het spreekuur van de huisarts. Patty heeft sinds vanochtend last van jeukende plekjes op haar hele lichaam. Ze heeft er geen andere klachten bij. De moeder zegt dat het er misschien mee te maken heeft dat Patty gisteravond bij oma aardbeien heeft gegeten. Op Patty's huid zijn grote, rode, iets verheven plekken te zien, die jeuken. De arts noemt het urticaria. Hij legt uit dat het inderdaad van de aardbeien kan komen. Zeker is dat niet. In ieder geval krijgt Patty een antihistaminicum.

Carla Cornuit, 18 jaar, komt op het spreekuur omdat ze een jeukende rode uitslag op haar buik heeft. Nader onderzoek wijst uit dat de uitslag precies zit op de plaats waar de gesp van haar metalen broekriem zit. De arts legt uit dat het eczeem veroorzaakt wordt door het metaal van de gesp en dat ze daar allergisch voor is. Hij geeft een zalfje en adviseert haar de riem niet meer te dragen. Ze had zelf ook al gemerkt dat ringen en oorbellen dezelfde problemen gaven.

Jasja Levi, 19 jaar, komt op het spreekuur omdat ze last heeft van jeukende uitslag op haar handen. Zalfjes geven geen verbetering. Eigenlijk is de uitslag aanwezig sinds ze bezig is met een kappersopleiding. De dermatoloog waarnaar ze verwezen wordt, stelt door plakproeven vast dat ze allergisch is voor bepaalde bestanddelen van cosmetica die in het kappersvak gebruikt worden. Dat betekent dat ze eigenlijk niet verder kan met haar opleiding.

Niels van Lopik, 14 jaar, vertelt tijdens het spreekuur dat hij last heeft van jeukende, tranende ogen en een loopneus. Hij heeft hier het hele jaar door last van. De huisarts laat bloedonderzoek doen. Hieruit blijkt dat Niels allergisch is voor huisstofmijt, cavia en hond. Niels verzorgt thuis zelf de cavia. Dat betekent op zijn minst dat hij dat niet meer zou moeten doen. Aan de mogelijkheid dat de hond misschien de deur uit moet, willen Niels en zijn ouders niet denken. Aan het bestrijden van huisstofmijt kan ook aandacht worden besteed. De doktersassistent vertelt hierover wat meer en geeft schriftelijke informatie mee.

Mevrouw Akdas komt op het spreekuur omdat ze last heeft van benauwdheid, van haar ogen en van haar neus. Bij navragen blijkt dat ze de klachten heeft sinds er een kat in huis is. Laboratoriumonderzoek wijst uit dat ze inderdaad allergisch is voor kattenschilfers. Dit wordt met haar besproken. De kat kan beter het huis uit. Het zal nu ook een probleem zijn om bij haar zus langs te gaan, want die heeft ook een kat.

Goedaardige gezwellen

Samenvatting
In weefsel kunnen cellen dikker worden en/of zich delen zodat een benigne tumor ontstaat. Die cellen zien er onder de microscoop normaal uit en verspreiden zich niet. Bekende voorbeelden zijn: fibroom, verruca vulgaris, lipoom, myoom, hemangioom, naevus, fibroadenoom, adenomateuze darmpoliep en blaaspapilloom. Om cosmetische redenen, in verband met het optreden van klachten of de mogelijkheid van kwaadaardigheid kan een benigne tumor worden verwijderd. Dit heet excisie of extirpatie. Weefsel wordt microscopisch onderzocht door de patholoog, die dan een definitieve uitspraak doet over het wel of niet goedaardig zijn van de tumor.

9.1 Goedaardige gezwellen – 114

9.2 Voorbeelden van goedaardige gezwellen – 114
9.2.1 Fibroom – 114
9.2.2 Lipoom – 115
9.2.3 Verruca vulgaris – 115
9.2.4 Mollusca contagiosa – 116
9.2.5 Myoom – 116
9.2.6 Hemangioom – 117
9.2.7 Naevus – 117
9.2.8 Fibroadenoom – 118
9.2.9 Poliep – 118

9.3 Het beleid bij goedaardige tumoren – 118

© Bohn Stafleu van Loghum, onderdeel van Springer Media B.V. 2017
E.A.F. Wentink, *Inleiding medische kennis*, Basiswerk AG, DOI 10.1007/978-90-368-1788-2_9

> **Casus**
>
> Mevrouw Liem, 38 jaar, komt op het spreekuur omdat ze een knobbeltje in haar linkerborst heeft gevoeld. Daarnaast heeft ze regelmatig een gespannen gevoel en lichte pijn in beide borsten. Vanochtend kwam er ook een heel klein beetje bloed uit de linkertepel. Ze is erg ongerust en doet moeite om haar tranen tegen te houden. De huisarts onderzoekt haar en voelt bij palpatie van de borsten allerlei onregelmatigheden. Ze zijn gevoelig, voelen bobbelig aan en zijn in feite moeilijk te beoordelen. Hij besluit dat een verwijzing naar de chirurg noodzakelijk is. De chirurg besluit in eerste instantie tot het maken van een mammogram, een röntgenfoto van de borsten. De radioloog vindt de afbeelding onvoldoende duidelijk. Op grond daarvan maakt hij ook een echogram. Ook dit biedt te weinig zekerheid. Uiteindelijk wordt ter hoogte van een verdachte afwijking een punctie verricht. Dat betekent dat in de borsten een naald wordt geprikt, waarna wat cellen worden opgezogen die worden opgestuurd voor de 'PA' (patholoog-anatoom, tegenwoordig patholoog genoemd). De patholoog zal de cellen beoordelen op goed- of kwaadaardigheid. De uitslag blijkt gelukkig gunstig te zijn. Vervolgens volgen twee excisies. De verdachte afwijkingen worden helemaal weggehaald. De patholoog onderzoekt het weefsel. Dan blijkt met zekerheid dat het om goedaardige tumoren gaat. Het zijn een intraductaal papilloom en een fibroadenoom. Als mevrouw Liem de uitslag hoort, is ze natuurlijk erg opgelucht.

9.1 Goedaardige gezwellen

Bijna iedereen maakt in zijn leven op één of meer manieren mee dat cellen van het lichaam zodanig dik worden en groeien dat zij zichtbaar worden als een gezwel. Dat geeft nogal eens veel ongerustheid. Gelukkig gaat het vaak om iets onschuldigs (fig. 9.1). Bij gezwellen worden vaak de volgende woorden gebruikt: benigne (goedaardig, dit wordt uitgesproken zoals het wordt geschreven) en tumor (gezwel). Officieel wordt het woord tumor gebruikt voor alles wat gezwollen is, maar meestal bedoelen we ermee: een zwelling die is ontstaan door het dikker worden en/of het zich delen van cellen. Onder de microscoop zien de cellen van een goedaardig gezwel er heel gewoon uit. Ze liggen netjes tegen elkaar aan en blijven op hun plaats. Het zijn rustige cellen. Ze worden niet verdacht van kwaadaardigheid en zullen zich niet door het lichaam verspreiden. Dit houdt in dat ze niet dwars in de omgeving doorgroeien of naar andere plaatsen in het lichaam uitzaaien. Goedaardige gezwellen hebben bijna altijd een gladde, regelmatige begrenzing.

9.2 Voorbeelden van goedaardige gezwellen

9.2.1 Fibroom

Dit is een benigne bindweefseltumor. Veel volwassenen hebben één of meer fibromen, vooral in het gezicht. Zo'n 'fibroompje' betekent verder niets. De oorzaak is onbekend. Mogelijk ontstaat het in aansluiting op een kleine verwonding. Als de patiënt dat wenst, kan het om cosmetische redenen worden weggehaald.

9.2 · Voorbeelden van goedaardige gezwellen

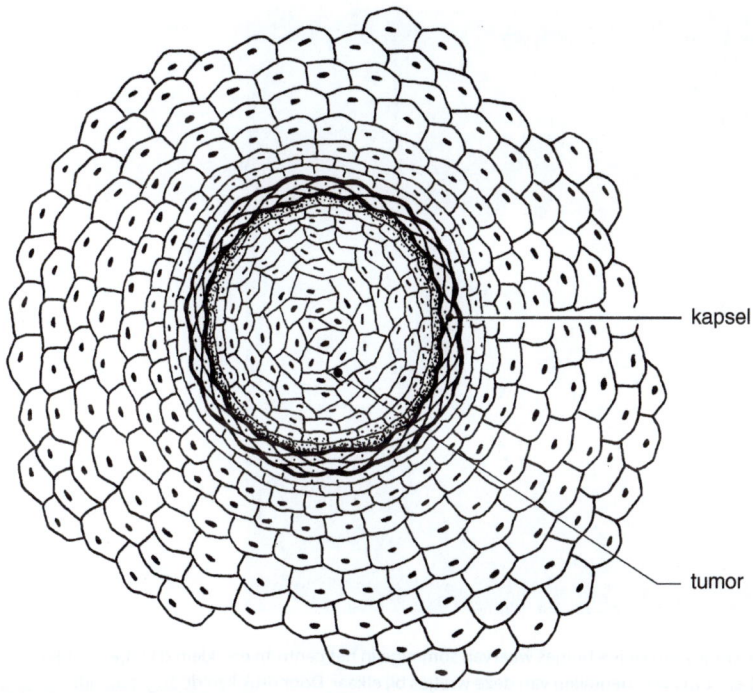

Figuur 9.1 Groeiwijze van een goedaardige tumor

9.2.2 Lipoom

Dit is een benigne vetweefseltumor. Een lipoom komt vrij vaak voor, vooral op plaatsen waar vet zit. Een lipoom ('vetbult') betekent verder niets. De oorzaak is onbekend. Eventueel kan het worden weggehaald. Er zijn mensen die veel van dit soort lipomen ontwikkelen. Dat is vooral om cosmetische redenen erg vervelend.

9.2.3 Verruca vulgaris

Dit is een goedaardige tumor in de opperhuid, beter bekend als de gewone wrat. De omvang is enkele millimeters tot een centimeter. De verruca vulgaris ontstaat door een virus en kan dus ook infectie worden genoemd. De wrat is (een beetje) besmettelijk. Besmettelijkheid is alleen mogelijk als de huid ter plaatse niet geheel intact is. Om die reden komen de gewone wratten voornamelijk aan de handen voor. Wratten worden voornamelijk bij kinderen gezien. Meestal is de diagnose niet moeilijk. Een gewone wrat zal meestal binnen twee jaar zonder littekens vanzelf verdwijnen. Soms wordt geprobeerd dit wat te versnellen. Er zijn verschillende behandelmethoden. Ook doktersassistenten voeren die uit. Tegenwoordig wordt een wrat meestal behandeld met MCA.

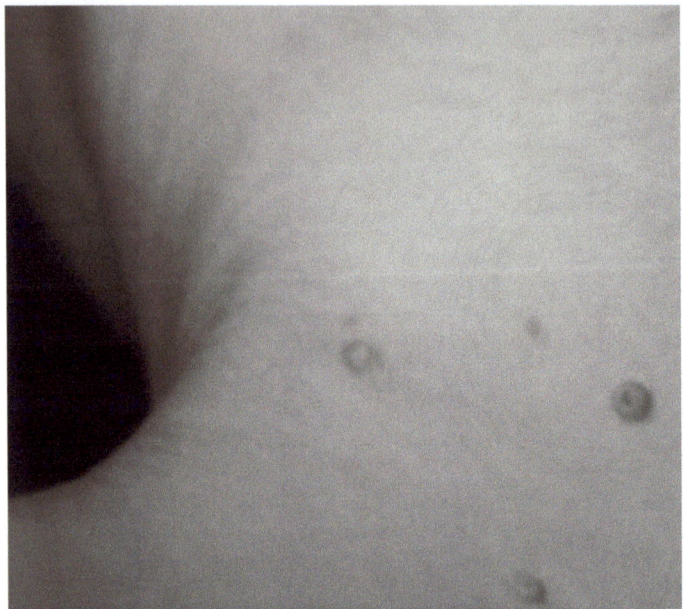

Figuur 9.2 Waterwratjes zijn kleine bultjes waarvan sommige in het centrum een klein dalletje hebben. Kleine kinderen hebben soms vele tientallen van deze wratjes bij elkaar. Door druk kan de zogenaamde molluscumbrij eruit geduwd worden. Deze brij is besmettelijk

9.2.4 Mollusca contagiosa

Mollusca contagiosa zijn kleine bolvormige zwellinkjes van de huid, met in het midden een putje. De omvang is twee tot vijf millimeter. Bij druk op zo'n zwellinkje komt een witte brij tevoorschijn. Deze onschuldige afwijking komt vooral bij kinderen voor en staat bekend als waterwratjes (fig. 9.2). De oorzaak is een virus. Waterwratjes zijn (een beetje) besmettelijk. Het zou kunnen dat besmetting optreedt via bad- of zwemwater. Ze zullen meestal vanzelf binnen een aantal maanden tot enkele jaren zonder littekens verdwijnen. Bevriezen helpt niet goed. In principe zal men afwachten. Als waterwratjes wat pijnlijk of rood worden is dat gunstig: er is dan een ontsteking. Dit is een teken dat het lichaam is gaan reageren en de wratjes op gaat ruimen. Als een waterwratje door krabben echter geïnfecteerd is door bacteriën, dan kan een antibacteriële crème zinvol zijn.

9.2.5 Myoom

Een myoom (spreek uit 'miejoom') is een benigne spierweefseltumor. Spierweefsel komt op zeer veel plaatsen in ons lichaam voor. Een myoom vindt men (bijna) alleen in de baarmoeder. Vaak heeft een vrouw er meer dan één. Myomen worden vaak, met een lelijk woord, 'vleesbomen' genoemd. De oorzaak is onbekend. Het is wel zo dat een myoom sneller groeit onder invloed van het vrouwelijk hormoon oestrogeen (spreek uit 'uistrogeen').

Dit vrouwelijke hormoon is in de loop van de vruchtbare jaren continu in het bloed van de vrouw aanwezig. Ongeveer vanaf de leeftijd van 35 jaar kunnen myomen dermate gegroeid zijn dat zij problemen gaan geven. De meest voorkomende klachten zijn onregelmatig en vooral overvloedig bloedverlies en vage buikpijn. Bij dit soort klachten kan in eerste instantie met een hormoonafscheidend iud (intra uterine device, spiraaltje) geprobeerd worden de myomen te verkleinen. Afhankelijk van of dat helpt, de ernst van de klachten en de wens van de patiënte, kan worden overgegaan tot een operatie. Hierbij is het technisch in sommige gevallen mogelijk alléén de myomen weg te halen. Meestal zou er dan zo weinig baarmoeder overblijven dat dat geen zin heeft. Een operatie komt er dus meestal op neer dat de gehele baarmoeder wordt verwijderd. Als ervoor wordt gekozen niet te opereren, worden de grootte en de groei van de myomen voor alle zekerheid regelmatig (met name echografisch) gecontroleerd. Als de vrouw in de overgang komt, zullen de omvang van de myomen en de ermee gepaard gaande klachten afnemen.

9.2.6 Hemangioom

Een hemangioom is een benigne tumor van bloedvaten. Het komt alleen voor bij baby's en kleine kinderen. Hieromtrent bestaat veel verwarring. Het hemangioom is bij de geboorte meestal nog niet te zien. Op een bepaald moment wordt een rode vlek zichtbaar, die een zwelling wordt en uiteindelijk uitgroeit tot een omvang variërend van de punt van een speld tot een tennisbal. Vaak wordt deze afwijking 'aardbeivlek' of 'frambozenvlek' genoemd. Het gaat hier echter niet om vlekken. De afwijkingen waarmee het hemangioom wordt verward, zijn de 'ooievaarsbeet' en de 'wijnvlek'. De ooievaarsbeet is een rode vlek, veroorzaakt door uitgezette bloedvaten. Dit zit vaak in de nek van pasgeborenen en soms op de neusrug en oogleden. De ooievaarsbeet voor op het hoofd zal altijd verdwijnen, in de nek blijft het vaak min of meer zichtbaar. Een wijnvlek is een donkerrode vlek die altijd te zien blijft. De ouders kunnen juist van een hemangioom erg schrikken. Gelukkig zal de zwelling na verloop van tijd kleiner en bleker worden. Op vijfjarige leeftijd of al eerder is de afwijking meestal weg. Aan een hemangioom hoeft dan ook bijna nooit iets te worden gedaan. Een uitzondering treedt op als de zwelling een oog min of meer afdekt. Dan kan het zien namelijk niet goed tot ontwikkeling komen.

9.2.7 Naevus

De naevus (spreek uit 'névus', meervoud is naevi) is de bekende moedervlek, die soms (dat is heel gewoon) niet echt een vlek maar een gezwelletje is van pigmentcellen in de huid. De oorzaak is onbekend. Naevi ontstaan vanaf vlak na de geboorte, tot uiterlijk op een leeftijd van 25 à 30 jaar. Soms groeit er een haar uit. Eventueel wordt een naevus om cosmetische redenen verwijderd. Een andere reden hiervoor kan zijn dat de naevus er verdacht uit gaat zien, met andere woorden: als men denkt dat zich in de moedervlek kanker ontwikkelt. Deze kans is aanwezig bij snelle groei, vreemde verkleuring, jeuk, bloedverlies of een andere onregelmatigheid. Bij twijfel wordt verwezen naar een dermatoloog of chirurg. In het ziekenhuis zal de afwijking met een marge eromheen worden verwijderd.

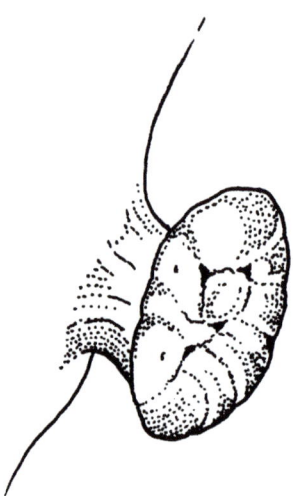
Figuur 9.3 Een poliep lijkt een beetje op een paddenstoel

9.2.8 Fibroadenoom

Dit is een benigne gecombineerde tumor van bindweefsel (fibroom) en klierweefsel (adenoom). Het fibroadenoom komt alleen voor in een mamma (vrouwenborst). De oorzaak is onbekend, maar het is wel zo dat een fibroadenoom sneller groeit onder invloed van oestrogeen (vrouwelijk hormoon). Het komt veel voor bij jonge vrouwen. Een fibroadenoom zal bijna altijd, voor alle zekerheid, worden verwijderd.

9.2.9 Poliep

Een poliep (fig. 9.3) is een benigne zwelling van het slijmvlies (binnenbekleding van een orgaan). Het ziet eruit als een soort uitstulping, een steel met vaak een verbreed uiteinde. Als een poliep een echte woekering van cellen is, mag je het een tumor noemen. Het belangrijkste voorbeeld is een poliep in de darm: de adenomateuze poliep. Een ander belangrijk voorbeeld is het papilloom in de blaas. In het spraakgebruik wordt deze laatste vaak (eigenlijk onterecht, want het is geen gesteelde zwelling) een poliep genoemd. Omdat de adenomateuze poliep en het papilloom nogal eens kwaadaardig kunnen worden, worden ze verwijderd.

9.3 Het beleid bij goedaardige tumoren

Goedaardige tumoren hoeven lang niet altijd te worden weggehaald. Als dat wel gebeurt, wordt het weefsel na de ingreep opgestuurd naar een laboratorium. Daar onderzoekt een patholoog het weefsel onder de microscoop. Bijna altijd zal de uitslag zijn dat de tumor inderdaad goedaardig is. Onder meer bij verdachte naevi en bij sommige poliepen moet echter ook rekening worden gehouden met kwaadaardigheid. Hetzelfde geldt voor knobbels in de borst waar men niet helemaal gerust op is.

Praktijkvoorbeelden

Mevrouw Van Zanten, 33 jaar, komt op het spreekuur omdat ze op haar voorhoofd een bobbeltje heeft. Ze vindt dat om cosmetische redenen vervelend. Ze wil graag weten of het bultje kan worden weggehaald. De huisarts kijkt er eens goed naar. Het is een typisch fibroom. In overleg met de patiënte wordt een afspraak gemaakt om het weg te laten halen. Als het zover is, heeft de assistent de benodigdheden al klaargezet. Zij zal bij de ingreep assisteren. De arts verwijdert dan het bultje. De assistent doet het in een potje waarna het wordt opgestuurd naar de patholoog. Die stelt vast dat het inderdaad om een fibroom gaat.

Meneer Zaalmink, 42 jaar, vraagt aan de huisarts of hij eens naar zijn rug wil kijken. Hij heeft daar allerlei vlekjes. Ze zijn de laatste tijd niet groter geworden en hij heeft er ook geen last van. Zijn vriendin is er echter niet gerust op. Dit heeft er duidelijk mee te maken dat in haar familie kwaadaardige huidziekten voorkomen. De arts kijkt hem na. Er zijn enkele moedervlekken te zien. Hij geeft hierover uitleg en vertelt erbij waar hij (en vooral ook zijn vriendin) op moeten letten.

Mevrouw Kremer, 38 jaar, heeft al langere tijd last van menstruatieproblemen. Zij verliest veel meer bloed dan anders. Soms is er ook tussendoor wat bloedverlies. De arts doet lichamelijk onderzoek waaronder uiteraard een vaginaal toucher. De baarmoeder blijkt vergroot te zijn en niet regelmatig aan te voelen. De patiënte wordt verwezen naar de gynaecoloog omdat het vermoeden is dat sprake is van uterus myomatosus. Onderzoek in het ziekenhuis wijst uit dat dit klopt. Bij hormonale behandeling heeft mevrouw Kremer weinig baat. Gezien de ernst van de klachten wordt besloten tot een abdominale uterusextirpatie. De patholoog schrijft in zijn verslag dat geen aanwijzingen te vinden waren voor kwaadaardige ziekte.

Mevrouw O'Donnell, 25 jaar heeft een zachte, glad en regelmatig aanvoelende zwelling in haar bovenarm. Die zit er al enige tijd en lijkt iets groter te worden. De huisarts noemt het een vetbult. Aangezien de patiënte zich er verder niet druk over maakt, wordt besloten er niets aan te doen.

Mevrouw Tinbergen komt bij de huisarts met haar zoontje van inmiddels drie weken oud. Bij de geboorte was op de linkerschouder al een heel klein roodachtig plekje te zien. Dat plekje is nu duidelijk groter geworden. De moeder maakt zich zorgen en vraagt zich af of het om een wijnvlek gaat. De huisarts denkt echter aan een hemangioom. Hij vertelt de moeder dat het onschuldig is. Zo'n zwelling kan wel groter worden maar uiteindelijk zal het weer verdwijnen. Mevrouw Tinbergen is erg verbaasd maar ook opgelucht.

Kwaadaardige gezwellen

Samenvatting

In weefsel kunnen cellen zich ongeregeld gaan delen en in de omgeving infiltreren. Dit is dan een maligne tumor ofwel kanker. Roken is een heel belangrijke oorzaak. Sommige soorten kanker zijn erfelijk. Meestal gaat het om een carcinoom. Bekende voorbeelden zijn bronchus-, larynx-, mamma-, prostaat-, colon-, rectum-, endometrium-, testis-, oesofagus-, maag- of basalecelcarcinoom. Lymfogeen kan metastasering optreden naar lymfeklieren. Hematogeen kan metastasering optreden naar bijvoorbeeld botten, longen, hersenen of lever. Bijzondere voorbeelden van kanker zijn leukemie, melanoom en mesothelioom. Door de onbelemmerde groei is kanker in principe levensbedreigend. Voor de diagnose is het herkennen van een aantal signalen belangrijk, de zogenoemde *seven signals of danger*. Hoe eerder de diagnose, hoe beter de prognose. Zowel primaire als secundaire preventie zijn van belang, maar slechts beperkt mogelijk. Somatische behandelingen zijn chirurgie, radiotherapie, chemotherapie en andere specialistische medicatie.

10.1   Wat is kanker? – 123

10.2   Kanker in de beroepspraktijk van de doktersassistent – 125

10.3   Kanker; verschijnselen en diagnose – 126

10.4   Kanker; behandeling – 126
10.4.1   Chirurgie – 126
10.4.2   Radiotherapie – 126
10.4.3   Chemotherapie – 126
10.4.4   Immuuntherapie – 127
10.4.5   Palliatieve zorg – 127

10.5   Prognose – 127

© Bohn Stafleu van Loghum, onderdeel van Springer Media B.V. 2017
E.A.F. Wentink, *Inleiding medische kennis*, Basiswerk AG, DOI 10.1007/978-90-368-1788-2_10

10.6	Voorbeelden van kanker	– 128
10.6.1	Bronchuscarcinoom – 128	
10.6.2	Mammacarcinoom – 128	
10.6.3	Prostaatcarcinoom – 130	
10.6.4	Endometriumcarcinoom – 130	
10.6.5	Cervixcarcinoom – 130	
10.6.6	Colon- en rectumcarcinoom – 131	
10.6.7	Melanoom – 132	
10.6.8	Basalioom (basale-celcarcinoom) – 132	
10.6.9	Maagcarcinoom – 132	
10.6.10	Overige carcinomen – 132	
10.6.11	Leukemie – 133	

Casus

Mevrouw F. is 64 jaar. Haar man is vorig jaar overleden aan longkanker. Zelf is ze altijd goed gezond geweest. Ze komt dan ook bijna nooit op het spreekuur. Op een dag belt ze naar de praktijk om een afspraak te maken. Het kost haar moeite om te vertellen wat er aan de hand is. Ze begint te huilen als de assistent haar vertelt dat het spreekuur eigenlijk vol zit. Dan komt het hoge woord eruit. Ze heeft zojuist per ongeluk iets raars gevoeld in haar borst. Ze had in de gaten dat er iets niet klopt. Ze is nu volkomen in paniek. In overleg met de huisarts maakt de assistent toch een afspraak voor haar, aan het eind van de middag. De dokter doet lichamelijk onderzoek en stelt vast dat de rechterborst hard en bobbelig aanvoelt. Ook in de rechteroksel zitten enkele verdikkingen. De dokter vertelt dat ook zij zich zorgen maakt. Zij verwijst haar patiënte direct naar de mammapoli van het dichtstbijzijnde ziekenhuis. Daar worden vrouwen geholpen waarbij borstkanker wordt vermoed. Een chirurg, patholoog, radioloog en verpleegkundige werken er met elkaar samen. In zeer korte tijd worden alle onderzoeken gedaan die nodig zijn. De patiënten hoeven dan niet telkens terug naar het ziekenhuis. De diagnose kan snel worden gesteld. Bij mevrouw F. is van begin af aan duidelijk dat sprake is van uitgezaaide borstkanker. Tijdens de oncologiebespreking wordt besloten om over te gaan tot een operatie met aanvullend bestraling. Uiteindelijk blijkt dat het al te laat is. Mevrouw F. gaat snel achteruit. Ze is erg kortademig geworden. Ze kan eigenlijk niets meer en ligt hele dagen op bed. De wijkverpleging wordt ingeschakeld. In de loop van de dagen neemt de pijn toe. Ook de kortademigheid wordt erger. Mevrouw F. eet en drinkt niet meer. De huisarts gaat over tot palliatieve sedatie. Dit houdt in dat de pijn en de kortademigheid worden onderdrukt met een medicijn dat het bewustzijn verlaagt. De dosering van dat geneesmiddel dient niet hoger dan noodzakelijk te zijn, om het lijden van de patiënte zo goed mogelijk te verzachten. De dochter van mevrouw F. is uit Amerika overgevlogen en is bij haar overlijden aanwezig.

10.1 Wat is kanker?

Een maligne tumor, ofwel een maligniteit, is een kwaadaardig gezwel (maligne betekent kwaadaardig, je spreekt het uit zoals je het schrijft). Meestal wordt hiervoor het woord kanker gebruikt. Soms geeft alleen al het uitspreken van dit woord veel angst. Men spreekt dan ook bijvoorbeeld van 'K' of 'de gevreesde ziekte' of men zegt alleen: 'U weet wel wat ik bedoel...' Kanker is niet één ziekte maar een verzamelnaam voor een grote groep verschillende ziekten. De ene vorm van kanker is de andere niet. Het begint in alle gevallen in één cel. In het erfelijke materiaal van deze cel verandert iets. Dit wordt mutatie genoemd. Hoe deze mutatie ontstaat, is vaak niet bekend. Slechts in een deel van de gevallen is er een duidelijke oorzaak. Het belangrijkste voorbeeld is roken; onder invloed van kankerverwekkende stoffen in bijvoorbeeld sigaretten worden cellen beschadigd. Vroeg of laat wordt een cel daarna een kankercel. In het beginstadium van kanker merkt de patiënt niets. Er zijn geen klachten. Het lichamelijk onderzoek is volledig normaal. Als het bloed zou worden onderzocht, dan zouden daaruit geen bijzonderheden naar voren komen. Ook het maken van afbeeldingen zoals röntgenfoto's heeft aanvankelijk geen enkele zin.

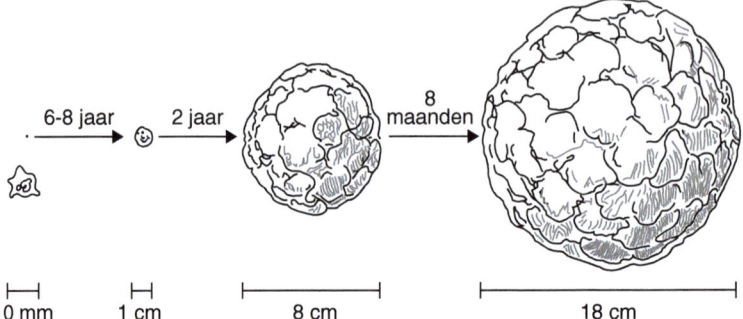

■ **Figuur 10.1** De meeste kwaadaardige tumoren hebben een vaste verdubbelingstijd. Reken eens uit hoe lang het duurt voordat een cel van 10 micrometer doorsnee is uitgegroeid tot een tumor van een centimeter doorsnee als de verdubbelingstijd drie maanden is

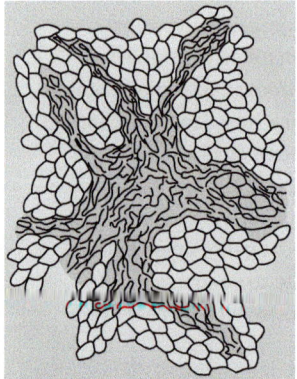

■ **Figuur 10.2** Kwaadaardige tumoren groeien met lange uitlopers tussen de gezonde cellen door (infiltratieve groei). Vergelijk met ■ fig. 9.1

Als welke vorm van kanker dan ook aan het licht komt, is de ziekte in principe vergevorderd. Het is dan heel belangrijk om snel te handelen. Het aantal kankercellen is dan immers al heel groot. De verdubbelingstijd van kankercellen is constant (■fig. 10.1). Het kost net zoveel tijd voor één kankercel om twee kankercellen te worden, als het kost voor een kwaadaardig gezwel van 1 cm doorsnee om uit te groeien tot 2 cm, en vervolgens 4 cm, 8 cm, 16 cm enzovoort. De groei van kanker verloopt dus in toenemende mate explosief. Onder de microscoop zien kankercellen er vreemd uit. Ze lijken weinig of niet op de cellen die ze eerst waren. Mogelijk slaagt het lichaam er soms in om kankercellen op te ruimen. Bij een patiënt met kanker is dat duidelijk niet het geval. De kankercellen delen zich, trekken zich nergens iets van aan en groeien, soms heel agressief, door in de omgeving. Dit laatste wordt infiltratie genoemd (■fig. 10.2).

Als kankercellen dwars door een lymfevaatje groeien en met de lymfe meestromen, komen ze in een lymfeklier terecht. De kanker is dan uitgezaaid. Een uitzaaiing wordt metastase genoemd. Als dit via lymfe gebeurt heet dat: lymfogeen. De kankercellen in een lymfeklier kunnen zich gaan delen en ophopen. De lymfeklier kan dan opzwellen. Ook kunnen kankercellen dwars door een haarvaatje (klein bloedvaatje) groeien. Als zij dan met het bloed mee stromen, komen ze elders in het lichaam terecht. Dit wordt een hematogene metastase genoemd. Dit betekent dus: uitzaaiing via het bloed. Voorbeelden van metastasen zijn: botmetastasen, levermetastasen, hersenmetastasen, longmetastasen. Van de metastasen is in het begin helemaal niets te merken. Als de patiënt er klachten van krijgt of als ze bijvoorbeeld te zien zijn op een foto, dan is het meestal al te laat. In het spraakgebruik valt vaak een term als 'botkanker' of 'leverkanker'. Kanker ontstaat maar zelden in het bot of de lever zelf. Met deze woorden bedoelt men in het algemeen uitzaaiingen. Kankercellen vergen veel energie van het lichaam. Bovendien komen bij kanker allerlei schadelijke stoffen vrij in het bloed. Hierdoor wordt de patiënt moe. Er is sprake van algehele malaise. Op den duur kan het lichaam de belasting niet meer aan. De klachten en verschijnselen zijn verder afhankelijk van waar de kanker en de eventuele metastasen zich bevinden.

10.2 Kanker in de beroepspraktijk van de doktersassistent

Het is goed om iets van kanker af te weten. Mensen met kanker bevinden zich in iedere huisartspraktijk en bezoeken vaak het ziekenhuis. Als je wat meer weet over de achtergronden en verschijnselen van kanker, dan kan je je wat meer inleven in de patiënten. Doktersassistenten kunnen bijdragen aan primaire preventie. Hiermee wordt bedoeld: het voorkómen dat ziekte ontstaat. Het belangrijkste voorbeeld is: mensen adviseren niet te roken of ermee te stoppen. Ook matig alcoholgebruik en gezonde voeding zijn van belang. Doktersassistenten spelen ook een rol in secundaire preventie. Hiermee wordt bedoeld: ziekten zo vroeg vaststellen dat de gevolgen ervan worden voorkómen. Een voorbeeld is het maken van uitstrijkjes. Het kan bovendien altijd gebeuren dat een patiënt klachten vertelt of iets laat merken wat direct moet doen denken aan de aanwezigheid van kanker. In dit verband zijn de *seven signals of danger* (zeven tekenen van gevaar) heel belangrijk. Het herkennen van deze signalen is ook secundaire preventie. Telkens als bij een patiënt een dergelijk teken van gevaar aanwezig is, zou kanker aanwezig kunnen zijn. Met nadruk geldt: het zou kunnen, maar het hoeft niet zo te zijn. Meestal valt het achteraf mee. Als je echter zo'n signal of danger constateert, dan moet je er wel iets mee doen. De arts moet op de hoogte zijn, zodat die bepaalt wat er moet gebeuren.

> Seven signals of danger
> Dit zijn de alarmsignalen waar men altijd op bedacht moet zijn:
> - schijnbaar onschuldige klachten die te lang duren;
> - allerlei abnormale vormen van bloedverlies;
> - zwellingen, vooral als deze geen pijn doen;
> - veranderingen aan bestaande afwijkingen van de huid, bijvoorbeeld kleurveranderingen, vormveranderingen of jeuk;
> - een zweertje dat niet binnen enkele weken geneest;
> - vermagering zonder duidelijke reden;
> - verandering in het defecatiepatroon; er verandert iets aan de normale regelmaat en/of soort van ontlasting.

10.3 Kanker; verschijnselen en diagnose

Naast al deze verschillende mogelijke alarmverschijnselen van kwaadaardige ziekten kunnen in het verloop van de ziekte nog allerlei andere klachten en problemen optreden. Vooral in een laat stadium van kanker kan de patiënt erg moe zijn. Botmetastasen kunnen erg pijnlijk zijn. Longmetastasen kunnen een patiënt kortademig maken. Hersenmetastasen kunnen de oorzaak zijn van bijvoorbeeld hoofdpijn, gedragsproblemen of een epileptische aanval. Levermetastasen kunnen geelzucht geven en jeuk. Het bewijs voor kanker wordt geleverd door de patholoog die bij de patiënt weggenomen cellen of weefsel (een biopt) onderzoekt. Om te beoordelen in hoeverre de ziekte zich door het lichaam heeft verspreid, is vaak allerlei aanvullend onderzoek nodig, bijvoorbeeld verschillende soorten bloedonderzoek en beeldvormend onderzoek.

10.4 Kanker; behandeling

Niet iedere behandeling is voor elke kanker geschikt. Kanker is een verzamelbegrip van vele uiteenlopende ziekten.

10.4.1 Chirurgie

Vaak kan kanker volledig genezen als in een vroeg stadium wordt geopereerd. De patholoog zal het weefsel in alle gevallen onderzoeken. Als men er zeker van is dat alle kankercellen uit het lichaam zijn verwijderd, kan men stellen dat de behandeling curatief is geweest. De patiënt wordt dan genezen verklaard.

10.4.2 Radiotherapie

Kankercellen kunnen worden vernietigd door radiotherapie (bestraling). De bestraling wordt verdeeld over een groot aantal keren. Dit betekent dat de patiënt telkens voor een korte bestraling terug moet naar het ziekenhuis. De bestraling zelf doet geen pijn. Wel worden veel patiënten in de loop van de behandeling erg moe. De bestralingen vormen een flinke aanslag op het lichaam. Kankercellen zijn het meest gevoelig, maar gezonde cellen reageren ook. Dit geldt vooral voor cellen die zich snel delen. Op de plaats van de bestraling kunnen in de huid bijwerkingen optreden zoals irritatie en ontsteking. Dit laatste wordt wel bestralingsdermatitis genoemd. Er kan plaatselijk haarverlies zijn, roodheid, schilfering of verkleuring. Overige bijwerkingen zijn afhankelijk van de plaats waar bestraald wordt. Bestraling in de mond en keel geeft bijvoorbeeld pijn bij het slikken, bestraling in het gebied van de maag geeft misselijkheid, bestraling in het gebied van de blaas geeft pijn bij het plassen enzovoort.

10.4.3 Chemotherapie

Via het bloed kunnen giftige medicijnen, cytostatica, kankercellen bereiken. Dit wordt chemotherapie genoemd. Ook deze behandeling kan niet in één keer worden gegeven, maar wordt verdeeld over een aantal kuren. De cytostatica vernietigen de kankercellen maar helaas

ook gezonde, snel delende cellen. Dit is een enorme aanslag op de gezondheid van de patiënten. Ze worden vaak erg moe, kunnen misselijk worden en last krijgen van diarree of haaruitval (in tegenstelling tot bij bestraling is dit haaruitval over het gehele lichaam). Ernstig is beschadiging van het beenmerg. Daar worden namelijk bloedcellen aangemaakt. Als dat niet goed gaat, kunnen de volgende problemen ontstaan:
- Door een tekort aan rode bloedcellen ontstaat anemie.
- Bij een sterke daling van het aantal witte bloedcellen ontstaat een te groot risico op infecties. De patiënt krijgt dan bijvoorbeeld keelpijn of koorts. Als dit soort klachten optreedt bij een patiënt die chemotherapie krijgt, moet dit altijd direct aan de arts worden doorgegeven. Het kan betekenen dat men tijdelijk met de chemotherapie moet stoppen om het beenmerg de kans te geven te herstellen.
- Als het aantal bloedplaatjes te laag wordt, ontstaat een verhoogde bloedingsneiging. Als dan een venapunctie wordt gedaan, moet extra lang worden afgedrukt, en steviger worden verbonden.

10.4.4 Immuuntherapie

Hierbij wordt het afweersysteem geholpen in het onschadelijk maken van kankercellen. Er worden bijvoorbeeld antistoffen toegediend. Ook kan met antigenen worden gevaccineerd zodat het lichaam zelf antilichamen gaat vormen, die zich dan richten tegen de kankercellen. Nog een voorbeeld is het toedienen van witte bloedcellen die in het laboratorium geschikt zijn gemaakt om kanker tegen te gaan.

10.4.5 Palliatieve zorg

Naast alles wat er gebeurt om kanker af te remmen of te genezen, is het belangrijk het lijden van de patiënt te verlichten. Verschijnselen als pijn, vermoeidheid, kortademigheid, angst, verwardheid, misselijkheid en braken dienen bestreden te worden voor zover dat mogelijk is. Van al deze verschijnselen komt pijn het meest voor. Deze wordt bestreden met gewone pijnstillers, maar als het nodig is gaat men over op zware pijnstillers, de opiaten. Morfine is het bekendste voorbeeld. Een van de oorzaken van pijn zijn botmetastasen. Het komt veel voor dat botten worden bestraald om de pijn te verzachten. Ook dit is palliatieve behandeling. De bedoeling hiervan is niet dat de patiënt langer zal leven, maar wel dat het lijden wordt verlicht.

10.5 Prognose

Bij het woord kanker denken veel mensen aan ondraaglijk lijden en aan de dood. Kanker kan inderdaad levensbedreigend zijn. Gelukkig komt het ook dikwijls voor dat mensen van kanker genezen. Dit hangt vooral af van het tijdstip waarop de diagnose wordt gesteld. De prognose van kanker loopt dus sterk uiteen. Bij kanker is een veelgebruikte term de vijfjaarsoverleving. Dit is het percentage patiënten dat vijf jaar na het stellen van de diagnose nog in leven is. Zo is de vijfjaarsoverleving van de ene soort kanker veel lager dan de die van een andere soort kanker. Maar let op, het gaat hier altijd om gemiddelden. Het zou idioot zijn om dergelijke getallen als een soort voorspelling aan een patiënt door te geven. Een individuele voorspelling is niet mogelijk. Velen hebben daar wel behoefte aan. De behandelende arts kan dan voorzichtig een indruk geven van hoe de kansen liggen, hoe groot de kansen zijn op herstel, dan wel hoe lang het leven wellicht nog zal duren.

10.6 Voorbeelden van kanker

Hier volgt een overzicht van de belangrijkste voorbeelden van maligniteiten.

10.6.1 Bronchuscarcinoom

Het woord carcinoom spreek je uit als 'kartsienoom'. Bronchuscarcinoom is een maligne tumor van het epitheelweefsel in de lagere luchtwegen. Dit heet in het Nederlands longkanker. De overgrote meerderheid van de gevallen van bronchuscarcinoom is te verklaren door het roken; zowel actief als passief. Tegenwoordig komt longkanker ook steeds meer bij vrouwen voor. Dat komt doordat steeds meer vrouwen in de loop van de jaren zijn gaan roken. In het begin valt longkanker nauwelijks op. Eventueel kan wat irritatie optreden zodat de patiënt gaat hoesten. De meeste patiënten zijn door het roken toch al chronische hoesters. Er kan wel een subtiele verandering zijn van het hoestpatroon. Naast de rokershoest ontstaat dan een irritante kriebelhoest. Soms wordt door de kankercellen een bloedvaatje beschadigd, zodat met het opgehoeste slijm wat bloed meekomt. Dit heet hemoptoë. Mede door de vaak snelle hematogene metastasering is de prognose van longkanker gemiddeld slecht. Alleen in een vroeg stadium kan een operatie het leven nog redden. In sommige gevallen kan chemotherapie tijdelijk helpen.

10.6.2 Mammacarcinoom

Mammacarcinoom of borstkanker is een maligne tumor van het klierweefsel in een vrouwenborst (mamma). Ongeveer tien procent van de vrouwen krijgt in de loop van het leven deze ziekte. De oorzaak van mammacarcinoom is in het overgrote deel van de gevallen onbekend. Wel is bekend dat borstkanker sneller groeit onder invloed van vrouwelijk geslachtshormoon. Soms is er een sterke erfelijke invloed. Als in de familie mensen voorkomen met borstkanker – en vooral als dat jonge mensen zijn – dan is de kans op erfelijke borstkanker verhoogd. Er zijn twee genen die bij een mutatie een zeer hoge kans (ongeveer zeventig procent!) op borstkanker geven: het BRCA 1- en het BRCA 2-gen. BRCA staat voor: *breast cancer*. Het is mogelijk na te gaan of iemand draagster is van een mutatie in een van deze genen. Bij draagsters zijn zeer regelmatig onderzoek van de borsten, MRI en eventueel mammografie vanaf jonge leeftijd belangrijk. Omdat deze mutaties ook veel kans op kanker in de eierstokken met zich meebrengen, is controle van de eierstokken eveneens belangrijk. Een mammacarcinoom komt meestal aan het licht doordat in een borst een knobbel wordt gevoeld (fig. 10.3). Dat kan bij toeval gebeuren, of als een vrouw zelf haar borsten controleert. Met zelfonderzoek van de borsten wordt bedoeld dat een vrouw elke maand, bij voorkeur ongeveer een week na het begin van de menstruatie, haar borsten en oksels onderzoekt op afwijkingen.

Typisch voor een kwaadaardige knobbel is dat hij geen pijn doet, onregelmatig (verdacht) aanvoelt en vergroeid is met de omgeving. Mammacarcinoom zaait meestal het eerst lymfogeen uit naar een oksel. Soms is in een oksel een verdikking voelbaar. Afhankelijk van hoe ver

BORSTZELFONDERZOEK

Onderstaande oefeningen moeten zowel links als rechts uitgevoerd worden.

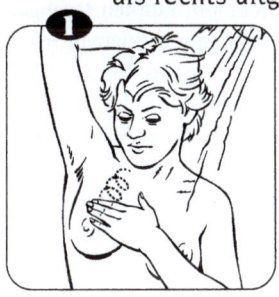

Fig. 1. Hef tijdens of na het douchen de rechterarm op en leg uw linkerhand op uw rechterborst. Maak met gesloten en gestrekte vingers draaiende bewegingen over de gehele borst. Begin aan de buitenkant van de borst en voel naar de tepel toe.

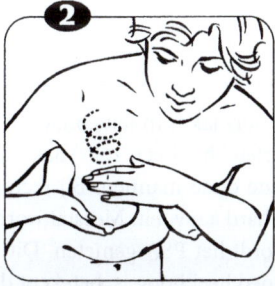

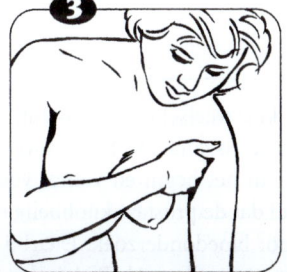

Fig. 2. Buig voorover en ondersteun de rechterborst met de rechterhand. Tast de borst onder lichte druk rondom af met een rollende beweging van de linkerhand.

Fig. 3. Buig voorover en laat de linkerarm ontspannen naar beneden hangen. Tast tot hoog in de oksel de gehele oksel af met gestrekte vingers van de rechterhand.

Fig. 4. Na het afdrogen kunt u voor de spiegel beide borsten vergelijken. Let op veranderingen. Vouw daarna uw armen achter het hoofd en kijk opnieuw naar eventuele veranderingen.

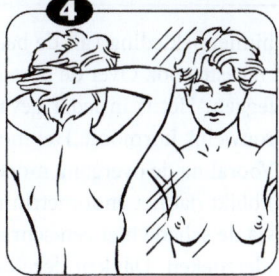

Onderzoek éénmaal per maand uw borsten, zodat u uw borsten goed leert kennen. Let op veranderingen in grootte, vorm, kleur, tepel, rimpels en knobbeltjes. Ontdekt u veranderingen, ga dan naar uw huisarts. Het beste kunt u dit zelfonderzoek doen een week na het begin van de menstruatie, **na de overgang** bij voorkeur op een vaste dag in de maand.

◘ **Figuur 10.3** Er zijn verschillende mogelijkheden om de borsten zelf te onderzoeken. De douchekaart geeft een van die mogelijkheden. Voordeel van het controleren onder de douche is dat, door gebruik te maken van zeep, de handen goed over het lichaam glijden. Overigens valt het resultaat tegen. Dit wordt als routine niet langer aanbevolen, tenzij bijvoorbeeld borstkanker veel in de familie voorkomt de ziekte is gevorderd, wordt besloten welke behandelingen de patiënte zal ondergaan. Als wordt geopereerd, dan zal dit zo mogelijk een borstbesparende ingreep zijn. In andere gevallen wordt de gehele borst verwijderd in combinatie met een okselkliertoilet. Met dit laatste wordt bedoeld dat de okselymfeklieren worden weggehaald.

Ook bestralingen en chemotherapie zijn bij borstkanker zeer belangrijke behandelingen. Soms worden medicijnen gegeven die de groei van het carcinoom kunnen tegengaan. Uiteindelijk zal ongeveer de helft van de vrouwen met mammacarcinoom hieraan overlijden, soms pas vele jaren nadat de diagnose is gesteld. Een pijnlijke zaak is dat soms jaren nadat de patiënte genezen leek te zijn, de kanker terugkomt. Het is dan waarschijnlijk zo dat, ondanks de behandeling, niet alle kankercellen waren verdwenen. Bij zo'n gevaarlijke ziekte is het duidelijk dat men er veel voor over heeft om de ziekte vroeg op te sporen. Naast het zelfonderzoek bestaat het bevolkingsonderzoek. Hierbij worden vrouwen regelmatig opgeroepen om een mammogram te laten maken. Bij een gevonden afwijking kan een biopt worden genomen.

10.6.3 Prostaatcarcinoom

Dit is een maligne tumor van het klierweefsel in de prostaat. De oorzaak is in feite onbekend. Een hoge leeftijd is de belangrijkste risicofactor. Soms speelt erfelijkheid een rol. Vaak zijn er geen klachten. Dat geldt zeker in het begin en vooral voor de oude mannen. Bij rectaal toucher blijkt in het typische geval dat de prostaat knobbelig en hard aanvoelt. Meestal wordt prostaatkanker echter ontdekt door bloedonderzoek. Daarbij wordt het PSA gemeten. Dit is een stof die alleen voorkomt in prostaatcellen. Als PSA in het bloed heel hoog is, betekent dit dat er een kans is op de aanwezigheid van prostaatcarcinoom. Een volgende stap is weefselonderzoek. Daarvoor moet de patiënt naar het ziekenhuis.

10.6.4 Endometriumcarcinoom

Dit is een maligne tumor van de binnenbekleding van de baarmoeder. Deze vorm van baarmoederkanker komt verreweg het meeste voor. Over de oorzaken van kanker in het slijmvlies van de baarmoeder is weinig te zeggen. Het is in ieder geval zo dat deze vorm van kanker sneller groeit onder invloed van vrouwelijk hormoon. Het meest voorkomende verschijnsel is abnormaal vaginaal bloedverlies. Vooral na de overgang moet men alert zijn. Als bij echografie (onderzoek met geluidsgolven) blijkt dat het endometrium erg dik is, zal men curetteren. Bij een curettage verwijdert men via de schede met een schrapertje baarmoederslijmvlies om dit door de patholoog te laten onderzoeken. Dankzij deze onderzoeken is de prognose van endometriumcarcinoom veel beter dan vroeger. Als bij abnormaal vaginaal bloedverlies adequaat wordt gehandeld, is de kans groter dat de diagnose op tijd wordt gesteld.

10.6.5 Cervixcarcinoom

Dit is een maligne tumor van de baarmoederhals. Een bepaald virus draagt bij aan het ontstaan. Dit virus wordt overgedragen bij de coïtus. Hoe lager de leeftijd waarop besmetting plaatsvindt, des te groter de kans dat na een aantal jaren baarmoederhalskanker ontstaat. Baarmoederhalskanker ontstaat via vele tussenstadia. Om deze ellendige ziekte vroeg te

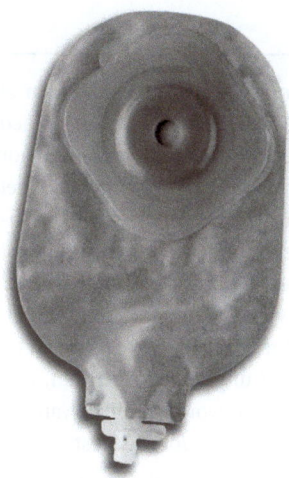

 Figuur 10.4   Stoma

kunnen vaststellen, wordt bij veel vrouwen met enige regelmaat een uitstrijkje gemaakt. Dit kan door de huisarts worden gedaan, maar ook door de doktersassistent. Er worden cellen van de baarmoederhals verwijderd en opgestuurd naar de pathologie. Het maken van een uitstrijkje is ook verstandig bij onverklaarbaar vaginaal bloedverlies tussen de menstruaties door of bij contactbloedingen. Een contactbloeding is bloedverlies na seksueel contact of na vaginaal toucher. Een vroeg verschijnsel van cervixcarcinoom is ook bruine of bloederige afscheiding. Later kunnen klachten optreden als gevolg van doorgroei in bijvoorbeeld blaas, darmen of zenuwen. Tegenwoordig is het mogelijk om meisjes tegen de ziekte te beschermen. Zij worden dan op jonge leeftijd tegen het virus ingeënt.

10.6.6 Colon- en rectumcarcinoom

Dit zijn maligne tumoren van het klierepitheelweefsel in de dikke darm en de endeldarm. Deze kankervormen komen veel voor. Een poliep kan een voorstadium zijn. Wat de oorzaken betreft, wordt gedacht aan een mogelijke invloed van voedsel. Veel dierlijk vet zou ongunstig zijn, veel groente en fruit juist gunstig. Een klein gedeelte van de ziektegevallen is erfelijk bepaald. Het is mogelijk mensen te onderzoeken op dragerschap van genen die een zeer hoge kans op darmkanker met zich meebrengen. Sinds kort bestaat voor dikke darmkanker ook bevolkingsonderzoek. Men stuurt wat ontlasting van zichzelf op. In het lab wordt onderzocht of er bloed in zit. Typische verschijnselen zijn veranderingen in het defecatiepatroon (wat iemand gewend is aan regelmaat, frequentie en stevigheid van de ontlasting) en bloedverlies bij de ontlasting. Vaak merkt de patiënt van dat bloedverlies in het begin helemaal niets. Het enige verschijnsel van coloncarcinoom kan een anemie (bloedarmoede) zijn. Kenmerkend voor rectumcarcinoom is bloedverlies met de ontlasting en, door de druk van de tumor, loze aandrang. Loze aandrang is het gevoel naar het toilet te moeten, terwijl er niets of weinig komt. Zowel bij colon- als bij rectumcarcinoom is operatie de belangrijkste behandeling. De kanker wordt met een ruime hoeveelheid omliggend weefsel (darm, vetweefsel, klieren) verwijderd. Soms krijgt de patiënt een stoma (fig. 10.4).

10.6.7 Melanoom

Dit is een maligne tumor van pigmentcellen in de huid, die nogal eens ontstaat in een al bestaande moedervlek. Wat de oorzaken betreft wordt gedacht aan de schadelijke invloed van UV-stralen. Verhoogd risico is aanwezig voor mensen met een lichte huid en vooral voor degenen die als kind nogal eens door de zon verbrand zijn. Hetzelfde geldt voor mensen met veel moedervlekken, en vooral als die er niet zo fraai en regelmatig uitzien. Ook erfelijke aanleg speelt in sommige gevallen een rol. Een melanoom kun je herkennen aan verdikkingen of verkleuringen (bijvoorbeeld blauwachtig, bruin, zwart). Zij kunnen gepaard gaan met jeuk, tintelingen of bloedverlies. Iedere verandering van een moedervlek is verdacht. Meestal valt het achteraf mee, maar het is belangrijk om goed op te letten. Om duidelijkheid te krijgen en de diagnose te kunnen stellen, kan de gehele afwijking eventueel uitgesneden worden, met een marge van twee millimeter. Om de prognose te kunnen bepalen, wordt de dikte van het melanoom gemeten in millimeters. Als de uitslag meevalt, is de prognose goed. Meestal is dat het geval. De prognose is echter slecht als de afwijking zich al diep in de huid bevindt. Dit geldt zeker bij uitzaaiingen. Het melanoom kan zich in de omgeving in de huid, maar ook via lymfe- en bloedvaten naar andere plaatsen verspreiden. Het gaat om een gevreesde vorm van kanker: een melanoom loopt soms dodelijk af. Als men echter alert is en blijft op verdachte moedervlekken, dan komt dit niet zo vaak voor.

10.6.8 Basalioom (basale-celcarcinoom)

Dit is een maligne tumor van epitheelcellen in de huid. Het zit bijna altijd in het gezicht. Langdurige inwerking van UV-stralen speelt in het ontstaan een rol. Het komt voornamelijk bij oudere mensen voor. Het basalioom groeit langzaam en is te zien als een bobbeltje of als een zweer. De afwijking zal niet uit zichzelf verdwijnen. Als het niet wordt weggehaald, zal verdere groei in de diepte optreden. Dit gaat meestal langzaam, maar soms gedraagt deze kanker zich relatief agressief. Een basalioom zaait echter zelden of nooit uit. Aan een basalioom gaat (bijna) nooit iemand dood.

10.6.9 Maagcarcinoom

Dit is een maligne tumor van klierepitheelcellen in de maag. Wat betreft de oorzaken wordt onder meer gedacht aan de schadelijke invloed van de aanwezigheid van Helicobacter pylori. Dit is een bacterie die ook maagzweren veroorzaakt. Het vervelende van maagkanker is dat de patiënt er in het begin weinig van merkt. Op den duur valt alleen het gebrek aan eetlust op en kan de patiënt vermageren. In de tussentijd is de kanker al wel uitgezaaid. De prognose is daardoor slecht. Een enkele keer is het mogelijk met een grote operatie de patiënt te genezen.

10.6.10 Overige carcinomen

Natuurlijk zijn in dit hoofdstuk niet alle vormen van kanker genoemd. Denk maar eens aan kanker in de oesophagus (slokdarm) en vormen van kanker in de keel of de mond. In het ontstaan van deze soorten kanker spelen roken en alcohol een grote rol. Kanker in de slokdarm geeft pas laat klachten. Als de patiënt problemen krijgt met slikken, is de kanker in het algemeen al uitgezaaid. Roken vergroot ook de kans op vele andere soorten kanker, zoals kanker in het strottenhoofd en kanker in de blaas. Kanker in het strottenhoofd geeft als eerste klachten vaak hoesten en problemen met de stem: de patiënt is hees of schor. Blaaskanker geeft als eerste verschijnsel meestal pijnloze en zichtbare hematurie: een deel van de urinestraal is rood gekleurd. Berucht is het mesothelioom, een kanker van de longvliezen of het buikvlies die kan ontstaan door blootstelling aan asbest. Net zo berucht is het pancreascarcinoom (alvleesklierkanker), waarvan de oorzaak in feite onbekend is. In het typische geval krijgt de patiënt als eerste verschijnsel icterus (geelzucht) zonder bijkomende klachten ('stille icterus'). Bij jonge(!) mannen komt nogal eens kanker voor in een zaadbal. De meest voorkomende vorm van testiscarcinoom is het seminoom. Het eerste verschijnsel is in het algemeen een pijnloze zwelling. Door verschillende behandelmogelijkheden is de prognose tamelijk goed.

10.6.11 Leukemie

Heel bekend is leukemie, bloedkanker, die ook veel bij kinderen voorkomt. De kanker zit in lymfatisch weefsel, bijvoorbeeld in het beenmerg, de lymfeklieren en milt. Op allerlei manieren kan bij patiënten met leukemie blijken dat er iets mis is: moeheid, bloedarmoede, infecties, blauwe plekken en gezwollen lymfeklieren. Vroeger was leukemie bijna altijd een dodelijke ziekte, maar dankzij chemotherapie is de prognose veel beter geworden. Bovendien bestaat tegenwoordig de mogelijkheid van beenmergtransplantatie: het beenmerg van de patiënt wordt met chemotherapie volledig vernietigd, waarna beenmergcellen van een passende donor (soms een familielid, maar meestal komt het van de zogenaamde beenmergbank) via een infuus druppelsgewijs in de bloedbaan van de patiënt stromen.

> **Praktijkvoorbeelden**
> Meneer W., 35 jaar, wordt in verband met zaadbalkanker met chemotherapie behandeld. Sinds vanochtend heeft hij keelpijn en voelt hij zich niet lekker. Dit kan wijzen op een gevaarlijke bijwerking van de chemotherapie. De doktersassistent waarschuwt direct de arts.
>
> De doktersassistent verricht door middel van een vingerprik een Hb-bepaling bij meneer K., 58 jaar. Het Hb blijkt veel te laag te zijn. De patiënt zegt dat hij de laatste tijd ook vaak bloed bij de ontlasting heeft gehad en dat de bloedarmoede volgens hem komt door de aambeien. De assistent zegt dat ze het een goed idee zou vinden als de patiënt hierover gaat praten met de dokter. Ze denkt bij zichzelf dat anemie bij oudere mensen niet alleen door aambeien kan worden veroorzaakt maar ook zou kunnen wijzen op kanker.
>
> Meneer De Z., altijd een stevige roker geweest, komt op het spreekuur omdat hij zo'n pijn in de zij heeft. Die is zo erg dat hij er 's nachts bijna niet van kan slapen. De laatste tijd is hij ook opvallend veel gaan hoesten, maar ja, door het roken deed hij dat toch altijd al. De arts onderzoekt hem en voelt bij lichamelijk onderzoek een onregelmatige, vergrote lever. Al met al genoeg redenen voor een X-thorax (röntgenfoto van de borstholte), echografie van de lever en bloedonderzoek. De assistent weet dat dit allemaal snel moet gebeuren. Al snel wordt de uitslag telefonisch doorgegeven door de röntgenoloog: de thoraxfoto is afwijkend, er is een zeer verdachte schaduw zichtbaar. De echografie wijst uit dat er zeer waarschijnlijk levermetastasen zijn. Meneer De Z. wordt verwezen naar de

longarts. Een bronchoscopie (een kijkje in de lagere luchtwegen) wijst uit dat er sprake is van een bronchuscarcinoom. Verder onderzoek wijst uit dat er ook veel lymfeklieren zijn aangetast in de omgeving. Ook in de botten bevindt zich al kanker. Er wordt gestart met chemotherapie. De conditie van meneer De Z. gaat snel achteruit. Hij komt niet toe aan de tweede kuur. Drie weken na het stellen van de diagnose, overlijdt hij in het bijzijn van zijn vrouw en kinderen.

Mevrouw G. belt en vertelt dat ze een zwartachtig, wat verdikt plekje op haar onderbeen heeft geconstateerd. Het is de laatste tijd groter geworden en het jeukt een klein beetje. De doktersassistent regelt direct een afspraak op het spreekuur. De huisarts vindt de afwijking verdacht. De vorm is onregelmatig. De kleur is verontrustend: blauwachtig zwart. Dezelfde dag zit mevrouw G. bij de dermatoloog. Die bevestigt het vermoeden dat het om een melanoom gaat. De plastisch chirurg verwijdert de afwijking, inclusief enkele millimeters gezonde huid rondom. De dermatoloog heeft gezegd dat ze heel intensief gecontroleerd moet blijven worden.

Meneer H. heeft de laatste tijd 'moeite met slikken'. Het slikken lukt op zichzelf vrij goed maar als hij een wat groter stukje brood of vlees doorslikt, heeft hij het gevoel dat het ergens blijft steken. De huisarts vindt dit verontrustend en verwijst de patiënt naar de MDL-arts. Deze stelt kanker in de slokdarm vast. Een operatie wordt niet zinvol meer geacht. Wel wordt in de slokdarm een stent geplaatst waardoor het voedsel kan passeren. Daarna volgt radiotherapie. Het gaat vervolgens enige tijd redelijk goed. Dan ontstaan opnieuw klachten. De algehele conditie van meneer H. gaat achteruit. Het is niet mogelijk opnieuw te bestralen. Meneer H. krijgt sondevoeding. Twee weken later is hij overleden.

Meneer V. komt op het spreekuur omdat zijn ontlasting de laatste tijd 'moeilijk' is geworden. Een enkele keer ziet hij er bloed bij. De arts onderzoekt hem. Bij het rectaal toucher is op ongeveer tien centimeter van de anus vandaan een onregelmatige zwelling te voelen.
Er volgt een verwijzing naar de chirurg. Deze stelt als diagnose rectumcarcinoom. Het rectum wordt geamputeerd. Tijdens de operatie wordt een stoma aangelegd. Aanvullende behandeling is niet nodig. Tot op heden gaat het nog steeds erg goed met meneer V.
Hij heeft goed met zijn stoma leren leven.

Auto-immuunziekten

Samenvatting

Bij een auto-immuunziekte worden antistoffen schadelijk voor het eigen lichaam, met als gevolg ontsteking en eventueel beschadiging, verlittekening en functieverlies. Auto-immuunziekten verlopen vaak in exacerbaties en remissies, maar zijn soms progressief. De diagnose kan moeilijk zijn. In de behandeling zijn afweerremmende medicijnen vaak heel belangrijk. Voorbeelden van auto-immuunziekten zijn: psoriasis, reumatoïde artritis, multipele sclerose, ziekte van Crohn/colitis ulcerosa, hyper- of hypothyreoïdie, glomerulonefritis, pernicieuze anemie, SLE.

11.1   Inleiding – 136

11.2   Auto-immuunziekten in het algemeen – 136

11.3   Auto-immuunziekten: voorbeelden – 137
11.3.1   Psoriasis – 137
11.3.2   Reumatoïde artritis – 138
11.3.3   Multipele sclerose (MS) – 138
11.3.4   Ziekte van Crohn en colitis ulcerosa – 139
11.3.5   Hyper- en hypothyreoïdie – 139
11.3.6   Diabetes mellitus type I – 140
11.3.7   Glomerulonefritis – 141
11.3.8   Pernicieuze anemie – 141

© Bohn Stafleu van Loghum, onderdeel van Springer Media B.V. 2017
E.A.F. Wentink, *Inleiding medische kennis*, Basiswerk AG, DOI 10.1007/978-90-368-1788-2_11

> **Casus**
>
> De 47-jarige mevrouw De Kater werd verwezen naar de internist. Ze was in de loop van een aantal maanden afgevallen en ze had last van hardnekkige koorts en vermoeidheid. In haar gezicht was een vlindervormige rode uitslag te zien. Zowel bloedonderzoek als onderzoek van de urine leverde verschillende afwijkingen op. De bloeddruk was 145/95, dus te hoog. De internist stelde veel vragen, deed een uitvoerig lichamelijk onderzoek en dacht aan een auto-immuunziekte. Om die reden deed hij specialistisch bloedonderzoek naar de functie van het immuunsysteem. In de loop van de tijd werd ook een biopt genomen van de nieren. Uiteindelijk is gebleken dat mevrouw De Kater lijdt aan SLE. Dit is de afkorting van systemische lupus erythematosus, ofwel LED: lupus erythematodes disseminatus. Dit is een ingewikkelde auto-immuunziekte, waarbij vooral de nieren worden aangetast. Inmiddels krijgt mevrouw De Kater in de perioden waarin de ziekte actief is en er veel klachten zijn, zware geneesmiddelen die het immuunsysteem onderdrukken.

11.1 Inleiding

In dit hoofdstuk gaat het over auto-immuunziekten. Dit zijn ziekten van het afweersysteem, dus van de eigen weerstand. Veel mensen hebben nog nooit van auto-immuunziekten gehoord. De meeste van deze ziekten zijn dan ook zeldzaam. Andere komen echter heel veel voor en zijn heel bekend. Weinig mensen weten dan echter dat het auto-immuunziekten zijn. In dit hoofdstuk wordt nader ingegaan op de manier waarop deze ziekten ontstaan. Er wordt meer informatie gegeven over enkele auto-immuunziekten die relatief veel voorkomen.

11.2 Auto-immuunziekten in het algemeen

In het begrip auto-immuunziekte valt het woord 'auto' op. Dat betekent: 'zelf'. De term immuunziekte geeft aan dat er iets mis is met het immuunsysteem, het systeem dat antistoffen (antilichamen) produceert. Bij een auto-immuunziekte wordt de patiënt ziek doordat antistoffen voor het eigen lichaam, schadelijke prikkels worden. De patiënt krijgt, net als bij allergie, last van het eigen afweersysteem. De oorzaak hiervan is onduidelijk. Er zijn verschillende mogelijkheden. Het kan bijvoorbeeld zo zijn dat afweercellen in het lichaam slecht functioneren en daardoor 'verkeerde' antistoffen maken. Een andere mogelijkheid is dat iets vreemds het lichaam binnenkomt dat toevallig lijkt op iets van het eigen lichaam. Hierdoor gaan de antistoffen niet alleen tegen de vreemde stof maar ook tegen het eigen lichaam reageren. Een derde mogelijke oorzaak is dat invloeden van buitenaf (bijvoorbeeld virussen) cellen in het lichaam veranderen waardoor het afweersysteem hen niet meer zo goed herkent en er antistoffen tegen gaat maken.

Auto-immuunziekten komen meer voor bij vrouwen dan bij mannen. Op de een of andere manier zullen hormonale factoren dus wel een rol spelen. Het lijkt er verder op dat erfelijke aanleg bij een gedeelte van de auto-immuunziekten een factor is. Maar ook al is die erfelijke aanleg aanwezig, dan is er in het algemeen toch geen grote kans dat de ziekte zal

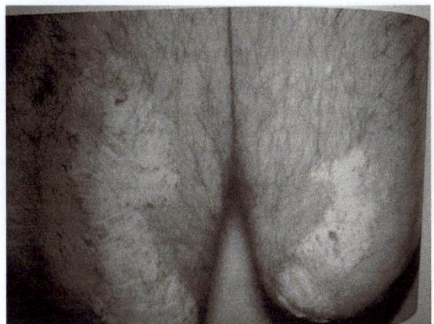

Figuur 11.1 Een van de voorkeursplaatsen van psoriasis is de strekzijde van de ellebogen

ontstaan. Onbekende invloeden in de omgeving kunnen ook van invloed zijn. In ieder geval zal het lichaam bij een auto-immuunziekte op de schadelijke antistoffen reageren. Hierdoor ontstaan ontstekingen en eventueel beschadigingen, verlittekening (sclerose) en functieverlies. Auto-immuunziekten gaan dikwijls niet over en verlopen meestal golvend: er zijn exacerbaties (verergeringen) en remissies (perioden waarin het beter gaat). Soms verloopt een dergelijke ziekte progressief. Dan wordt de ziekte steeds erger. De diagnose kan heel moeilijk zijn. Na anamnese en lichamelijk onderzoek wordt, afhankelijk van waaraan wordt gedacht, aanvullend onderzoek gedaan. De behandeling is zeer verschillend. Eventueel worden medicijnen gebruikt die het afweersysteem onderdrukken. Ontstekingen en antilichaamvorming nemen hierdoor af. De meest bekende soort medicijnen die hiervoor worden ingezet zijn corticosteroïden.

11.3 Auto-immuunziekten: voorbeelden

In de casus heb je een voorbeeld van een auto-immuunpatiënt kunnen lezen. SLE is erg zeldzaam. Hierna volgt een overzicht van bekendere auto-immuunachtige ziekten.

11.3.1 Psoriasis

Dit is een ontstekingsziekte van de huid. Antistoffen hebben invloed op cellen in de huid die als gevolg daarvan sneller gaan delen. Psoriasis geeft scherp begrensde rode plekken met grove schilfers. Typische plaatsen zijn de buitenkant van de ellebogen en de knieën (fig. 11.1). In de ernstigste gevallen zitten de plekken over het hele lichaam. Psoriasisplekken kunnen jeuken, maar meestal valt dat mee. Het grootste probleem is dat het er zo vervelend uitziet. De mensen denken vaak ten onrechte dat het vies is of besmettelijk. Een gevolg is dat de patiënt zich enorm gaat schamen. Het contact met anderen kan verstoord raken. Voor de diagnose is het meestal voldoende om goed naar de huid te kijken. Voor de behandeling worden in eerste instantie ontstekingsremmende hormoonzalven (met corticosteroïden) gebruikt.

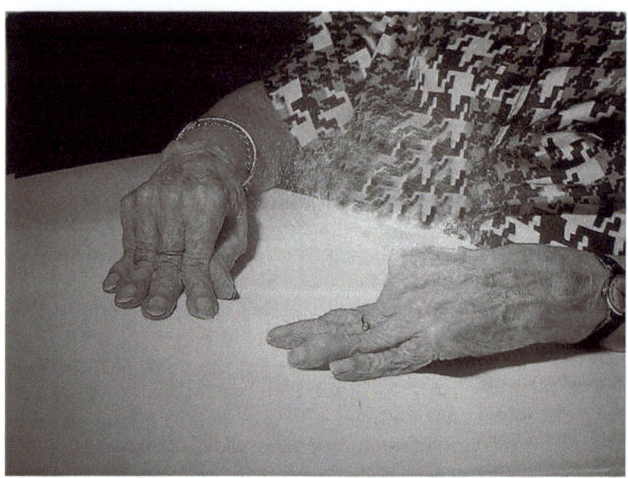

Figuur 11.2 Door betere behandelmogelijkheden komen dit soort vergroeiingen tegenwoordig gelukkig steeds minder voor

11.3.2 Reumatoïde artritis

Reumatoïde artritis is een ontstekingsziekte van gewrichten waarbij de patiënt veel pijn heeft. Alle gewrichten kunnen worden aangetast. Typische plaatsen zijn de kleine gewrichten, bijvoorbeeld in de handen (fig. 11.2). De diagnose is erg moeilijk. Er is meestal veel bloedonderzoek nodig. Mogelijke bepalingen zijn CRP en BSE. Deze zijn bij ontstekingsziekten vaak verhoogd, dus ook bij reumatoïde artritis, zeker als de gewrichtsontstekingen heel hevig zijn. Het Hb (hemoglobine) is bij dit soort ziekten vaak aan de lage kant. Verder kan men de zogenaamde reumafactor (afgekort: RF) laten bepalen, een antistof die bij reumatische ziekten in het bloed vaak aanwezig is. Voor de behandeling zijn ontstekingsremmende pijnstillers belangrijk. Dit zijn de zogenaamde NSAID's. Soms is het nodig corticosteroïden of nog krachtiger medicijnen te gebruiken. Alle genoemde medicijnen hebben veel bijwerkingen. Ze zijn echter onmisbaar. De pijnlijke ontstekingen moeten worden onderdrukt. Daardoor wordt ook de kans op vergroeiingen van de gewrichten en op invaliditeit kleiner.

11.3.3 Multipele sclerose (MS)

Dit is een ontstekingsziekte op multipele (vele) plaatsen in het centrale zenuwstelsel (hersenen en ruggenmerg). Dit kan allerlei symptomen geven zoals blindheid, dubbelzien, gevoelsstoornissen (bijvoorbeeld tintelingen of juist plaatsen waar je niks voelt), krachtsverlies, duizeligheidsaanvallen en moeilijkheden met plassen. MS komt vaker bij vrouwen voor dan bij mannen. MS komt niet in alle landen evenveel voor: hoe dichter bij de evenaar, hoe minder MS. Mogelijk speelt een virus een rol. Dat virus zou veranderingen kunnen geven in cellen van het centrale zenuwstelsel, waarna antistoffen zorgen voor ontsteking en ziekteverschijnselen. De ontstekingshaarden kunnen verdwijnen, maar ook tot blijvende beschadigingen en littekens (sclerose) leiden. De diagnose kan heel moeilijk zijn en veel tijd vergen. Uiteindelijk geeft een MRI de meeste zekerheid (fig. 11.3). MS is niet te genezen maar met allerlei medicijnen en leefregels kan men meestal de symptomen wel enigszins onderdrukken of voorkómen.

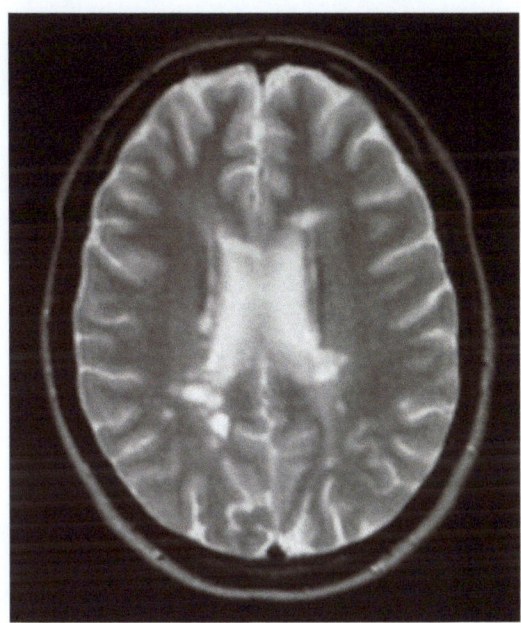

Figuur 11.3 Vrouw van 31 jaar. Het betreft een MRI van het hoofd met daarin witte hyperdense laesies die wijzen op de aanwezigheid van MS. Bron: Kuks en Snoek (2012). Klinische neurologie. Houten: Bohn Stafleu van Loghum

11.3.4 Ziekte van Crohn en colitis ulcerosa

De ziekte van Crohn is een ontstekingsziekte die zich in het hele maag-darmkanaal kan bevinden. Colitis ulcerosa zit alleen in de dikke darm. Deze twee ziekten kunnen erg veel op elkaar lijken. Door antistoffen raakt darmweefsel ontstoken. Erfelijke aanleg kan bij deze ziekten een kleine rol spelen. Symptomen zijn langdurig buikpijn en diarree. Vooral bij colitis ulcerosa is deze diarree soms bloederig. Later kunnen in de darmen littekens ontstaan. De diagnostiek kan veel tijd kosten. Zo kan het nodig zijn bloedonderzoek te doen, foto's van de buik te nemen en endoscopie te verrichten. Bij dat laatste kijkt men met een slangetje in de darmen. Hierbij kan ook een biopt worden genomen. Bij de behandeling worden onder andere ontstekingsremmende medicijnen gebruikt. De prognose is heel wisselend.

11.3.5 Hyper- en hypothyreoïdie

Dit zijn ziekten van de schildklier. Deze klier is nodig bij allerlei processen in het lichaam. Voor de diagnose is het belangrijk hormonen in het bloed te meten. Zo wordt er gekeken naar het hormoon dat de schildklier stimuleert (TSH) en het schildklierhormoon zelf, dat de stofwisseling stimuleert (vrij T4). Bij hyperthyreoïdie is het FT4 te hoog en het TSH te laag. Bij hypothyreoïdie is het FT4 te laag en het TSH te hoog. Bij hyperthyreoïdie werkt de schildklier te snel. Veel symptomen zijn hierdoor goed te begrijpen: het lichaam slaat als het ware op hol. De patiënt krijgt een te snelle hartslag, gaat snel ademen, moet erg zweten, heeft het snel warm, valt af en heeft diarree. Bij dit alles kan een gevoel van gejaagdheid of angst ontstaan. De meest voorkomende oorzaak van hyperthyreoïdie is de ziekte van Graves-Basedow.

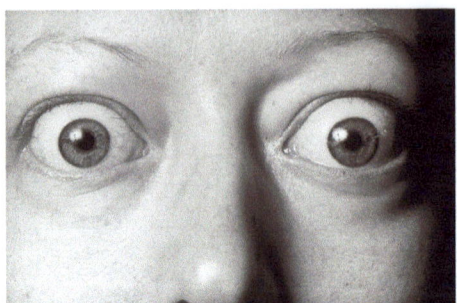 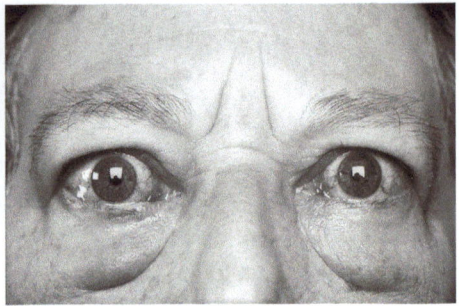

Figuur 11.4 Exoftalmus. Bron: van der Meer en Stehouwer (2005). Interne geneeskunde. Houten: Bohn Stafleu van Loghum

Antistoffen reageren op de schildklier. Deze antistoffen lijken een beetje op TSH. Het gevolg is dat de schildklier harder gaat werken. De schildklier kan zichtbaar vergroot zijn: struma. Sommige patiënten krijgen in de loop van hun ziekte last van hun ogen. Achter de ogen bevindt zich dan ontstekingsactiviteit. Dit heeft zwelling tot gevolg. De ogen worden hierdoor naar voren gedrukt. De medische term hiervoor is exoftalmus (fig. 11.4), ofwel proptosis. De patiënt kan hierdoor een wat schrikachtig uiterlijk krijgen.

Opvallend is dat hyperthyreoïdie vaak al op jonge leeftijd begint. Er zijn verschillende behandelingen. Meestal komt het neer op het geven van medicijnen die de schildklierfunctie herstellen. Bij hypothyreoïdie werkt de schildklier juist te langzaam. De patiënt wordt traag, heeft het snel koud, krijgt last van verstopping en heeft een droge huid. De stem kan veranderen. Typerend is een laag, krakerig stemgeluid. Ook het denken wordt traag. Bij dit alles kan de patiënt erg somber worden. De verschijnselen ontstaan vaak langzaam waardoor de diagnose laat wordt gesteld. Het gevaar bestaat dat de verschijnselen ten onrechte worden geweten aan de leeftijd. Hypothyreoïdie komt voornamelijk voor bij vrouwen van middelbare en hogere leeftijd. De behandeling komt neer op het levenslang geven van schildklierhormoon.

11.3.6 Diabetes mellitus type I

Hierbij worden de insulineproducerende cellen in de alvleesklier vernietigd. De patiënt krijgt een ernstig gebrek aan insuline. Dit hormoon is nodig om de cellen in het lichaam gebruik te laten maken van het glucose ('suiker') in het bloed. Bij een gebrek aan insuline kunnen de cellen dat niet. Daardoor stijgt het bloedglucosegehalte. Het teveel aan bloedglucose wordt opgelost in urine uitgeplast. De patiënt heeft dan een vorm van diabetes mellitus, ofwel 'suikerziekte'. Deze vorm wordt ook wel type I-diabetes genoemd. Deze vorm van diabetes mellitus komt niet zo vaak voor en begint meestal op kinderleeftijd. Het kind moet dan veel plassen, krijgt erge dorst, wordt door het glucoseverlies moe en valt af. Om de diagnose te kunnen stellen, is het meten van het bloedglucosegehalte het belangrijkst. Als behandeling heeft de patiënt levenslang insuline nodig.

11.3 · Auto-immuunziekten: voorbeelden

11.3.7 Glomerulonefritis

Glomerulonefritis is een ontsteking van de nierschors. Er zijn vele vormen waarbij de nierschors blijvend beschadigd kan raken. Naarmate de nieren minder goed werken kan de patiënt minder goed urine maken. In het lichaam hopen zich allerlei afvalstoffen op. Dit kan klachten veroorzaken als moeheid, gebrek aan eetlust en jeuk. Het niet goed functioneren van de nieren heet nierinsufficiëntie. De diagnose kan veel tijd in beslag nemen: allerlei bloedonderzoek, urineonderzoek en eventueel een nierbiopt. Glomerulonefritis kan soms met medicijnen gunstig worden beïnvloed. Als de nieren echt niet goed meer werken, kan het nodig zijn over te gaan op hemodialyse of niertransplantatie.

11.3.8 Pernicieuze anemie

Dit is een vorm van bloedarmoede. Antistoffen beschadigen bepaalde cellen in de maagwand. Die cellen kunnen daardoor een bepaalde stof die nodig is voor de opname van vitamine B12 in de darmen niet meer maken. Deze stof heet intrinsic factor. Hierdoor komt te weinig tot geen vitamine B12 in het bloed. Daardoor lukt de aanmaak van rode bloedcellen niet meer. Voor de diagnose is om te beginnen bloedonderzoek belangrijk; het Hb is laag, het MCV is hoog, het vitamine B12-gehalte is laag. De behandeling is per os of per injecties vitamine B12.

> **Praktijkvoorbeelden**
>
> Mevrouw Smit, 62 jaar, komt aan de balie. Ze vraagt of ze pijnstillers mag hebben. Een tijdje geleden heeft de huisarts haar naar de reumatoloog verwezen. Ze had namelijk steeds vaker pijn in allerlei gewrichten. De reumatoloog heeft gezegd dat ze een soort reuma had. Toch zou ze niet per se medicijnen hoeven gebruiken, alleen als ze erg veel last kreeg. De doktersassistent overlegt met de huisarts. Mevrouw Smit krijgt een recept mee voor een NSAID.
>
> Niels de Graaf, 7 jaar, voelde zich al twee weken in toenemende mate niet lekker. Normaal gesproken speelt hij graag, is hij dol op voetbal en gaat hij met plezier naar school. Op een dag kon hij niet meer uit bed komen. De huisarts kwam met spoed op visite en schrok: Niels was duidelijk uitgedroogd. Zijn moeder vertelde dat hij de laatste dagen erg veel had moeten plassen. Het meest opvallende was dat Niels doodmoe was. Hij had totaal geen energie meer. De huisarts stuurde Niels met spoed naar het ziekenhuis. Daar bleek al snel dat sprake was van ernstige diabetes mellitus. Inmiddels is er veel veranderd bij de familie De Graaf. Niels heeft een chronische ziekte. Hij heeft al geleerd om zelf insuline te spuiten. Zijn energie en zijn vrolijkheid zijn gelukkig weer helemaal terug.
>
> Tasja Winter, 23 jaar, is de laatste maanden erg zenuwachtig. Ze herkent dit helemaal niet van zichzelf. Ze dacht eerst dat het iets met haar studie te maken had, maar aan de andere kant: ze vindt de studie leuk en kan het allemaal prima aan. Ze is zoiets niet van zichzelf gewend. Uiteindelijk gaat ze naar de huisarts. Die stelt een heleboel vragen. Hier komt niet zo veel bijzonders uit, afgezien van het feit dat Tasja last heeft van hartkloppingen en dat ze het best snel warm heeft. Bovendien komt ter sprake dat twee tantes een ziekte van de schildklier hebben. Het valt de huisarts op dat in Tasja's hals een zwelling te zien is. Hij vindt

dit alles voldoende om bloedonderzoek te doen. Hieruit blijkt een verlaagde TSH en een verhoogde FT4. De diagnose: hyperthyreoïdie.

Mevrouw Askenazy, 30 jaar, merkte enkele jaren geleden dat zij niets kon zien met haar linkeroog. Dit ging echter in de loop van enkele weken voorbij. De neuroloog had gezegd dat de oogzenuw ontstoken was geweest en dat het best mogelijk was dat de klachten nooit meer terug zouden komen. Dat was ook zo, maar in de tijd die volgde, kreeg mevrouw Askenazy allerlei andere klachten zoals krachtsverlies in de rechterhand en later in beide benen, tintelingen in haar linkerarm, evenwichtsstoornissen en vooral een ernstige vermoeidheid. Bovendien kon zij in de loop van de tijd haar urine niet goed ophouden. Al met al is mevrouw Askenazy er wel op achteruitgegaan. Opvallend is dat de klachten niet altijd even erg zijn: er zijn perioden waarin het erger is en perioden waarin het beter gaat, maar gemiddeld genomen gaat het steeds slechter. In het ziekenhuis is heel veel onderzoek gedaan zoals ruggenmergpuncties en MRI. Er is lange tijd gewacht met het stellen van de definitieve diagnose, maar inmiddels heeft de neuroloog duidelijkheid verschaft: er is sprake van MS. Mevrouw Askenazy is nu 34. Ze functioneert nog vrij goed, kan nog goed lopen, en dankzij wat aanpassingen in de werksituatie kan ze gewoon werken.

Geneesmiddelenkennis

Samenvatting

De farmaceutische industrie produceert farmaca, de arts schrijft deze voor en de apotheker levert af. Er zijn farmaca op recept en OTC-middelen. Veel huisartsen en apothekers hebben regelmatig een FTO. Belangrijke bronnen van informatie in de huisartspraktijk zijn een formularium en het *Farmacotherapeutisch Kompas*. Belangrijke begrippen in de geneesmiddelenleer zijn indicatie, contra-indicatie, interactie, dosering, compliance, placebo-effect, teratogeen, lactatie, bloedspiegel, halfwaardetijd, intoxicatie, therapeutische breedte, bijwerking. Recepten mogen niet met de hand geschreven zijn. Extra eisen gelden voor recepten van geneesmiddelen die onder de Opiumwet vallen. De computer is belangrijk bij het maken of herhalen van een recept, en de communicatie tussen arts en apotheker. Het streven is dat zorgverleners een volledig beeld krijgen van het geneesmiddelengebruik van hun patiënten. Voorschrijven op stofnaam heeft tot doel kosten van het medicijngebruik te verlagen. Bij herhaalreceptuur is het belangrijk te letten op klachten, eventuele nieuwe bijwerkingen, op therapietrouw en mogelijk overmatig gebruik.

12.1 Inleiding – 146

12.2 Enkele belangrijke begrippen – 147
12.2.1 Indicatie – 147
12.2.2 Contra-indicatie – 147
12.2.3 Interactie – 147
12.2.4 Normdosering – 148
12.2.5 Compliance (therapietrouw) – 148
12.2.6 Placebo-effect – 148
12.2.7 Teratogeen – 148
12.2.8 Lactatie – 148
12.2.9 Bloedspiegel – 149
12.2.10 Halfwaardetijd (t 1/2) – 149

© Bohn Stafleu van Loghum, onderdeel van Springer Media B.V. 2017
E.A.F. Wentink, *Inleiding medische kennis*, Basiswerk AG, DOI 10.1007/978-90-368-1788-2_12

12.2.11	Intoxicatie (overdosering) – 149	
12.2.12	Therapeutische breedte – 149	
12.2.13	Bijwerking – 149	
12.3	**Bijwerkingen – 150**	
12.4	**Het recept: inleiding – 152**	
12.4.1	De receptregels – 153	
12.4.2	De duur van het voorschrift – 153	
12.4.3	De Opiumwet – 154	
12.4.4	De verkrijgbaarheid van geneesmiddelen – 154	
12.4.5	Afkortingen op het recept – 154	
12.4.6	De computer en de receptverwerking – 154	
12.4.7	Voorschrijven op stofnaam – 155	
12.4.8	Het herhaalrecept – 156	

Casussen

Casus 1
Meneer Vermeer heeft vele ziekten en kwalen. Hij gebruikt verschillende medicijnen. Vaak komt hij aan de balie voor de herhaling van een recept. Vandaag komt hij voor allopurinol. Dit is wat hij zoal op een dag nodig heeft:
- allopurinol 300 mg 1 maal daags 1 tablet
- natriumvalproaat 300 mg 3 maal daags 1 tablet
- metoprolol 100 mg 1 maal daags 1 tablet
- carbasalaatcalcium 100 mg 1 maal daags 1 sachet
- tolbutamide 500 mg 2 maal daags 1 tablet
- simvastatine 20 mg 1 maal daags 1 tablet
- salmeterol inhalatiepoeder 50 microg 2 maal daags
- citalopram 20 mg 1 maal daags 1 tablet

Meneer Vermeer komt vaak langs in de huisartspraktijk. Hij heeft jicht, suikerziekte, COPD, epilepsie en problemen met zijn hart. In het verleden heeft hij meermalen een depressie doorgemaakt. De laatste keer werd dat mede veroorzaakt door het overlijden van zijn vrouw, op slechts 58-jarige leeftijd. Er komen van diverse specialisten brieven over meneer Vermeer binnen. Zo is hij bekend bij de cardioloog, longarts, neuroloog en psychiater. Hij gebruikt dus erg veel medicijnen. Vorige week kwam hij nog voor een herhaalrecept. Hij vertelde dat hij zich zo goed mogelijk aan de voorschriften probeert te houden, maar dat dit niet altijd lukt. Een tijdje geleden belde ook de apotheker, om met de huisarts over de medicatie te overleggen.

Casus 2
Een doktersassistent werkt in een gezondheidscentrum. Het is woensdagochtend, negen uur. De telefoon gaat, mevrouw B. is aan de lijn. Zij wil een herhaling van de cholesterolverlager en de 'bloedverdunner' die ze altijd gebruikt. Mevrouw B. vraagt echter ook om slaaptabletten, liefst voor drie maanden. De doktersassistent realiseert zich dat een dergelijk recept wettelijk voor maximaal één maand mag worden voorgeschreven. Bovendien is in het gezondheidscentrum afgesproken dat bij langdurig gebruik van slaapmedicatie, de patiënt altijd een afspraak wordt aangeboden op het spreekuur. De bedoeling daarvan is dat de eventuele mogelijkheid van afbouw met de patiënt zal worden besproken. De assistent verzorgt de herhaalrecepturr en regelt ook een afspraak bij de huisarts, voor diezelfde dag. Via de computer gaan de recepten naar de apotheek. De apothekersassistent ziet in de apotheek de recepten verschijnen en zal de medicatie voor mevrouw B. verzorgen. De huisarts kan in de computer zien dat mevrouw B. om vier uur op zijn spreekuur komt. Het recept dat uit de printer van de apotheek rolt, ziet er als volgt uit:

1 maart 2017

Gezondheidscentrum Santegoed
A.F. van Dieren, huisarts
Levensweg 7
9900 AD Heilstad
Tel. 012-123465

R. acetylsalicylzuur Cardio 80 mg.
tab. d.t.d. no. 90

S. 1 d.d. 1 tablet

R. simvastatine 40 mg.
tab. d.t.d. no. 90
S. vesp. 1 d.d. 1 tablet

Mevrouw C. Baratski
Levensweg 2
9900 AC Heilstad

(handtekening van de huisarts)

12.1 Inleiding

Farmaca (geneesmiddelen, ofwel medicijnen) worden ontwikkeld en gemaakt door de farmaceutische industrie. Apothekers kopen de medicijnen in vaak grote hoeveelheden in. Sommige zalfjes, dranken en zetpillen worden in de apotheek zelf gemaakt. Bij uitzondering maakt de apotheker iets speciaals. Dat gebeurt bijvoorbeeld als de door de arts voorgeschreven dosering niet door de industrie wordt gemaakt. Als een patiënt een recept krijgt, kan hij de medicijnen in de apotheek halen. Soms worden ze aan huis afgeleverd. Op het platteland zijn er nog apotheekhoudende huisartsen. De patiënt haalt dan de medicatie op bij de huisarts. Medicijnen die alleen op recept te verkrijgen zijn, worden UR-middelen genoemd; UR = uitsluitend recept. Er zijn ook veel medicijnen die de mensen op eigen initiatief in de supermarkt, in de apotheek of bij een drogist kunnen kopen. Dit zijn de zelfzorgmiddelen. Voorbeelden zijn de gewone pijnstillers, neusdruppels en middelen tegen diarree.

Alleen behandelend artsen (huisartsen, verpleeghuisartsen, specialisten) mogen medicijnen voorschrijven. Een recept is alleen dan geldig als er een handtekening van de arts onder staat. Niet-artsen zijn niet bevoegd om recepten voor te schrijven. Er zijn wel uitzonderingen: de tandarts mag pijnstillers en antibiotica voorschrijven en verloskundigen bijvoorbeeld ijzer of oxytocine (een neusspray met een hormoon dat de borstvoeding kan vergemakkelijken). Verpleegkundig specialisten mogen de soorten medicatie voorschrijven op het vakgebied waarin zij zich hebben bekwaamd, onder supervisie. Bij het voorschrijven van medicijnen moet met veel zaken rekening worden gehouden. Overleg tussen beroepsgroepen is altijd, dus ook hier, belangrijk. Een voorbeeld is het FTO, het farmacotherapeutisch overleg. Deze afkorting geeft al aan dat dit overleg gaat over farmacotherapie, dus over de behandeling met geneesmiddelen. De FTO's kunnen leiden tot een gemeenschappelijk formularium. Dat is een overzicht van afspraken over in welke situaties men (in principe) welke geneesmiddelen dient te gebruiken. Het voorschrijven van geneesmiddelen gebeurt tegenwoordig (bijna) altijd met een elektronisch voorschrijfsysteem (EVS) gekoppeld aan het elektronisch patiëntendossier (EPD).

Het *Farmacotherapeutisch Kompas*, te vinden op internet, is een belangrijke informatiebron. Zie ▶www.farmacotherapeutischkompas.nl. In het kompas staat de belangrijke informatie over alle geneesmiddelen die in Nederland geaccepteerd zijn. Het is voor niemand mogelijk alles te weten wat erin staat. Wel kan het handig zijn als je in staat bent dingen erin op te zoeken. Het komt namelijk vaak voor dat een patiënt belt met vragen over een voorgeschreven medicijn. Dergelijke vragen zijn in principe bestemd voor de apotheek of arts, maar een goede doktersassistent of praktijkondersteuner kan een deel van de vragen zelf beantwoorden. In het Kompas is voor voorschrijvers onder anderen ook te vinden waarvoor de geneesmiddelen bestemd zijn, de zaken waarop moet worden gelet (waarschuwingen en voorzorgen), wat er bekend is over het gebruik tijdens zwangerschap en borstvoeding, en adviezen over wat bij bepaalde klachten en in bepaalde situaties in principe de eerste keus is. Er is een website waarop te vinden is wat belangrijk is bij overdosering (vergiftiging). Op internet is ook te vinden wat geneesmiddelen kosten en wat de stand van zaken is ten aanzien van vergoedingen. Wat dat laatste betreft moeten patiënten zo nodig toch bij hun zorgverzekeraar nagaan wat wel en wat niet wordt vergoed. Dat hangt af van het pakket dat de patiënt heeft afgenomen. Tussen verzekeraars bestaan verschillen. Voor iedereen geldt dat vergoeding pas mogelijk is als het eigen risico is opgemaakt (dat is het bedrag dat jaarlijks sowieso moet worden betaald). Het streven is dat er landelijke systemen komen waarin van patiënten die daarvoor toestemming hebben gegeven kan worden opgezocht welke geneesmiddelen worden en werden gebruikt. Dat is de medicatiehistorie. Pogingen om dit voor elkaar te krijgen zijn tot nu toe niet gelukt. Een reden daarvoor is de zorg die er bestaat over de privacy.

12.2 Enkele belangrijke begrippen

Als dokters of apothekers over geneesmiddelen praten, gebruiken ze vaak een speciale terminologie. Hierna volgen enkele voorbeelden, voorzien van een korte verklaring:

12.2.1 Indicatie

Dit is de reden waarom een geneesmiddel wordt voorgeschreven. Meestal is dat een ziekte of een afwijking. Stel dat een patiënt een middel gebruikt tegen hoge bloeddruk; de indicatie voor dat middel is dan: hoge bloeddruk.

12.2.2 Contra-indicatie

Dit is een reden waarom een patiënt een bepaald geneesmiddel niet mag gebruiken. Van een bepaald geneesmiddel is bijvoorbeeld bekend dat het de ziekte van Parkinson kan verergeren. Patiënten met deze ziekte doen er daarom beter aan dat middel niet te gebruiken. De ziekte van Parkinson is dan de contra-indicatie. Een ander voorbeeld is een bepaalde hartritmestoornis, die door het gebruik van bijvoorbeeld een antidepressivum erger kan worden, met soms fatale afloop. Veel geneesmiddelen kunnen schadelijk zijn voor de vrucht tijdens de zwangerschap of bij borstvoeding. Een contra-indicatie kan absoluut zijn of relatief. Het komt bij zwangerschap bijvoorbeeld voor dat het belang van het gebruik groter is dan het mogelijke risico voor de vrucht, terwijl dat risico niet als heel hoog wordt ingeschat. Bij een relatieve contra-indicatie is een oplossing ook dat men extra alert is op de mogelijk geachte bijwerkingen en problemen. Daarnaast kan een geneesmiddel wat lager worden gedoseerd dan anders.

12.2.3 Interactie

Als een patiënt meer dan één geneesmiddel tegelijk gebruikt, kunnen die geneesmiddelen elkaars werking beïnvloeden. Dat kan op veel verschillende manieren. Vaak is een dergelijke situatie ongewenst. Als een patiënt bijvoorbeeld tegelijk een middel gebruikt dat de maag kan beschadigen en een antistollingsmiddel (dat is een middel waardoor je gemakkelijk kan bloeden), dan is de kans op een maagbloeding groot. De combinatie leidt dus tot een negatieve interactie.

12.2.4 Normdosering

De normdosering geeft de onder- en bovengrens aan waartussen een bepaald geneesmiddel optimaal werkzaam is. Als daar een reden voor is, kan daarvan wel worden afgeweken.

12.2.5 Compliance (therapietrouw)

Compliance geeft aan in welke mate de patiënt zich houdt aan de voorschriften van het recept. Dit hangt onder meer af van het effect dat de patiënt al dan niet ervaart, mogelijke bijwerkingen, het gebruiksgemak en soms ook wel van de mate van motivatie om van de klachten af te komen.

12.2.6 Placebo-effect

Patiënten hebben vaak baat bij een bepaald middel, terwijl dat niet te verklaren is door de chemische inwerking van dat middel op het lichaam. De kans hierop is vooral aanwezig als de patiënt veel vertrouwen heeft in het middel (en in de dokter die het voorschrijft). Met het placebo-effect wordt dus dat deel van de positieve werking van een geneesmiddel bedoeld dat veroorzaakt wordt door het feit dat de patiënt erin gelooft. Om misverstanden te voorkomen: het placebo-effect is echt! Van het placebo-effect kan gebruik worden gemaakt door een patiënt een placebo als medicijn voor te schrijven. Daar zitten dan geen chemisch werkzame bestanddelen in. Omdat de patiënt recht heeft op eerlijke informatie, komt dit in principe niet voor, tenzij de voorschrijver het gewoon zegt: 'ik wil u nu iets geven waar geen werkzaam middel in zit, en toch kunnen mensen er iets aan hebben, er zijn goede ervaringen mee'. Een mogelijkheid is ook om, met medeweten van een patiënt, bijvoorbeeld een week echte medicatie en een week placebo voor te schrijven. Het doel is dan beter te kunnen beoordelen of er effect is. Dat is bijvoorbeeld een goed plan bij ADHD-medicatie, als de problematiek (zoals vaak het geval is) relatief ingewikkeld is, of als bijvoorbeeld op school wordt gezegd dat het goed werkt (waarbij ouders soms onder druk worden gezet), maar de indruk thuis en van de patiënt zelf is dat de medicatie eigenlijk niets doet of alleen maar leidt tot bijwerkingen.

12.2.7 Teratogeen

Hiermee wordt bedoeld dat een geneesmiddel bij zwangere vrouwen de vrucht zou kunnen beschadigen. Zwangerschap is voor nogal wat geneesmiddelen een contra-indicatie. Een goed algemeen uitgangspunt is dat tijdens de zwangerschap geen geneesmiddelen worden gebruikt (tenzij de indicatie te belangrijk is).

12.2.8 Lactatie

Lactatie betekent borstvoeding. Nogal wat geneesmiddelen komen ook in de moedermelk terecht. Borstvoeding is voor veel geneesmiddelen een contra-indicatie. Een goed algemeen uitgangspunt is dat tijdens borstvoeding geen geneesmiddelen worden gebruikt (tenzij de indicatie te belangrijk is).

12.2.9 Bloedspiegel

Dit is de concentratie van het geneesmiddel in het bloed. Als die te laag is, kan het middel nog niet werken. De bloedspiegel is van veel dingen afhankelijk, bijvoorbeeld de dosering, de toedieningsvorm (bijvoorbeeld tablet, ampul) en de toedieningswijze (bijvoorbeeld oraal of rectaal). Bovendien bestaan tussen mensen grote verschillen in hoe snel een geneesmiddel wordt opgenomen, in het lichaam verdeeld, en uitgescheiden.

12.2.10 Halfwaardetijd (t 1/2)

Het lichaam zal ingenomen geneesmiddelen uit het lichaam verwijderen. De snelheid waarmee dat gebeurt, verschilt per geneesmiddel en per persoon. Met de halfwaardetijd of halveringstijd wordt de periode (dus de tijdsduur!) bedoeld waarin de concentratie van een geneesmiddel in het bloed daalt tot de helft. Als de bloedspiegel om 17.00 uur 30 mg/ml is, en om 20.00 uur 15 mg/ml (dus de helft), is de halfwaardetijd 3 uur. De halfwaardetijd is constant; je mag er dus van uitgaan dat de concentratie drie uur later verder gedaald zal zijn tot 7,5 mg/ml en zo verder. Als de halfwaardetijd lang is, dan wil dat zeggen dat het lang duurt voordat het geneesmiddel uit het bloed verdwenen is. Dat heeft tot gevolg dat het geneesmiddel niet vaak hoeft te worden ingenomen. Er is dan eerder het risico dat de concentratie van het middel in het bloed (te) hoog wordt. Een korte halfwaardetijd wil zeggen dat het kort duurt voordat het geneesmiddel uit het lichaam verdwenen is. Dat heeft tot gevolg dat het geneesmiddel vaak moet worden ingenomen.

12.2.11 Intoxicatie (overdosering)

Dit betekent een te hoge concentratie in het bloed. Als gevolg daarvan kunnen vergiftigingsverschijnselen optreden, zoals misselijkheid/braken, duizeligheid, verwarring, hoofdpijn en bewusteloosheid. De kans op intoxicatie is groter als de nieren (of eventueel de lever) het geneesmiddel niet snel kunnen uitscheiden. De kans hierop is vooral aanwezig bij oude mensen bij wie de nieren (en eventueel de lever) niet meer zo goed werken als voorheen. De dosering van geneesmiddelen moet bij ouderen vaak lager zijn dan bij jongere mensen.

12.2.12 Therapeutische breedte

Hiermee wordt het verschil aangegeven tussen de concentratie in het bloed waarbij het middel werkzaam is en de concentratie waarbij het middel giftig wordt. Als dit verschil groot is, is de kans op intoxicatie niet zo groot. Als dit verschil klein is, moet men goed oppassen.

12.2.13 Bijwerking

Hiermee worden onbedoelde, ongewenste effecten van geneesmiddelen bedoeld.

12.3 Bijwerkingen

Alle geneesmiddelen kunnen bij alle patiënten bijwerkingen veroorzaken. Dat neemt niet weg dat de kans hierop groter is bij een hoge dosering, bij ouderen, kinderen en mensen met een slechte lichamelijke conditie. Ook bij zwangerschap moet men extra goed opletten (◘ fig. 12.1). Hoe groot de kans op een bijwerking is, is heel verschillend. Sommige bijwerkingen treden 'vaak' op, andere 'soms', 'zelden' of 'bijna nooit'.

Om je een idee te geven van de mogelijke gezondheidsproblemen veroorzaakt door geneesmiddelen, volgt hier een lijstje met mogelijke bijwerkingen:

- misselijkheid (deze komt het meest voor);
- hoofdpijn;
- buikpijn;
- diarree;
- duizeligheid;
- (neiging tot) flauwvallen;
- droge mond;
- droge, branderige ogen;
- kriebelhoest;
- sufheid;
- vallen (dit kan komen door duizeligheid, sufheid en spierverslapping);
- psychische problemen;
- seksuele problemen, bijvoorbeeld libidoverlies (minder zin om te vrijen) of potentiestoornissen (zwakke of afwezige erectie);
- leverbeschadiging (dit uit zich als moeheid en geelzucht);
- gynaecomastie (borstontwikkeling bij mannen);
- gehoorbeschadiging;
- fototoxiciteit, hierbij kan de huid na het gebruik van het geneesmiddel gemakkelijker verbranden.

Een speciaal probleem is allergie. Die uit zich bijna altijd als een jeukende huiduitslag. Een bijzondere vorm is de foto-allergie. Hierbij ontstaan na gebruik van een geneesmiddel en blootstelling aan zonlicht jeukende bultjes. Dit is heel vervelend maar onschuldig. Toch moet de patiënt bij gewone, ook bij lichte, allergie wel met het gebruik van het middel stoppen. Voor de rest van zijn leven is hij namelijk voor het betreffende geneesmiddel gesensibiliseerd (allergisch geworden). Bij een volgende blootstelling kan het lichaam veel heftiger reageren. Zo kan het weefsel aan de binnenkant van het strottenhoofd opzwellen of kan een astmatische reactie optreden, waarbij spiertjes in de bronchiën samentrekken. De patiënt wordt in deze gevallen kortademig. Dit zijn in principe ernstige, levensbedreigende reacties. Soms ontstaat zelfs een anafylactische shock. Dit komt vrijwel alleen voor als de patiënt het betreffende middel in injectievorm krijgt toegediend. De patiënt voelt zich korte tijd daarna niet lekker, ziet er bleek uit, wordt onrustig of angstig (en is dus in het begin nog niet bewusteloos!). De grote slagaders gaan wagenwijd openstaan, de bloeddruk wordt extreem laag. Als niet snel een dokter wordt gewaarschuwd en medicijnen worden gegeven, kan de patiënt overlijden. Beschouw allergie voor een geneesmiddel dus als een (absolute) contra-indicatie. Een beruchte bijwerking is onderdrukking van het beenmerg. Dit leidt bijvoorbeeld tot agranulocytose. Dit is een ernstig tekort aan witte bloedcellen, wat een slechte afweer tegen bacteriën tot gevolg heeft. Het gevaar van agranulocytose is dus infectie. Vaak begint dat met een keelontsteking; de patiënt krijgt last van keelpijn en koorts. Een ander mogelijk gevolg

lactulose

Duphalac [Solvay Pharma] (OTC)
Poeder 200 g. Poeder in sachet; 10 g. Stroop 667 mg/ml; sachet 15 ml; fles 200 ml, 300 ml. Het poeder bevat <= 2,5% galactose en <= 2% lactose. de stroop 110 mg/ml galactose en 60 mg/ml lactose.

Lactulose Poeder/Stroop [div.] (OTC)
Poeder in sachet 6 g, 12 g. Stroop 0,5 g/g (= 660-670 mg/ml), fles 300 ml, 500 ml, 1000 ml. De poeder en stroop bevatten ten hoogste 80 mg/g galactose en ten hoogste 50 mg/g lactose.

Legendal [Zambon]
Granulaat; sachet 6 g, 12 g.

Eigenschappen: Lactulose is een synthetisch derivaat van lactose. Het wordt nauwelijks geresorbeerd, maar door de colonflora omgezet in laagmoleculaire organische zuren zoals melk- en azijnzuur. De hierdoor teweeggebrachte daling van de pH en de osmotische veranderingen bevorderen de peristaltiek en normaliseren de consistentie van de faeces. Bij (pre)coma hepaticum veroorzaakt lactulose, door verlaging van de pH in het colon, daling van het ammoniakgehalte in het bloed; daardoor ontstaat een verhoogde eiwittolerantie. Laxerende werking: na enkele dagen.

Indicaties: Obstipatie. Portale systemische encefalopathie: ter behandeling en preventie van (pre)coma hepaticum.

Contra-indicaties: Plotseling optredende buikpijn (appendicitis, ileus). Intestinale obstructie. Galactosemie.

Zwangerschap/Lactatie: Dit geneesmiddel kan, voor zover bekend zonder gevaar voor de vrucht, overeenkomstig het voorschrift worden gebruikt tijdens zwangerschap.
Lactulose mag tijdens lactatie overeenkomstig het voorschrift worden gebruikt.

Bijwerkingen: Flatulentie gedurende de eerste dagen. Bij hoge doseringen buikpijn en diarree. Langdurig gebruik van hoge doseringen kan leiden tot kaliumverlies.

Interacties: De werking van geneesmiddelen met een pH-afhankelijke afgifte kan worden beïnvloed.

Waarschuwingen/Voorzorgen: Bij lactasedeficiëntie moet bij een aantal preparaten rekening worden gehouden met het gehalte aan lactose. De gebruikelijke dosering bij obstipatie vormt geen bezwaar bij diabetes mellitus; de veel hogere doseringen bij (pre)coma hepaticum wèl. Bij darmstoornissen met excessief meteorisme is het aan te bevelen met een lage dosis te beginnen.

Dosering: <u>Obstipatie</u>: begindosering: *volwassenen* 30 ml stroop, 12-24 g granulaat of poeder per dag; *kinderen:* 7-14 jaar: 15 ml stroop, 10-12 g granulaat of poeder per dag; 1-6 jaar: 10 ml stroop, 5-6 g granulaat of poeder per dag; zuigelingen 5 ml stroop of 3 g granulaat of poeder per dag. Na 3 dagen de dosering verlagen. Bij voorkeur ineens innemen bij het ontbijt.
<u>(Pre)coma hepaticum</u>: begindosering 30-50 ml stroop, 20-30 g granulaat of poeder driemaal per dag. Onderhoudsdosering individueel instellen, waarbij moet worden voorkomen dat diarree ontstaat. De pH van de ontlasting moet bij voorkeur 5,0-5,5 zijn. In acute gevallen kan lactulose als retentieklysma worden toegediend: 300 ml stroop met 700 ml water.
Het granulaat en poeder oplossen in een glas water.

CMPC-advies: Bij incidentele obstipatie gaat vanwege de brede toepasbaarheid, de snelle werking en de kosten de voorkeur uit naar bisacodyl. Bij chronische obstipatie gaat vanwege de brede toepasbaarheid, het milde bijwerkingenpatroon en de kosten de voorkeur uit naar lactulosestroop. Als alternatief geldt een magnesiumzout. Bij sommige vormen van chronische obstipatie kan worden gekozen voor een volumevergrotend laxans.
Bij de behandeling van (pre)coma hepaticum geeft lactulose ten minste even goede resultaten als neomycine; dit is dan ook een belangrijk indicatiegebied voor lactulose.

◘ **Figuur 12.1** Voor artsen en doktersassistenten is het Farmacotherapeutisch Kompas een belangrijke vraagbaak van beenmergonderdrukking is trombopenie. Dit is een tekort aan bloedplaatjes. Het gevaar daarbij is dat slecht te stelpen bloedingen optreden. Er zijn verschillende medicijnen die deze bijwerking tot gevolg kunnen hebben. Het betreft niet alleen chemotherapie, maar bijvoorbeeld ook een middel tegen schildklierziekte, een antipsychoticum en een pijnstiller.

Als je al het bovenstaande hebt gelezen, hoef je beslist niet te gaan denken dat alle geneesmiddelen altijd dit soort bijwerkingen geven. Het gaat gelukkig ook heel vaak gewoon goed. Bovendien zullen sommige bijwerkingen worden geaccepteerd, omdat de werking van het geneesmiddel belangrijker is dan de bijwerking(en). Aan de andere kant: ieder jaar kosten geneesmiddelen door bijwerkingen meer levens dan het verkeer! Daarom is het bij iemand die met medicatie is begonnen goed te informeren of daarna nog klachten zijn opgetreden. Bovendien: bij alle mogelijke klachten en problemen van patiënten zou aan een bijwerking van geneesmiddelen moeten worden gedacht. Bijwerkingen kunnen worden gemeld bij het Lareb. Dat is het centrum voor kennis op dat terrein. Dit geldt ook voor mogelijke risico's bij zwangerschap en borstvoeding. De TIS (teratologie informatie service) is onderdeel van het Lareb. Hoe kom je erachter of een patiënt geneesmiddelen gebruikt? Je kunt het gewoon aan de patiënt vragen. Vergeet daarbij de zelfzorgmiddelen en ook de kruiden niet. Een overzicht van voorgeschreven medicatie is bij de voorschrijver in ieder geval aanwezig in de computer. Wat doe je als je je afvraagt of een klacht misschien te maken heeft met een geneesmiddel, of de patiënt wil het weten? Je kunt in de bijsluiter van het geneesmiddel kijken of in het *Farmacotherapeutisch Kompas*, maar daar vind je niet alles. Een bijwerking hoeft er niet per se al in te staan. Bovendien is het bij twijfel altijd goed de patiënt te verwijzen naar de arts. Die kan dan proberen te beoordelen of het beter is de dosering te veranderen of het gebruik van het geneesmiddel stop te zetten. Het is ook vaak zo dat er iets heel anders aan de hand is, wat niets met het geneesmiddel te maken heeft.

12.4 Het recept: inleiding

Het recept is een opdracht, een verzoek van de arts aan de apotheker om een geneesmiddel af te leveren aan een patiënt. Op het recept staan alle gegevens vermeld die de apotheker nodig heeft om aan dit verzoek gehoor te geven. Op het recept staan vermeld:
- naam, adres en telefoonnummer van de arts;
- datum;
- naam van het middel;
- toedieningsvorm van het middel;
- hoeveelheid, dosering van het middel;
- de manier hoe de patiënt het moet gebruiken;
- eventueel het aantal iteraties (herhalingen);
- naam en geboortedatum van de patiënt;
- een paraaf of handtekening van de arts.

Aanvullende opmerkingen:
- Als het recept voor een kind is, moet de geboortedatum erbij staan en eventueel het gewicht. Het gewicht is belangrijk omdat de hoeveelheid geneesmiddel die een kind mag hebben, afhangt van het gewicht.
- Het is toegestaan om op één recept meer voorschriften te vermelden.

- Van een aantal middelen wordt ook de indicatie op het recept vermeld. Dat geldt voor middelen die verschillende indicaties hebben, waarvoor de normdoseringen nogal verschillen. Deze middelen hebben bovendien een smalle therapeutische breedte en/of soms ernstige bijwerkingen.
- Recepten mogen tegenwoordig niet meer met de hand geschreven worden (afgezien van in een uitzonderlijke situatie, bijvoorbeeld als een huisarts tijdens een visite een recept maakt).

12.4.1 De receptregels

De eerste regel

Een recept begint altijd met de hoofdletter R. Dit betekent recipe ('neem'). Dan volgen de naam van het middel en de hoeveelheid per toedieningsvorm of de concentratie in de toedieningsvorm. Voorbeelden zijn: amoxicilline 500 mg respectievelijk hydrocortison 1 %.

De tweede regel

Hierop staat de hoeveelheid vermeld. Een veel gebruikte afkorting is 'd.t.d.'. Dit betekent: 'da tales doses', ofwel: 'geef zodanige doses'. Hier kan ook de afkorting 'no' te vinden zijn. Dit betekent numero, ofwel: aantal. Als het gaat om een hoeveelheid van bijvoorbeeld een drankje of een zalf, dan wordt vaak de afkorting 'ad' gebruikt. Dit betekent 'tot'. In het Nederlands betekent dit: 'ga niet verder dan tot…'. Op de tweede regel is dus te lezen hoeveel de patiënt van de apotheker meekrijgt. Dat kan bijvoorbeeld zijn: (no.) 10 capsules (amoxicilline), of: 100 gram (hydrocortison). Zo nodig moet de patiënt (bijvoorbeeld met een maatbeker) afmeten hoeveel geneesmiddel hij per keer moet gebruiken.

De derde regel

Deze begint met de hoofdletter S. Dit betekent signa ('schrijf'). De arts vraagt als het ware aan de apotheker om iets op het etiket of op de verpakking te zetten. Hiervoor wordt een groot aantal Latijnse afkortingen gebruikt. Eventueel staan ook nog extra aanwijzingen vermeld. De apotheker zorgt ervoor dat de patiënt het in eenvoudig Nederlands te lezen krijgt. Een voorbeeld van een extra aanwijzing is de afkorting iter. Dit betekent: iteratio, ofwel herhaal, gevolgd door het aantal keren, bijv. 2x of 3x. De apotheker weet dan dat het afleveren van het geneesmiddel twee of drie keren herhaald moet worden. In principe krijgt de patiënt in de apotheek dan een bewijs mee naar huis, waarmee de volgende hoeveelheid kan worden opgehaald.

12.4.2 De duur van het voorschrift

Een eerste voorschrift van een geneesmiddel geldt voor maximaal vijftien dagen. De anticonceptiepil is een uitzondering: daarvoor mag de eerste keer direct al drie maanden worden aangehouden. Bij chronisch gebruik van een geneesmiddel geldt een termijn van maximaal drie maanden. Slaap- en kalmeringsmiddelen zijn een uitzondering: het is niet toegestaan dit voor langer dan een maand voor te schrijven. Bij het herhalen van de anticonceptiepil geldt een termijn van een half jaar.

12.4.3 De Opiumwet

Sommige geneesmiddelen vallen onder de Opiumwet. Dat zijn geneesmiddelen die gemaakt zijn van stoffen die verslavend zijn of kunnen zijn. In de praktijk gaat het met name om morfine en andere sterke pijnstillers die daar veel op lijken, alle gebruikelijke slaap- en kalmeringstabletten en ADHD-medicatie. Een Opiumwetrecept moet aan extra eisen voldoen:
- De volledige naam, voorletters en adres van arts en patiënt moeten vermeld zijn.
- Alle cijfers moeten (ook) in letters zijn geschreven (dus: 'honderd' in plaats van '100'). Dat geldt ook voor het aantal eventuele herhalingen.
- Er mag maximaal één recept op een receptenblaadje staan (normaal mogen op een receptenblaadje meerdere recepten staan).

12.4.4 De verkrijgbaarheid van geneesmiddelen

De verkrijgbaarheid van medicijnen kent verschillende categorieën:
- Zelfzorgmiddelen.
- Medicijnen die alleen met recept in een apotheek verstrekt mogen worden.
- Medicijnen die onder de Opiumwet vallen en dus alleen met een Opiumwetrecept in een apotheek verstrekt mogen worden.

In de zelfzorgmiddelen bestaan drie groepen:
- AV: algemene verkoop. De meeste zelfzorgmiddelen zijn op vele plaatsen te koop, zoals in supermarkten.
- UAD: uitsluitend apotheek en drogist. Er moet op de plaats van verkoop minimaal een drogist aanwezig zijn.
- UA: uitsluitend apotheek.

Niet alleen bij UA-middelen is gedegen voorlichting en advies belangrijk. Er wordt nogal verschillend gedacht over het feit dat zoveel geneesmiddelen AV zijn, dat wil zeggen voor iedereen te koop, en dat voor soms bijzonder weinig geld.

12.4.5 Afkortingen op het recept

Op het recept wordt een aantal afkortingen gebruikt. Die afkortingen zijn meestal in het Latijn. In (bijna) alle praktijken is de receptverwerking geautomatiseerd. Het enige wat nog moet worden opgeschreven is de handtekening. Het is als niet-arts niet nodig die afkortingen actief te kunnen gebruiken. Bovendien is het toegestaan de informatie op het recept in gewoon Nederlands op te schrijven.

12.4.6 De computer en de receptverwerking

De voordelen van receptverwerking per computer zijn:
- Het recept is duidelijk leesbaar.
- Het recept kan via een directe telefoonlijn naar de apotheek verstuurd worden.
- De computer signaleert gemakkelijker of sprake is van een contra-indicatie.

- In de computer is in één keer te zien welke medicatie de patiënt gebruikt. Dit geldt ook voor chronische medicatie.
- Wat al ter sprake kwam: als meer dan één arts aan dezelfde patiënt geneesmiddelen voorschrijft, kan dit in de computer van de apotheek worden vastgesteld. Deze informatie is dan ook direct toegankelijk voor de huisarts. Op die manier zal het veel beter mogelijk zijn op de hoogte te blijven als een patiënt verschillende medicijnen gebruikt. Dat is een goede zaak. Het komt vooral bij ouderen nog steeds veel voor dat zij veel te veel medicijnen gebruiken. Ooit is een huisarts of een specialist ermee begonnen, met een waarschijnlijk goede reden. Maar als er geen automatische registratie is, kan het gemakkelijk gebeuren dat het betreffende geneesmiddel op den duur onnodig gebruikt wordt en mogelijk tot schade voor de gezondheid leidt.
- Het volgende hangt met het bovenstaande samen: de computer kan bijhouden of met een ander geneesmiddel een interactie optreedt.
- De computer signaleert of een patiënt te vroeg terugkomt voor het ophalen van nieuwe medicijnen. Dit speelt vooral een rol bij medicijnen die verslavend werken, zoals slaap- en kalmeringstabletten of bepaalde pijnstillers.
- De computer signaleert het ook als een patiënt niet te vroeg maar juist te laat terugkomt. Dat zegt dan iets over de therapietrouw.
- De huisarts kan het de praktijkondersteuner of doktersassistent mogelijk maken een herhaalrecept te verzorgen zonder daar zelf nog bemoeienis mee te hebben afgezien van het zetten van een paraaf. Het geneesmiddel kan dan gemakkelijker een aantal keren opnieuw worden voorgeschreven. Dit kan aan een maximum worden gebonden; de computer geeft dan een signaal af als astmamedicatie al drie keer is verlengd. De patiënt kan dan een afspraak maken bij de dokter.
- Het HIS (huisartsen-informatiesysteem) schrijft automatisch voor op stofnaam (zie ook ▶ par. 12.4.7).

12.4.7 Voorschrijven op stofnaam

Een geneesmiddel heeft verschillende namen:
- Generieke of stofnaam: dat is de naam van het werkzame bestanddeel. Deze naam wordt vastgesteld door de World Health Organisation (WHO) en is in de hele wereld geldig. In wetenschappelijke artikelen over geneesmiddelen wordt altijd de stofnaam gebruikt. Artsen en apothekers in het buitenland zullen de stofnaam van in Nederland gebruikte medicijnen gemakkelijk herkennen.
- Merknaam: dat is de naam die door de fabrikant aan het middel is gegeven. Merknamen verschillen vaak per land. De industrie wil graag geld verdienen aan geneesmiddelen. Daarom worden merknamen zo bedacht dat zij 'mooi' klinken en gemakkelijk te onthouden zijn. Merkgeneesmiddelen worden ook wel specialités genoemd.

Een generiek middel werkt dus hetzelfde als een merk. Er zitten precies dezelfde werkzame bestanddelen in. Er is soms wel een verschil in de gebruikte hulpstoffen. Dit zijn alle stoffen die nodig zijn om het tablet of de capsule te kunnen maken, bijvoorbeeld zetmeel. In merkmiddelen zitten andere hulpstoffen dan in generieke middelen. In de praktijk zal dit geen gevolgen hebben voor de werkzaamheid, maar er zijn uitzonderingen. Dit lijkt bijvoorbeeld het geval te zijn bij anti-epileptica en bij ADHD-medicatie. Bij epilepsie is een precieze dosering zo belangrijk, dat het wenselijk kan zijn niet over te stappen op een ander preparaat als de patiënt eenmaal goed is ingesteld. Wat betreft ADHD is men opvallend vaak ontevreden over de generieke variant van de meest toegepaste medicatie. Sommige mensen met een autismespectrumstoornis kunnen sterk uit balans raken als een medicijn waaraan zij gewend zijn opeens anders heet en er anders uitziet. In dergelijke gevallen kan er een reden zijn de medicatie te veranderen. Een enkele keer blijkt een patiënt allergisch voor een hulpstof in een bepaald geneesmiddel, dat bijvoorbeeld in het merk (of juist in het generieke middel) ontbreekt. Het is verder niet altijd onmogelijk dat een merk beter werkt dan generiek. Er zijn onder de gebruikers patiënten die dat met klem beweren en het is een goed uitgangspunt dat de patiënt altijd gelijk heeft (tenzij het tegendeel min of meer is bewezen of echt aannemelijk is). In principe geeft de apotheek echter altijd het generieke middel mee, dat is dan het middel dat wordt vergoed, en de apotheek heeft die opdracht gekregen van de overheid. De apotheek moet dit dan wel tegen de patiënt zeggen. Als een arts expliciet een merknaam voorschrijft, ontstaat een probleem als de apotheek het merk niet levert. Daarbij kan een rol spelen dat van bepaalde geneesmiddelen tekorten bestaan en/of dat verzekeraars bepaalde eisen stellen. Het komt voor dat patiënten de voorschrijver om het merk vragen en voor dat merk 'medische noodzaak' te vermelden op het recept. In geval van allergie kan door de verzekeraar worden geëist dat die is bewezen. Het is van belang dat met dit soort problemen flexibel wordt omgegaan. Als de naam van een geneesmiddel verandert, veroorzaakt dat bij velen nu eenmaal veel onrust en soms is er wel degelijk een probleem.

Daarnaast heeft het voor een aantal geneesmiddelen nog geen zin om generiek voor te schrijven. Dat geldt voor geneesmiddelen waarvan alleen nog maar een merk bestaat. Zij zijn nog maar net door de fabrikant ontwikkeld en officieel toegelaten, zodat de fabrikant exclusief het recht heeft hen te mogen verkopen. Dit recht wordt 'patent' of 'octrooi' genoemd. Als een patent is verlopen (na een bepaald aantal jaren), mag iedereen het middel maken. Er kan dan minder geld op worden verdiend. Andere fabrikanten maken en verkopen het middel onder de generieke naam en voor minder geld, ook omdat zij geen kosten hebben gemaakt om het middel te ontwikkelen. De reden dat generiek voorschrijven gebruikelijk is geworden, is dat de overheid dat in principe verplicht heeft gesteld. De reden is kostenbesparing. Er is ook wel veel voor te zeggen, want generieke middelen zijn in principe dezelfde geneesmiddelen als de merken, maar dan in een ander jasje. Patiënten hebben er echter nog steeds vaak vragen over. Daar komt nog eens bij dat generieke middelen gemaakt door een bepaalde fabrikant opeens worden vervangen door middelen van een andere fabrikant. Dat heeft ook weer te maken met geld. Daarnaast zijn de oude merken dus nog niet verdwenen. Dat gaat langzamer dan aanvankelijk gedacht.

12.4.8 Het herhaalrecept

Met herhaalrecept wordt bedoeld: het opnieuw voorschrijven van een geneesmiddel met dezelfde werkzame stof, sterkte, toedieningsvorm en doseringsvoorschrift. Meer dan de helft van de medicatievoorschriften betreft herhaalreceptuur. Deze wordt meestal aangevraagd bij de doktersassistent. In de computer is gemakkelijk na te gaan of zij deze herhaalreceptuur gewoon kan verzorgen of dat het inmiddels tijd is voor een overleg met of een afspraak bij de huisarts (◘ fig. 12.2). Zij kan zelf informeren naar het al dan niet juiste gebruik van het geneesmiddel en naar het verloop van de klachten. De informatie die dit oplevert, kan ook leiden tot overleg met of een afspraak bij de arts. In het stroomdiagram kan gezien worden welke mogelijkheden zich kunnen voordoen.

12.4 · Het recept: inleiding

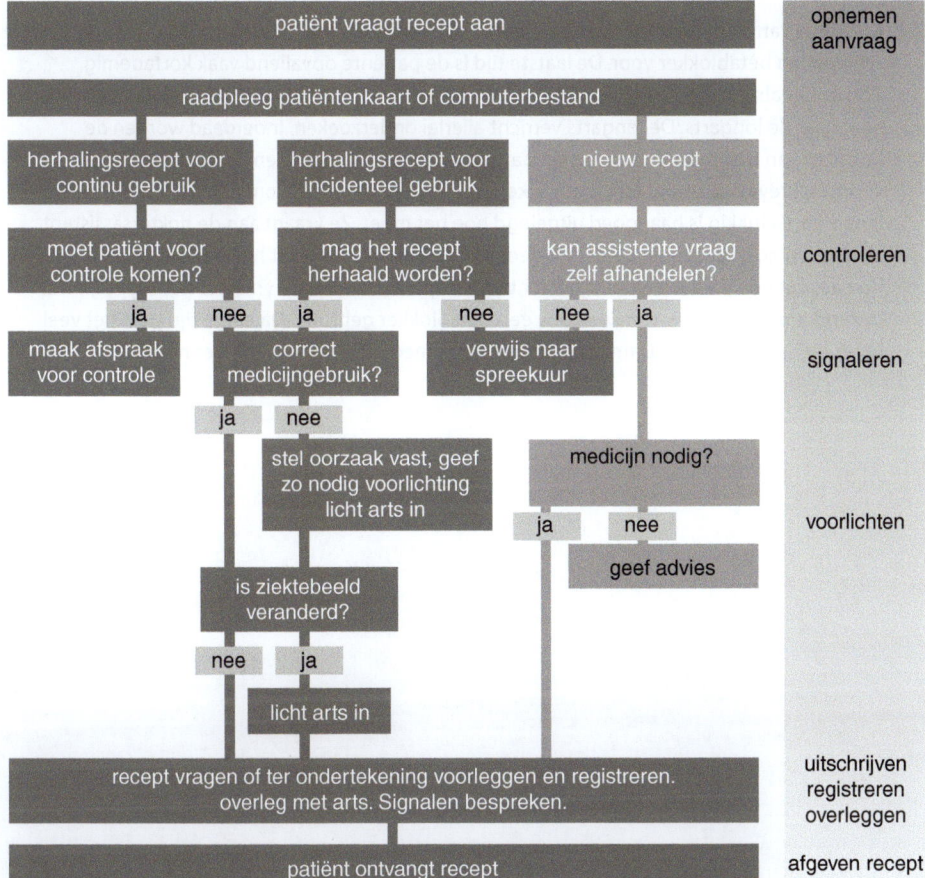

◘ **Figuur 12.2** Stroomdiagram voor het afhandelen van aanvragen voor (herhalings)recepten.
(Bron: FTO-bulletin, ministerie van VWS, november 1994)

Praktijkvoorbeelden

De 45-jarige mevrouw Van Veen krijgt in verband met haar hyperthyreoïdie een geneesmiddel dat bekend staat om de soms ernstige bijwerkingen. Na tweeënhalve week krijgt ze koorts en keelpijn. Eerst wordt ze behandeld met een antibioticum. Dat helpt niet. De koorts neemt toe. Mevrouw Van Veen wordt steeds zieker en moet naar het ziekenhuis. Uit bloedonderzoek blijkt dat sprake is van een leukopenie, een tekort aan witte bloedcellen. Dan wordt een beenmergpunctie gedaan. Hieruit blijkt dat er bijna geen witte bloedcellen meer worden aangemaakt. Dat betekent dat de patiënte gemakkelijk infecties kan krijgen. Het geneesmiddel wordt direct stopgezet. Mevrouw Van Veen krijgt krachtige antibiotica. Na twee dagen blijkt uit de bloedcontrole dat er nu ook een trombopenie bestaat, een tekort aan bloedplaatjes. Dat betekent dat gemakkelijk een bloeding kan optreden. De toestand van mevrouw Van Veen verslechtert. Ze wordt opgenomen op de intensive care. Ze krijgt een aantal keren bloedplaatjes ingespoten, maar dat helpt niet. Ze wordt niet meer beter. Eén week na de opname overlijdt ze, door een bloeding als gevolg van de ernstige trombopenie.

Mevrouw Van Dam heeft last van haar hart. Ook heeft ze hoge bloeddruk. De cardioloog schreef een bètablokker voor. De laatste tijd is de patiënte opvallend vaak kortademig. Zou ze net als vroeger weer last hebben van astma? Haar huisarts, dokter Verbaas, verwijst haar naar de longarts. De longarts verricht allerlei onderzoeken. Inderdaad worden de klachten van mevrouw Van Dam verklaard door astma. Zij krijgt een luchtwegverwijder voorgeschreven. Ze moet een ingewikkeld apparaatje gebruiken om dat te kunnen innemen. Gelukkig is haar goed uitgelegd hoe het moet. Ze vraagt aan de doktersassistent een herhalingsrecept voor de astmamedicatie. De assistent maakt het klaar en dokter Verbaas zet een paraaf. Een uurtje later belt de apotheker met de vraag of het eigenlijk wel bekend is dat mevrouw Van Dam ook een bètablokker gebruikt. Na enige tijd gaat het veel beter met mevrouw Van Dam. Ze heeft de astmamedicatie bijna niet meer nodig.

Paramedische beroepen

Samenvatting

Paramedici zijn gespecialiseerde, hbo-opgeleide hulpverleners in de gezondheidszorg. Patiënten kunnen naar hen worden verwezen, maar zij zijn ook vrij toegankelijk. Een bekend voorbeeld is de fysiotherapeut. Er zijn ook oefentherapeuten. Zij werken volgens de Cesar-methode of de methode Mensendieck. Andere paramedici zijn de diëtist, ergotherapeut, logopedist, mondhygiënist, orthoptist, podotherapeut en huidtherapeut.

13.1 Inleiding – 160

13.2 Fysiotherapeut – 160

13.3 Oefentherapeuten – 162

13.4 Diëtist – 162

13.5 Ergotherapeut – 163

13.6 Logopedist – 164

13.7 Mondhygiënist – 164

13.8 Orthoptist – 165

13.9 Podotherapeut – 165

13.10 Huidtherapeut – 166

© Bohn Stafleu van Loghum, onderdeel van Springer Media B.V. 2017
E.A.F. Wentink, *Inleiding medische kennis*, Basiswerk AG, DOI 10.1007/978-90-368-1788-2_13

> **Casus**
>
> De familie Jansen eet 's avonds altijd stipt om half zes. Het gezin bestaat uit vader, moeder, zoon Lars (19), dochter Mira (17), zoon Kees (12) en dochter Isabel (3). Sinds kort is oma bij het gezin ingetrokken. Isabel noemt haar 'oma kein' omdat ze zo klein is en haar achternaam is 'De Klijn'. Moeder heeft diabetes type II. Oma heeft al jaren artrose. Vorige week kreeg oma een beroerte. Vader heeft chronische rugklachten. Lars stottert. Mira heeft last van haar gebit (in haar puberteit heeft ze jarenlang haar tanden nauwelijks gepoetst; ze wil bovendien haar tanden laten bleken). Kees heeft een slappe motoriek en stembandknobbeltjes. Bij Isabel wordt op het consultatiebureau gedacht aan een 'lui oog'. Vader kan vandaag niet mee-eten. Hij moet naar de fysiotherapeut. Ook moeder is er niet. Zij moet in het ziekenhuis haar voeten laten controleren op de voetenpoli. Vóór die tijd moet ze nog even bij de diëtiste langs. Ze vindt het moeilijk om af te vallen. Ze heeft ook nog zorgen over Kees en Isabel. Kees gaat regelmatig naar de oefentherapeut en de logopediste. Deze week is hij op schoolreis. Hij zag er erg tegenop. Isabel is een vrolijke peuter. Morgen moet ze naar de orthoptist. Misschien heeft ze wel een bril nodig of moet ze worden afgeplakt. Mira is vanmiddag weer bij de mondhygiëniste. Isabel is met haar mee. Ze zullen na afloop in het restaurant van een warenhuis eten. Lars is een hardnekkige stotteraar. Vanmiddag heeft hij weer een afspraak bij de logopedist. Daarna gaat hij naar zijn vriendin Saskia. Saskia is 19 en volgt een opleiding tot podotherapeut. Zij lijdt aan acne en bezoekt daarom regelmatig een huidtherapeute. Oma ligt vanwege haar beroerte op de 'stroke unit' in het ziekenhuis. De dokters zeggen dat het mee lijkt te gaan vallen. De fysiotherapeut is al langs geweest om haar te helpen met het uit bed komen. Ze praat erg onduidelijk. Hopelijk zal logopedie zinvol zijn. Er zal een langdurige revalidatie volgen. Het is de vraag hoe het thuis allemaal moet. Het schijnt dat ergotherapeuten handige tips kunnen geven. In ieder geval is er vandaag bij de familie Jansen niemand thuis om te eten.

13.1 Inleiding

Para betekent 'naast' of 'bij'. Paramedisch is dus naast of bij medisch. Paramedische beroepsbeoefenaren zijn geen artsen maar wel deskundige hulpverleners op een specifiek gebied in de gezondheidzorg. Zij zijn opgeleid op hbo-niveau. De patiënten die zij behandelen zijn in principe naar hen verwezen door arts, tandarts of specialist. Zij zijn echter ook vrij toegankelijk. Om voor vergoeding in aanmerking te komen kunnen zorgverzekeraars wel eisen dat een verwijzing heeft plaatsgevonden.

13.2 Fysiotherapeut

De fysiotherapeut is gespecialiseerd in bewegingsproblemen. Vaak is er dan iets mis met de gewrichten of met de spieren. Activiteit en bewegen bevorderen de gezondheid in hoge mate. De fysiotherapeut kan helpen dit bewegen mogelijk te maken. Van fysiotherapeutische activiteiten zoals masseren en infrarood (warmte)behandeling kan het nut worden betwijfeld. Een nieuwe veelbelovende techniek voor allerlei pijnklachten is dry needling. Hierbij worden in spieren bepaalde plekken kort aangeprikt met een droge naald. Deze plekken worden trigger points genoemd. Zij ontstaan bijvoorbeeld door een verkeerde beweging, verkeerde houding, chronische overbelasting, en ook wel onder invloed van psychologische factoren. Door het aanprikken volgt ontspanning in de desbetreffende spier. Plaatselijke pijn, stijfheid, pijn op afstand en verkeerd bewegen kan daardoor afnemen. Dry needling is heel anders dan acupunctuur, die uitgaat van een heel andere theorie en meer naalden plaatst die bovendien een tijd moeten blijven zitten. Een belangrijk effect van dry needling is dus afname van pijn. Verder is de waarde van de fysiotherapie vooral de hulp die wordt geboden bij het (leren) gebruiken van het bewegingsapparaat.

Een aantal voorbeelden:

- Rugklachten vormen de meest voorkomende hulpvraag bij de fysiotherapeut. De medische term voor lage rugpijn is lumbago. Acute lumbago wordt ook wel spit genoemd. In feite heeft fysiotherapie hierbij geen nut. De huisarts adviseert pijnstilling. Alleen als het niet anders kan, is bedrust een mogelijkheid, maar die zou niet langer moeten duren dan twee dagen. Gebrek aan beweging doet de spieren verstijven en dat zal de klachten op den duur verergeren. Gewoon blijven bewegen en doorgaan met de dagelijkse activiteiten is het beste, ook als dat pijn oplevert. Bij chronische klachten is het zinvol geholpen te worden door een fysiotherapeut. Daarbij kan bijvoorbeeld aandacht bestaan voor een goede zit- en stahouding en voor een juiste tiltechniek. Wat dat laatste betreft: bij het tillen van een zwaar voorwerp moet men dat recht voor zich houden, door de knieën zakken en niet met de rug draaien. Dan belast men de rug zo weinig mogelijk.
- Rugklachten gaan soms gepaard met nog heviger klachten in een been. Er kan dan sprake zijn van een hernia. Meestal gaat dit vanzelf over. Bij uitzondering wordt een patiënt geopereerd. In de fase na de operatie kan fysiotherapie zinvol zijn om de rug op een gezonde en geleidelijke manier weer te leren belasten.
- Na een ongeval (vooral van achteren aangereden worden) waarbij het hoofd en de nek plotseling krachtig en snel bewegen ten opzichte van de romp, ontwikkelen sommige mensen lichamelijke of psychische klachten. Dit wordt whiplash genoemd. Er is in de nek geen aantoonbare schade. De fysiotherapeut kan helpen om te voorkómen dat deze klachten optreden of lang blijven bestaan. Het meest van belang is de nek gewoon te blijven bewegen.
- Artrose gaat gepaard met pijn en stijfheid in de gewrichten. Deze veelvoorkomende aandoening wordt ook slijtage genoemd. Dit is verwarrend want dit woord wekt de indruk dat het gewricht niet mag worden belast. Overbelasting zal inderdaad niet verstandig zijn, maar de fysiotherapeutische behandeling bij artrose komt neer op het stimuleren van verstandige beweging en belasting, ook als dat pijnlijk is. In ernstige gevallen wordt de patiënt geopereerd. In de fase na de operatie kan de fysiotherapeut helpen om de draad weer op te pakken.
- Als men na het verstuiken van een enkel langdurig klachten houdt of als de enkel instabiel is geworden, kan de fysiotherapeut adviezen en oefeningen geven.
- Veel vrouwen hebben last van stressincontinentie. Bij drukverhoging in de buik verliest de vrouw druppels urine. Dit heeft te maken met zwakte van de bekkenbodem. Training van de bekkenbodemspieren kan helpen om de klachten te verminderen.
- Osteoporose wordt gedeeltelijk voorkómen door veel te bewegen. Vooral voor ouderen is dat soms lastig en kan fysiotherapeutische ondersteuning zinvol zijn.
- Mensen met ernstige longziekten zoals COPD kunnen worden geholpen het slijm beter op te hoesten, efficiënter te ademen en de conditie te verbeteren.
- Mensen met vernauwde slagaderen in de benen krijgen looptraining. De bedoeling is dat men wandelt en zo bij zichzelf de klachten uitlokt. Vervolgens rust men even uit. Door het lopen zullen nieuwe bloedvaatjes ontstaan zodat de zuurstofvoorziening in de spieren verbetert.

- Bedlegerigheid is zeer ongezond. Het gebrek aan lichaamsbeweging draagt bij aan het ontstaan van soms levensbedreigende complicaties zoals longontsteking, urineweginfectie en een trombosebeen (met als complicatie een longembolie). De patiënt kan hulp nodig hebben bij het mobiliseren.
- Na een herseninfarct of -bloeding zijn veel mensen gedeeltelijk verlamd. Bij de revalidatie kan de fysiotherapeut een belangrijke rol spelen.
- Bij de ziekte van Parkinson is sprake van stijve spieren en bewegingsarmoede. Bovendien is het evenwicht verstoord. Ook hier geldt dat de fysiotherapeut zal proberen de patiënt in beweging te houden.

13.3 Oefentherapeuten

Er zijn speciale oefentherapeuten die mensen aanleren hun houding en hun bewegingen te verbeteren. Mevrouw Cesar en mevrouw Mensendieck hebben in het verleden theorieën ontwikkeld over hoe dit het beste kan. Het komt er in oefentherapie volgens Cesar respectievelijk Mensendieck op neer dat allerlei klachten en problemen van het bewegingsapparaat door een inadequate houding en beweging in stand worden gehouden. Verandering hierin kan vermindering van klachten geven. Dit kan bijvoorbeeld zinvol zijn bij hoofdpijn als deze samenhangt met spanning in schedel-, nek- of schouderspieren. Indicaties voor oefentherapie zijn last van de nek, schouder, rug, heup, knie en/of voeten. Het kan ook nuttig zijn om beter te leren ademen. Veel mensen ademen namelijk te snel en te oppervlakkig. Dit kan klachten geven zoals duizeligheid. Er zijn ook oefentherapeuten die hulp bieden bij stressincontinentie. Veel kinderen hebben een slappe houding en motoriek. Zij kunnen geholpen worden hun lichaam beter te gebruiken. Er is een grote overlap met de gewone fysiotherapie, maar het verschil is dat oefentherapeuten sterk gericht zijn op het voorschrijven van oefeningen volgens een bepaalde, specifieke methode.

13.4 Diëtist

Bij vele ziekten en aandoeningen is het goed om een diëtist in te schakelen. Er kunnen ook andere redenen zijn om deze in voeding gespecialiseerde paramedische hulpverlener te raadplegen.
Een aantal voorbeelden:
- Een diëtist kan de vraag beantwoorden of het gebruik van extra vitamines zinvol is. In het algemeen is dat niet nodig maar hierop bestaan uitzonderingen.
- Als kinderen weinig (willen) eten, kan het nodig zijn te beoordelen of de voeding toereikend is.
- Bij een bewezen koemelkeiwitallergie kan geholpen worden bij het verwijderen van koemelk uit het dieet.
- Peuters hebben nogal eens een onschuldige diarree (peuterdiarree). Advies kan nodig zijn om de voeding te optimaliseren: voldoende vet en vezels, weinig suikers en zoetstoffen.
- Zieke kinderen bij wie de groeicurve naar beneden afbuigt, kunnen energie- en/of eiwitverrijkte voeding nodig hebben.
- Mensen met coeliakie kunnen geen granen verdragen. Bij deze ziekte moet het dieet sterk aangepast worden.
- Hardnekkige obstipatie kan met extra vocht en vezels gunstig beïnvloed worden.

- Bij bedlegerige patiënten is goede voeding noodzakelijk om complicaties zoals decubitus (doorligplekken) te voorkómen.
- Bij anorexia nervosa is het eerste doel van de behandeling een gewichtstoename (van bijvoorbeeld 0,5 kg per week). Dit moet worden bereikt met evenwichtige voeding en adequaat eetgedrag.
- Bij hoge bloeddruk en hartfalen is het belangrijk dat de voeding niet te veel zout bevat. Zoutbeperking is lastig, ook omdat gewone producten zoals brood meestal nog te zout worden gemaakt.
- Bij ernstige longziekten zoals COPD kost de ademhaling enorm veel energie. Het kan nodig zijn energie- en eiwitverrijkte voeding voor te schrijven.
- In Nederland is het gemiddelde lichaamsgewicht veel te hoog. Afvallen is voor de meeste mensen een moeilijke opgave en hierbij wordt vaak hulp gezocht. Afvallen kan om vele redenen medisch noodzakelijk zijn, bijvoorbeeld als mensen met suikerziekte te zwaar zijn.
- In het ziekenhuis zijn veel mensen ondervoed. Dit is voor de genezing zeer nadelig. Vooral operatiepatiënten moeten in een zo goed mogelijke conditie zijn. Dat geldt zowel vóór als na de operatie. De diëtist kan bepalen of maatregelen zinvol zijn.

13.5 Ergotherapeut

Een ergotherapeut helpt mensen met lichamelijke of psychische beperkingen om praktische problemen thuis en/of op het werk op te lossen. De patiënt kan geholpen worden de algemene dagelijkse levensverrichtingen (ADL) opnieuw te leren uitvoeren. Als de situatie dit niet toelaat, kan geprobeerd worden de betreffende handelingen op een andere manier te doen. Vaak wordt gebruikgemaakt van hulpmiddelen. Het aanpassen van de woon- of werksituatie kan noodzakelijk zijn. De zelfredzaamheid wordt zo veel mogelijk bevorderd.

Een aantal voorbeelden:
- Bij reumatoïde artritis kunnen gewrichten pijnlijk en vergroeid zijn. Om een kaasschaaf te kunnen gebruiken, moet al veel kracht worden gezet. Er zijn speciale kaasschaven waarmee het veel gemakkelijker gaat. De ergotherapeut kan hulpmiddelen voorstellen en uitleggen hoe zij gebruikt kunnen worden.
- Na een hersenbeschadiging door een ongeval kan het onder meer moeilijk zijn om zichzelf aan- en uit te kleden. De ergotherapeut kan helpen dit op een andere manier te leren doen.
- Iemand met een progressieve spierziekte kan steeds minder. Het gebruik van een computer kan – ondanks het krachtsverlies – mogelijk blijven dankzij de adviezen over diverse aanpassingen van de ergotherapeut.
- De ergotherapeut kan de verzorging van ernstig belemmerde patiënten in de thuissituatie mogelijk maken door handige tips te geven of hulpmiddelen voor te stellen.
- Een patiënt met de ziekte van Bechterew lijdt aan ernstige ontstekingen en verstijving van de wervelkolom. Het kan uiteindelijk onmogelijk zijn zelf sokken en schoenen aan te trekken. De ergotherapeut kan uitleggen hoe dit op een relatief gemakkelijke manier toch kan. Met speciale hulpmiddelen hoeft de patiënt niet te bukken om het toch voor elkaar te krijgen.
- Mensen met artrose in de heupen en de knieën kunnen grote problemen hebben met traplopen. De ergotherapeut kan in de thuissituatie beoordelen of aanpassingen aan de trap, zoals een traplift of een aangepaste leuning, zinvol zijn.

13.6 Logopedist

De logopedist houdt zich bezig met problemen op het gebied van stem, spraak en taal. Deze zijn erg belangrijk bij het vermogen tot communiceren. Er is een verschil tussen spraak en taal. Spraak heeft betrekking op de woorden zoals zij hoorbaar worden geproduceerd door de patiënt. Taal is het kunnen begrijpen en bedenken van woorden. Ook de mondmotoriek en het slikken behoren tot het aandachtsterrein van de logopedist.

Een aantal voorbeelden:

- Kinderen met een vertraagde spraak- of taalontwikkeling kunnen met oefeningen worden gestimuleerd. Ook aan de ouders wordt geleerd hoe zij de ontwikkeling kunnen bevorderen.
- Als de articulatie niet goed is, kan deze met spraakoefeningen worden verbeterd.
- Voor stotteren en slissen bestaan verschillende behandelmogelijkheden.
- Verkeerd stemgebruik kan tot irritatie van de stembanden, heesheid en zelfs tot stembandknobbeltjes leiden. Met logopedie kan men dit verhelpen.
- Baby's en oudere kinderen gebruiken hun mondspieren soms niet goed. Hierdoor ontstaan bijvoorbeeld problemen met het drinken. Het kan ook zo zijn dat de mond voortdurend openstaat. Logopedie kan hierbij zinvol zijn. Dit wordt ook wel pre-logopedie genoemd.
- In het kader van de revalidatie na een beroerte kan de logopedist helpen bij het weer leren slikken en praten.

13.7 Mondhygiënist

Een mondhygiënist houdt zich bezig met het voorkómen en het behandelen van problemen op het gebied van de gezondheid in de mond. De belangrijkste aandoeningen zijn cariës, gingivitis en parodontitis. Cariës betekent gaatjes in tanden en kiezen. Deze gaatjes ontstaan als bacteriën uit zoete stoffen, zuren vormen die het glazuur – de harde buitenste laag van tanden en kiezen – vervolgens beschadigen. Gingivitis is ontstoken tandvlees. Dit geeft in eerste instantie alleen pijnloos bloedverlies bij het tandenpoetsen. Als de ontsteking de diepte ingaat, zullen het steunweefsel en uiteindelijk zelfs het kaakbot langzaam worden aangetast (parodontitis). Hierdoor gaan tanden en kiezen los zitten. Uiteindelijk vallen zij uit. Een teken van onvoldoende mondhygiëne is de aanwezigheid van tandplaque. Dit is plakkerige, witte ophoping van bacteriën en voedselafbraakproducten op tanden en kiezen. Dit verdwijnt niet vanzelf, tenzij men goed flost en bij het poetsen het tandvlees niet vergeet. Op de langere duur kan tandplaque verkalken en zo veranderen in tandsteen. Dit beschadigt het tandvlees. Het tandvlees wordt rood, kan gemakkelijk bloeden en uiteindelijk doet het ook pijn.

Een aantal voorbeelden:

- voorlichting geven over tandenpoetsen en flossen;
- voorlichting geven over de gevolgen van eetgewoonten voor het gebit;
- voorlichting geven over 'gaatjes' en over tandvleesaandoeningen;
- zelf gaatjes vullen;
- gebitsreiniging: het verwijderen van tandplaque en tandsteen;
- sealen: het aanbrengen van een laklaagje op het gebit om het ontstaan van gaatjes te voorkómen;
- het aanbrengen van fluoride, het doel is hetzelfde als dat van sealen.

13.8 Orthoptist

De orthoptist is gespecialiseerd in de stand en samenwerking van de ogen. Het meest bekende probleem op dit gebied is scheelzien. Vaak is dit op de kinderleeftijd al aanwezig. De oorzaak is niet altijd duidelijk. Soms is het zo subtiel dat het niet opvalt. Kinderen kunnen het beeld van het scheelzien onderdrukken. Als gevolg daarvan zien ze niet dubbel. Het gevolg is wel dat het betreffende oog zich niet kan ontwikkelen; de gezichtsscherpte blijft laag. Dit noemen we een 'lui oog'. Het oog is dan niet blind maar ziet wel heel wazig. Als het goede oog om wat voor reden dan ook verloren zou gaan, kan de patiënt niet scherp meer zien en daardoor ernstig belemmerd zijn in het dagelijks leven. Behandeling is mogelijk tot de leeftijd van 7 à 8 jaar. De meest bekende behandeling is het afplakken van het goede oog (zodat het luie oog gestimuleerd wordt zich te ontwikkelen). Hoeveel uren per dag dat moet en hoe lang dat moet duren, kan precies worden vastgesteld. Een lui oog hangt ook vaak samen met het feit dat de ogen de lichtstralen niet in gelijke mate breken. Het komt bijvoorbeeld voor dat één oog bijziend is en het andere verziend. In dat geval is een bril noodzakelijk. Bij scheelzien wordt soms het advies gegeven voor een operatie als het niet overgaat door een bril of door afplakken. De operatie wordt uitgevoerd door de oogarts.

Als er problemen zijn met het zien, kan men naar de opticien gaan. Voor kinderen is dit niet zo verstandig. Juist door de mogelijke aanwezigheid van ernstige pathologie kan men beter door de orthoptist of zelfs door de oogarts worden onderzocht. Brekingsafwijkingen komen veel voor. Als het kind bijziend blijkt te zijn, kan een bril met negatieve glazen worden voorgeschreven. Het kan daardoor ook in de verte beter zien. In geval van verziendheid is een bril met plus-glazen nodig. Dan is het kijken van dichtbij ook weer mogelijk. Problemen met zowel van dichtbij als in de verte kijken, bestaan bij vormafwijkingen van het hoornvlies. Dit wordt astigmatisme genoemd. Het kan worden behandeld met op maat gemaakte glazen.

Een aantal voorbeelden:
- scheelzien,
- wazig zien,
- dubbelzien,
- hoofdpijn (dit kan ook door oogproblemen worden veroorzaakt),
- moeite met lezen.

13.9 Podotherapeut

De podotherapeut behandelt voetklachten en -problemen en kan adviezen ter preventie geven. Vergeleken met de pedicure is de podotherapeut hoger opgeleid en heeft hij meer mogelijkheden. De podotherapeut houdt zich onder meer bezig met standsafwijkingen van de voeten. Onschuldige standsafwijkingen bij kinderen hoeven overigens niet behandeld te worden. Als de kinderen er geen last van hebben, kan het geen kwaad. Denk bijvoorbeeld aan over elkaar liggende teentjes of aan onschuldige (alleen in staande houding zichtbare) doorgezakte 'platvoetjes'. Bij andere aandoeningen kan een behandeling zinvol zijn. Het gaat dan bijvoorbeeld om ingegroeide teennagels en andere nagelpathologie, vermoeidheidsklachten of overbelasting van de voeten, verkeerd gebruik van de voeten of klachten in de rest van de benen die te maken lijken te hebben met de voeten. Podotherapeuten hebben ook veel verstand van schoenen, steunzolen en orthesen (◘ fig. 13.1). Een orthese is een instrument waarmee men hinderlijke of schadelijke standsafwijkingen kan corrigeren.

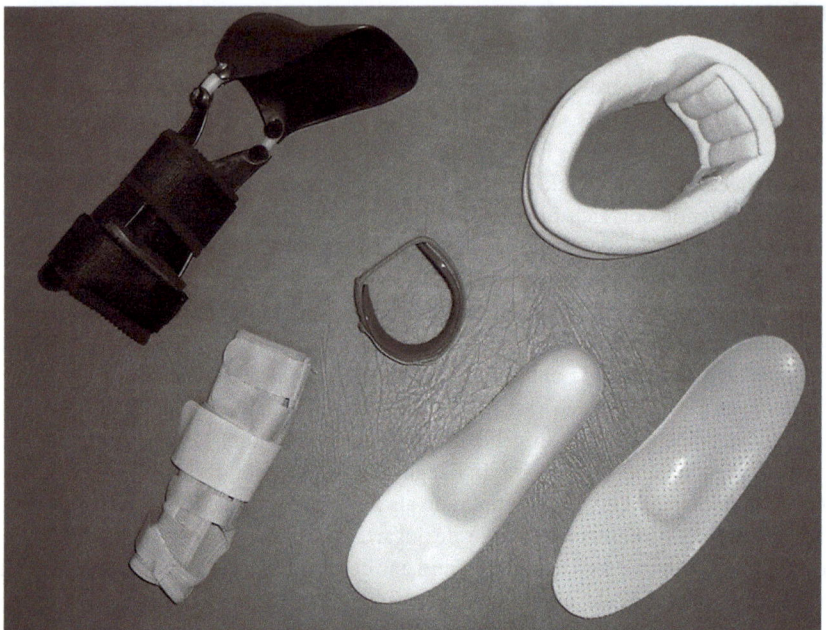

■ **Figuur 13.1** Enkele voorbeelden van orthesen

Een zeer belangrijke taak van de podotherapeut is de hulp in de beoordeling en behandeling van voeten bij suikerziekte. De 'diabetische voet' is een gevreesde complicatie. Door zenuwbeschadiging, bloedvatvernauwing en gestoorde afweer zijn de voeten van mensen met suikerziekte buitengewoon kwetsbaar. De voetverzorging moet optimaal zijn: wondjes moeten snel worden opgemerkt en behandeld. Op langere termijn kunnen amputaties daarmee worden voorkómen. Dit hangt natuurlijk ook sterk af van de mate waarin de patiënt en zijn arts erin slagen de bloedsuikerwaarden onder controle te houden.

13.10 Huidtherapeut

De huidtherapeut behandelt allerlei huidproblemen, inclusief onderhuid, haren en nagels. Een aantal voorbeelden: de huidtherapeut kan bijdragen aan de behandeling van acne met bijvoorbeeld dieptereiniging van de huid. De huidtherapeut kan tegen bijvoorbeeld wratten, schimmelnagels, fibromen, littekens (ook die door acne) en ongewenste tatoeages lasertherapie toepassen. Met coagulatie wordt het wegbranden van kleine huidafwijkingen bedoeld. Tegen oedeem zet de huidtherapeut een speciale massage en bijvoorbeeld elastische kousen in. Een speciale massage kan ook helpen bij bijvoorbeeld huidverslapping en 'zwangerstrapsstrepen' (ontstaan door uitrekking van de huid tijdens de zwangerschap). Ongewenste beharing kan elektrisch of met een laser worden geëpileerd.

Alternatieve geneeswijzen

Samenvatting

In dit hoofdstuk wordt onderscheid gemaakt tussen de reguliere en de alternatieve geneeskunde. De reguliere geneeskunde, *evidence based*, heeft steeds meer richtlijnen en controle. Deze geneeskunde heeft ook aandacht voor psychische en sociale factoren. Er zijn veel mogelijkheden, maar ook veel beperkingen. De alternatieve geneeskunde komt voort uit een geheel andere denkwereld dan de reguliere. In alle vormen van geneeskunde zijn het placebo-effect en het bieden van hoop van groot belang. Reguliere en alternatieve geneeskunde bestrijden elkaar vaak, maar er zijn ook pogingen tot samenwerking. In de homeopathie zijn het geneesmiddelbeeld en het potentiëren belangrijke uitgangspunten. Fytotherapie is kruidengeneeskunde. Er zijn nog veel meer voorbeelden van alternatieve geneeskunde, waaronder acupunctuur, paranormale geneeskunde, Reiki en orthomoleculaire geneeskunde.

14.1 Verschillen tussen reguliere en alternatieve geneeswijzen – 168

14.2 Enkele alternatieve geneeswijzen – 170
14.2.1 Acupunctuur – 170
14.2.2 Homeopathie – 170
14.2.3 Fytotherapie – 171
14.2.4 Voorbeelden alternatieve geneeswijzen – 171

© Bohn Stafleu van Loghum, onderdeel van Springer Media B.V. 2017
E.A.F. Wentink, *Inleiding medische kennis*, Basiswerk AG, DOI 10.1007/978-90-368-1788-2_14

> **Casus**
>
> Meneer Van Maurik is al vele jaren een bekende patiënt. Hij komt vaak bij de huisarts. Meestal heeft hij pijnklachten, last van duizeligheid of maagproblemen. Diverse malen werd hij verwezen naar het ziekenhuis. Telkens werd uitgebreid onderzoek gedaan, maar toch kon geen lichamelijke oorzaak van de klachten worden vastgesteld. Ten einde raad bezocht meneer Van Maurik een homeopaat. Van hem kreeg hij als behandeling bepaalde 'korrels'. Hij heeft er zeker baat bij. De huisarts denkt dat dit komt door het placebo-effect. Het is echter fijn dat zijn patiënt zich wat beter voelt. Hij zal hem het bezoek aan de homeopaat niet aanraden maar ook niet afraden.

14.1 Verschillen tussen reguliere en alternatieve geneeswijzen

Alle artsen zijn opgeleid in de voor ons gewone, algemeen aanvaarde geneeskunde. Dit wordt ook wel de reguliere geneeskunde genoemd. Een belangrijk uitgangspunt daarbij is dat een behandeling alleen zinvol is als de werkzaamheid ervan door onderzoek is bewezen. Het streven van de westerse geneeskunde is dat de behandeling evidence based (gebaseerd op bewijs) is. De medische beroepsgroepen ontwikkelen mede om die reden steeds meer richtlijnen voor het handelen van artsen. Zij worden daarop in toenemende mate gecontroleerd. Naast de gewone geneeskunde, waar de opleiding voor doktersassistent op gericht is, bestaan er tientallen andere benaderingen van ziekte en gezondheid: de alternatieve geneeswijzen. Een andere term voor 'alternatief' is 'complementair' (aanvullend). Sommige reguliere artsen houden zich er ook mee bezig, maar meestal wordt alternatieve geneeskunde uitgeoefend door niet-artsen. Veelgehoorde kritiek is dat de werkzaamheid niet is aangetoond en dus moet worden betwijfeld. Ook zouden schadelijke gevolgen kunnen optreden. Verder zouden alternatieve hulpverleners elkaar onvoldoende controleren. Daarnaast zou het voorkomen dat van kwetsbare goedgelovige patiënten financieel misbruik wordt gemaakt.

Veel mensen zeggen dat ze baat hebben bij een vorm van alternatieve geneeskunde. Dat berust op een placebo-effect, waarbij de positieve invloed van bepaalde behandelingen alleen het gevolg is van het vertrouwen en het geloof dat de patiënt in de behandeling heeft. Dat effect bestaat echter ook in de reguliere geneeskunde, en het is denkbaar dat een alternatieve benadering effecten heeft waarvoor de reguliere geneeskunde geen verklaring heeft. Er zit een andere manier van denken achter, vaak afkomstig uit een ander deel van de wereld en niemand kan daar volledig inzicht in hebben. Begrippen als 'energievelden', 'algehele verstoringen', 'magnetische velden' en 'reïncarnatie' worden gebruikt. Dit zijn zaken die in het denken van reguliere artsen geen rol spelen. In de alternatieve wereld wordt vaak gezegd dat reguliere artsen veel te technisch zijn en eenzijdig gericht op het lichaam zonder aan andere zaken enige aandacht te schenken. Dit verwijt hoeft echter niet te kloppen. Goede reguliere artsen besteden namelijk niet alleen aandacht aan lichamelijke, maar ook aan psychische, sociale en eventueel aan religieuze factoren. Wetenschappelijk onderzoek toont steeds opnieuw aan dat de geest invloed heeft op het functioneren van het lichaam. Een van de belangrijkste dingen die de patiënt nodig heeft – ook van de reguliere arts – is: hoop!

Onze gezondheid is sterk vooruitgaan door bijvoorbeeld schoon drinkwater en riolering. Daarnaast heeft ook de westerse geneeskunde veel goeds gebracht. Vroeger hadden patiënten een grotere kans enorm onder bepaalde klachten te lijden of snel dood te gaan. Tegenwoordig zijn veel ziekten vaak goed te behandelen, maar natuurlijk zijn er ook beperkingen. Niet alle patiënten kunnen goed worden geholpen. Dat is een reden waarom de alternatieve

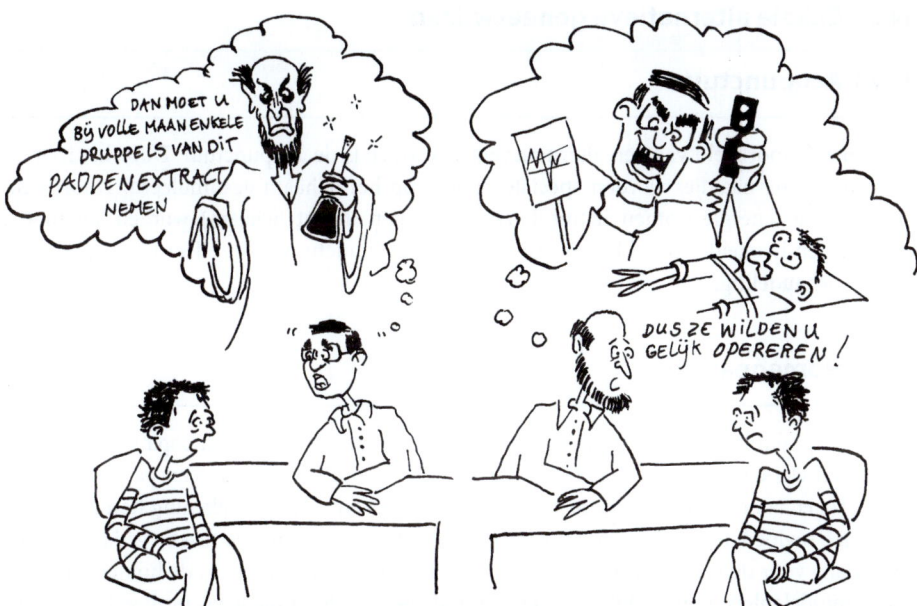

◨ **Figuur 14.1** Over het algemeen is niemand erbij gebaat om de ander als vijand af te schilderen

geneeswijzen voor veel mensen heel aantrekkelijk zijn. Bovendien is de consultduur bij alternatief werkende hulpverleners vaak lang. De patiënt krijgt veel tijd om zijn verhaal te doen. Hij krijgt hierdoor het gevoel dat er (eindelijk) goed geluisterd wordt. Alleen dit gevoel heeft al een therapeutisch effect. Helaas heeft de reguliere gezondheidszorg niet de capaciteit om altijd zulke lange consulten toe te staan. Aandacht voor het individu, goed luisteren en het bieden van hoop zijn erg belangrijk maar kosten veel tijd. Aan de andere kant: een lang gesprek is niet altijd nodig. Reguliere en alternatieve hulpverleners bestrijden elkaar vaak. Er zijn echter ook pogingen om tot samenwerking te komen, om zo van elkaars sterke kanten te profiteren. Het is in ieder geval te hopen dat de mogelijkheden van de gewone geneeskunde niet achterwege blijven als de patiënt daarvan veel profijt kan hebben. Dit geldt bijvoorbeeld voor mensen met kwaadaardige ziekten of voor de behandeling van ernstige suikerziekte. Het is heel erg als een patiënt door het niet-toepassen van een bewezen werkzame behandeling – al dan niet onder invloed van alternatieve geneeswijzen – (eerder) komt te overlijden. Soms moet dan de vraag worden gesteld of iemand schuldig is aan wat er is gebeurd. In andere gevallen zijn er misschien wel meer wegen die tot afname van klachten of genezing van ziekte leiden. Hier wordt wetenschappelijk onderzoek naar gedaan. Soms blijkt hieruit dat alternatieve geneeswijzen in bepaalde gevallen tot meer dan alleen het eerder genoemde placebo-effect leiden. Critici zijn echter van mening dat de onderzoeken die dat aantonen van slechte kwaliteit zijn (◨fig. 14.1). In ieder geval zijn de volgende zaken heel belangrijk:

- Heeft de patiënt maximaal baat bij de behandeling die geboden wordt of ervaart hij het als zodanig?
- Is deze behandeling vrij van schadelijke effecten?
- Wordt van de patiënt geen financieel misbruik gemaakt?

Als deze vragen met 'ja' beantwoord kunnen worden, dan is er geen bezwaar tegen een dergelijke behandeling.

14.2 Enkele alternatieve geneeswijzen

14.2.1 Acupunctuur

Een bekend voorbeeld van een alternatieve geneeswijze is de acupunctuur. Door het inbrengen van dunne naaldjes worden speciale punten op het lichaam gestimuleerd. Door beïnvloeding van energiestromen in meridianen (kanalen in het lichaam) worden verstoorde evenwichten hersteld. Vooral bij pijnpatiënten zou acupunctuur meer effect hebben dan een placebobehandeling.

14.2.2 Homeopathie

De in de praktijk meest toegepaste alternatieve geneeswijze is de homeopathie. Sommige huisartsen werken hier ook mee. In de homeopathie probeert men van een patiënt een volledige, zogenaamde 'totaaldiagnose' te maken. Dat betekent dat men rekening houdt met alle mogelijke invloeden die op de patiënt inwerken. Volgens de homeopathische gedachte is dat van belang voor de keuze van het geneesmiddel. Een belangrijk begrip in de homeopathische geneesmiddelenleer is namelijk het 'geneesmiddelbeeld'. De homeopaat probeert te bedenken bij welk homeopathisch middel de klachten van de patiënt passen. Dat middel veroorzaakt onverdund bij gezonde proefpersonen de ziekteverschijnselen die men bij de patiënt wil bestrijden. Die ziekteverschijnselen vormen dan het geneesmiddelbeeld. Als een patiënt in zijn totaliteit doet denken aan zo'n geneesmiddelbeeld, dan is het betreffende geneesmiddel geschikt om de patiënt te behandelen. De gedachte is dat het geneesmiddel het lichaam in staat stelt zelf de ziekte te overwinnen. In het begin van het gebruik kunnen de ziekteverschijnselen tijdelijk wat toenemen. Voorbeeld: een arsenicumvergiftiging geeft ernstige diarree. Deze diarree lijkt sterk op de diarree bij de ernstige darminfectie cholera. Arsenicum wordt in de homeopathie gebruikt als geneesmiddel bij cholera-achtige diarree, maar dan wel extreem verdund. Een ander voorbeeld is cafeïne. Deze stof bevindt zich in koffie. Normaal gesproken blijf je van deze stof wakker. In de homeopathie wordt het gebruikt tegen slapeloosheid.

Homeopathische geneesmiddelen worden verdund. Een verdunning vindt plaats in de verhouding 1 op 10. Als dit één keer is gebeurd, heet dat een D1-verdunning. Bij een tweede keer heet het een D2-verdunning. Dat is dus een verdunning van 1 op 100. D6 betekent dan een verdunning van 1 op 1 000 000. Er worden nog veel grotere verdunningen gebruikt; het kan wel doorgaan tot D200. Een andere letter die je veel ziet, is de letter C. C1 = een verdunning van 1 op 100. Minder gebruikelijk zijn de letters LM. LM betekent een verdunning van 1 op 50.000. In de homeopathie gaat men ervan uit dat hoe meer het middel verdund is, hoe sterker het werkt. Het verdunnen wordt gevolgd door het middel op een speciale manier te schudden. In dit verband wordt ook de term 'potentiëren' gebruikt. De overgrote meerderheid van de reguliere artsen gelooft hier niet in. Gesteld wordt dat in homeopathische verdunningen weinig of niets te vinden is. De kans dat er in een zeer extreme verdunning (die goed zou moeten werken) nog een molecuul van de werkzame stof aangetroffen kan worden, is nul. En àls die molecuul er is, dan kan dat geen effect hebben. Het grootste bezwaar is dat het effect van homeopathie niet is aangetoond in onderzoeken, althans niet in onderzoeken die volgens de reguliere artsen goed genoeg zijn van kwaliteit.

14.2.3 Fytotherapie

Fytotherapie is niet hetzelfde als homeopathie. Fytotherapie is behandeling met kruiden. Kruiden zouden allerlei kwalen en ziekten kunnen verhelpen. Een probleem daarbij is dat je nooit precies weet hoeveel werkzame stof je binnenkrijgt. De samenstelling van kruiden is immers niet altijd gelijk. Net als bij reguliere geneesmiddelen bestaat dan het risico dat de patiënt te veel binnenkrijgt. Tussen reguliere medicatie en kruiden zijn ook interacties mogelijk. Sommige reguliere artsen maken ook gebruik van fytotherapie.

14.2.4 Voorbeelden alternatieve geneeswijzen

Een aantal andere voorbeelden van alternatieve geneeswijzen volgt hieronder, met telkens een zeer korte omschrijving. Het overzicht is beslist niet volledig.

- Yoga en meditatie; hierbij speelt concentratie een belangrijke rol. Het doel is te komen tot een hogere graad van bewustzijn. Ook ademhaling en lichaamshouding zijn hierbij belangrijk.
- Transcendente meditatie (TM) is een variant hierop. Hierbij moet men zich twee keer per dag een aantal minuten ontspannen om zo geestelijke rust en groei van de persoonlijkheid te bereiken. Een ander voorbeeld is de lachmeditatie: de oefeningen houden in dat men zich rekt en strekt, vervolgens bewust hardop lacht en dan ontspannen ademt.
- Hypnose; bij hypnose wordt de patiënt in een diepe ontspanning gebracht. De therapeut heeft dan erg veel invloed op de patiënt. Via suggestie kunnen problemen zoals onbegrepen pijn of andere lichamelijke klachten, verminderen of verdwijnen.
- Iriscopie; aan de hand van kleurveranderingen, lijnen en vlekken in de iris (het gekleurde deel van het oog, het regenboogvlies) kunnen conclusies worden getrokken over gezondheid en ziekte van de patiënt.
- Voetreflexzonetherapie; zones op de voet staan volgens deze benadering in verbinding met andere plekken in het lichaam. Het uitoefenen van druk op deze zones (reflexzonetherapie) zou blokkades elders in het lichaam opheffen. Aangezien die blokkades de oorzaak zijn van pijn en ziekte, kunnen patiënten hierbij gebaat zijn.
- Manuele therapie, chiropractie en osteopathie; deze behandelvormen hebben als bijnaam 'bottenkraken'. Manipulatie van het bewegingsapparaat, in het bijzonder de wervelkolom, zou helpen bij allerlei ziektebeelden. Dit kan kloppen voor zover het bewegingsapparaat-gerelateerde klachten als rugpijn en hoofdpijn (pijn in de nek) betreft. Deze behandelingen zouden deels onderdeel kunnen zijn van de reguliere geneeskunde. Aan het mogelijke effect op andere aandoeningen wordt getwijfeld.
- Medische astrologie; in deze zienswijze wordt veel waarde gehecht aan de stand van de sterren. Planeten hebben invloed op gezondheid, ziekte en de keuze van de juiste behandeling. Voor de diagnostiek is het maken van een horoscoop belangrijk.
- Antroposofische geneeskunde; een antroposofisch werkende arts heeft ook een reguliere medische opleiding gevolgd. Het antroposofisch mensbeeld is echter anders. De nadruk ligt op het onderscheid tussen lichaam, ziel en geest. Onderscheid kan worden gemaakt tussen het stoffelijke lichaam (de materie), twee niet-stoffelijke lichamen (ziel en geest) die hier bovenuit stijgen en als hoogste vorm het 'Ik'. Er bestaan speciale antroposofische geneesmiddelen.

- Paranormale geneeskunde; paranormaal geneeskundigen hebben bijnamen als 'strijker', 'magnetiseur' of 'handoplegger'. Ook de gebedsgenezing behoort tot deze categorie. Centraal staan paranormale gaven zoals helderziendheid, heldervoelendheid, helderwetendheid bij de behandelaar. In de diagnostiek spelen bijvoorbeeld aura's, pendelen en wichelroedes een rol. Als geneesmiddel wordt bijvoorbeeld magnetisch ('ingestraald') water gebruikt.
- Reiki en therapeutische aanraking; Reiki behoort net als acupunctuur tot de energetische geneeskunde. Energie speelt in het denken een grote rol. Een Reikimeester gebruikt de energie in het eigen lichaam om deze via de handen in het lichaam van de patiënt te laten stromen. Energieverstoringen, en daarmee allerlei ziekteverschijnselen, zouden op deze manier worden opgeheven. Bij therapeutische aanraking worden de handen boven het lichaam van de patiënt gehouden; echte aanraking is niet nodig.
- Alternatieve diëten; bekend zijn de diëten van Houtsmüller en Moerman. Houtsmüller adviseert vooral rauwe groente, het sap van allerlei vruchten en grote hoeveelheden vitaminen en mineralen. Hiermee zou kanker kunnen worden behandeld. Ook Moerman heeft een eigen kankertherapie ontwikkeld die grote nadruk legt op het volgen van een speciaal dieet.
- Orthomoleculaire geneeswijzen; hier ligt de nadruk op de noodzaak van het toevoegen van (grote) hoeveelheden vitaminen en mineralen. Op basis van bloedonderzoek wordt vastgesteld wat de patiënt nodig zou hebben. Het gebruik van vitamine C, visolie of andere supplementen zijn voorbeelden hiervan.

Kindergeneeskunde

Samenvatting

Behalve de huisarts zijn er nog meer artsen die zich bezighouden met de gezondheid en ziekte bij kinderen. Bij klachten moet altijd rekening gehouden worden met de groei en de ontwikkeling. Kinderen zijn geen kleine volwassenen. De anamnese en het lichamelijk onderzoek verlopen bij kinderen anders, waarbij de hulp van de ouders heel belangrijk is. Specifieke problemen op de kinderleeftijd zijn bijvoorbeeld het overmatig huilen bij baby's, koorts met vlekjes, chronisch recidiverende buikpijn en 'groeipijn'.

15.1 Speciale aandacht voor de kinderen – 175

15.2 Anamnese – 175

15.3 Lichamelijk onderzoek – 176

15.4 Ziekte bij kinderen – 176

15.5 Excessief huilende baby – 177
15.5.1 Het probleem – 177
15.5.2 Mogelijke oorzaken – 177
15.5.3 Een overmatig huilende baby kan ook ziek zijn – 177
15.5.4 Meestal geen koemelkallergie – 178
15.5.5 De aanpak – 178

15.6 Vlekjes bij kinderen: 'kinderziekten' – 178
15.6.1 Waterpokken – 179
15.6.2 De zesde ziekte (exanthema subitum) – 179
15.6.3 Roodvonk (scarlatina) – 179
15.6.4 De vijfde ziekte (erythema infectiosum) – 180
15.6.5 Cytomegalie – 180
15.6.6 Toxoplasmose – 180
15.6.7 Rodehond (rubella) – 180

© Bohn Stafleu van Loghum, onderdeel van Springer Media B.V. 2017
E.A.F. Wentink, *Inleiding medische kennis*, Basiswerk AG, DOI 10.1007/978-90-368-1788-2_15

15.6.8	Mazelen – 180	
15.6.9	Ziekte (purpura) van Henoch-Schönlein – 181	
15.6.10	Auto-immuuntrombocytopenische purpura (vroeger idiopatische trombocytopenische purpura genoemd) – 181	
15.6.11	Meningokokkensepsis – 181	
15.6.12	Tot slot – 181	
15.7	Recidiverende buikpijn bij kinderen op de basisschool – 181	
15.8	Groeipijn – 182	

> **Casus**
>
> Op de poli kindergeneeskunde komen vandaag veel kinderen en jeugdigen.
> - Zo is er Nico (15). Hij heeft diabetes mellitus type I.
> - Sandra (13) heeft in het verleden een buikoperatie ondergaan.
> - Karin (12) had vorig jaar een ziekte waarbij de nieren enige schade hebben opgelopen.
> - Jasper (14) wordt door de kinderpsychiater behandeld voor ADHD en is bij de kinderarts in verband met zijn tamelijk ernstige allergie.
> - Jantien (9) heeft regelmatig buikpijn.
> - Niels (6) heeft astma en 'groeipijn' (waarover moeder zich nogal ongerust maakt).
> - De ouders van Sophie (0) zijn ten einde raad. Sophie is een 'huilbaby'.

15.1 Speciale aandacht voor de kinderen

Het is een groot misverstand te denken dat kinderen kleine volwassenen zijn. Kinderen zijn namelijk heel anders: zij zijn in de groei. In de loop van de jaren vinden grote lichamelijke en psychische veranderingen plaats. De ontwikkeling is in volle gang. Tussen kinderen onderling bestaan grote verschillen. Het is de kunst te beoordelen wanneer de groei of ontwikkeling afwijkt van normaal. Daarvoor moeten kinderen regelmatig worden gemeten en gewogen. Het volgen van de motorische, sociale, emotionele en cognitieve ontwikkeling is van groot belang. Dit is vooral een taak van consultatiebureau- en jeugdartsen. Zij zien in hun werk voornamelijk gezonde kinderen, maar proberen afwijkingen en ziekte in een zo vroeg mogelijk stadium te ontdekken.

Kinderartsen onderzoeken kinderen bij wie al vermoed wordt dat er iets mis is. Zij behandelen kinderen die zo ziek zijn dat dit te specialistisch zou zijn voor de huisartspraktijk. De geneeskunde is zo omvangrijk dat het onmogelijk zou zijn voor één soort arts om alles te weten en te kunnen. Dit blijkt ook uit het feit dat binnen de kindergeneeskunde specialisaties bestaan. Er zijn bijvoorbeeld kinderartsen die uitsluitend bezig zijn met nierziekten, suikerziekte of longaandoeningen. Binnen andere specialismen zijn er ook artsen die zich vooral op kinderen richten. Zo zijn er kinderneurologen, kinderpsychiaters, kinderorthopeden, kindercardiologen en kindergynaecologen.

15.2 Anamnese

Een gesprek met een (jong) kind is heel goed mogelijk. Goed luisteren en kijken naar een kind geeft ook veel informatie. Belangstelling tonen en veiligheid bieden zijn essentieel. Kinderen geven zich dan veel meer bloot dan je in eerste instantie misschien zou verwachten. Kinderen zijn gevoelig voor oprechte complimentjes. Zij voelen vaak goed aan wat je van hen vindt. Dit geldt zelfs voor baby's. Je houdt kinderen moeilijk voor de gek en daarom is eerlijkheid heel belangrijk. Als iets vervelend is (bijvoorbeeld een injectie), dan moet je dat gewoon tegen het kind zeggen. Daarbij maakt het veel uit of je in staat bent je in het kind in te leven, het wat af te leiden en zo nodig te troosten. Kinderen kunnen hun klachten vaak niet zo duidelijk met woorden uitleggen. Zij worden bijvoorbeeld stil, lachen niet meer, spelen niet meer, of ze huilen en zijn opstandig. Kinderen ervaren ziekte anders dan volwassenen. Jonge kinderen weten nog niet dat dingen tijdelijk zijn, daarom kan pijn voor een kind eeuwig lijken te duren. Kinderen hebben een andere belevingswereld. Zij leggen op jonge leeftijd nog geen logische verbanden. Het kan zo zijn dat een kind door ziekteverschijnselen, onderzoek of behandeling bang is gestraft te worden voor alles wat het (in de eigen beleving) verkeerd heeft gedaan. Als een kind al praat, kan het allerlei soorten pijn en andere ongenoegens 'buikpijn' noemen. Misschien voelen zij in de buik vaker narigheid dan volwassenen, maar soms ook zegt het 'buik' en wijst het bijvoorbeeld naar zijn oor.

15.3 Lichamelijk onderzoek

Het lichamelijk onderzoek van een kind is een vak apart. Het kan voor een kind zeer bedreigend zijn. Hier bestaat vaak wel een oplossing voor: kinderen spelen immers graag! Het is leuk een pop op de weegschaal te zetten voordat het kind er zelf op moet staan. Kinderen kunnen een stethoscoop op hun lijfje beter verdragen, als ze gezien hebben dat hun knuffel (of niemand minder dan papa of mama zelf) er best tegen kan en het zelfs leuk vindt. Kleine kinderen kunnen tijdens het onderzoek beter bij vader of moeder op schoot zitten.

Het lichaam van een kind is anders dan dat van een volwassene. Zo is het schedeltje van baby's nog niet helemaal dichtgegroeid: de zachte plekken waar nog geen bot aanwezig is, heten fontanellen. Jonge kinderen hebben vaak een onschuldige ruis in het hart. De ademhalingsfrequentie en de hartslag zijn bij kinderen hoger dan bij volwassenen. Dit geldt vooral voor de jongste kinderen. Bij jonge kinderen is het normaal als de lever één tot twee centimeter onder de ribbenboog te voelen is. Kleine, beweeglijke lymfekliertjes zijn bij kinderen heel normaal. Op de leeftijd 0–2 jaar hebben kinderen O-beentjes. Op de leeftijd van 2–7 jaar is X-stand normaal. Bij jongetjes zijn de balletjes nogal eens teruggeschoten naar lies of buik. Dit zijn allemaal normale bevindingen waaraan niets hoeft te worden gedaan. Uiteraard is de hulp van ouders bij zowel anamnese als lichamelijk onderzoek onmisbaar. Altijd geldt: wat ouders over hun kinderen zeggen moet zeer serieus worden genomen! Als een ouder zich ongerust maakt terwijl er op het eerste gezicht niets aan de hand lijkt, mag je nooit aan die ongerustheid voorbijgaan. Ouders kennen hun kind als geen ander. Het komt vaak genoeg voor dat er met een kind iets gruwelijk misgaat, terwijl de ouders hun zorgen duidelijk hadden aangegeven. Zo lang niet duidelijk is of een kind iets bijzonders mankeert en zolang het niet mogelijk is de ouders gerust te stellen, mag niet worden gestopt met nadenken over wat er aan de hand zou kunnen zijn. Ouders geven ook bij niet acuut zieke kinderen zeer belangrijke informatie, bijvoorbeeld over de voorgeschiedenis of over ziekten die zij zelf hebben of die in de familie vóórkomen. Kindergeneeskunde is zonder de ouders moeilijk of onmogelijk.

15.4 Ziekte bij kinderen

Er zijn ziekten en aandoeningen die juist op de kinderleeftijd veel voorkomen. De symptomen zijn bij kinderen vaak anders dan bij volwassenen. In het algemeen is het beeld veel minder specifiek (duidelijk). Dit geldt bijvoorbeeld voor hersenvliesontsteking. De baby kreunt bijvoorbeeld, drinkt weinig, lijkt niet wakker of huilt opvallend bij het verschonen van de luier. Nekstijfheid is moeilijk of niet vast te stellen. Aan de andere kant: hoe jonger het kind, hoe gemakkelijker het hoge koorts ontwikkelt bij op zichzelf onschuldige infecties zoals verkoudheid. Het doel van de kindergeneeskunde is uiteindelijk de genezing of in ieder geval bestrijding van klachten bij zieke kinderen. Hierbij moet rekening gehouden worden met de ontwikkeling en met het feit dat kinderen anders zijn. Als voorbeeld: geneesmiddelen worden in het lichaam van kinderen anders verwerkt. Dit heeft gevolgen voor de dosering. We weten

15.5 Excessief huilende baby

15.5.1 Het probleem

Veel baby's huilen veel en langdurig terwijl dit niet wordt veroorzaakt door een speciale ziekte. Dit huilen is medisch gezien onschuldig en tijdelijk. Aangezien alle baby's huilen is de term 'huilbaby' achterhaald. Tegenwoordig spreekt men bijvoorbeeld van een excessief (te vaak, te lang) huilende baby. Ouders kunnen zich schuldig voelen, zich schamen, kwaad worden en de wanhoop nabij zijn. Voor hen kan in deze periode een crisis ontstaan. De relatie tussen ouders en kind en die tussen de ouders onderling staat onder grote druk.

15.5.2 Mogelijke oorzaken

De belangrijkste en meest voorkomende factor is dat de baby te veel aandacht krijgt. Ouders pakken het kind op zodra het gaat huilen om het te troosten. Uiteraard is dit heel goed bedoeld. Het gevolg is uiteindelijk echter dat de baby onrustig wordt en moe. Een baby die moe wordt, laat dat merken door te gaan huilen. Zo komt de baby samen met de ouders in een vicieuze cirkel. De baby huilt en strekt zich. Moeder laat met haar gezicht zien dat ze angstig is of geïrriteerd. De baby merkt dit, en gaat huilen. De slaap wordt verstoord. De ouders pakken de baby om de haverklap op, er is geen rust, het gaat maar door en het is te hopen dat het niet uit de hand loopt.

Andere mogelijke factoren die aan het probleem kunnen bijdragen:
- het temperament: een vrij groot gedeelte van de baby's is van nature temperamentvol. Deze baby's zijn ongeduldig, onrustig, pittig, hebben veel energie en doorzettingsvermogen. Zij laten het duidelijk merken als zij op wat voor manier dan ook gefrustreerd zijn;
- roken in de omgeving (!);
- honger, kou, warmte, lawaai;
- er wordt te weinig naar de baby omgekeken;
- de baby drinkt te snel, boert niet op tijd, hapt veel lucht en laat veel winden. In dat geval begint het huilen acuut, de baby trekt de beentjes omhoog en lijkt echt pijn te hebben. Hier komt de term 'darmkrampjes' vandaan. Soms heeft het te maken met de voeding. Flesvoeding geeft soms harde ontlasting wat kan leiden tot buikpijn.

15.5.3 Een overmatig huilende baby kan ook ziek zijn

Belangrijke symptomen die bij het huilen aan ziekte moeten doen denken zijn niet drinken, koorts, abnormaal spugen, moeilijkheden met ademen enzovoort. Een kind dat vooral liggend huilt zou oorpijn kunnen hebben. Van belang is of het kind een zieke indruk maakt. Als ouders het niet vertrouwen moet dat altijd serieus worden genomen. Dan moet het kind altijd door een huisarts en vaak ook kinderarts worden onderzocht.

15.5.4 Meestal geen koemelkallergie

In enkele gevallen is er een koemelkallergie. Er moet aan worden gedacht als het vele huilen gepaard gaat met eczeem, als het huilen direct optreedt na het drinken en als allergie veel voorkomt in de familie. Het kan dus zo zijn dat de baby reageert op koemelk, maar gebleken is dat dit niet zo vaak voorkomt als wordt gedacht. Allergie is mogelijk als het huilen afneemt door de voeding te veranderen, en vooral als het huilen weer duidelijk toeneemt als de baby het verdachte allergeen weer binnenkrijgt. Allergie als oorzaak van overmatig huilen is vrij zeldzaam. Veel ouders, sommige huisartsen en vooral hulpverleners in de alternatieve gezondheidszorg stellen veel te vaak dat het gaat om allergie, zonder dat die allergie er werkelijk is. Desalniettemin is het dus wel een mogelijkheid.

15.5.5 De aanpak

Er zijn veel ouders die het uit zichzelf adequaat aanpakken. Zij pakken het kind op, troosten, wiegen of gaan soms zelfs midden in de nacht met hun baby een eindje rijden (veel baby's worden dan rustig). Er moet echter voor worden opgepast dat de baby te veel gestimuleerd en dus overprikkeld wordt. De beste situatie is een evenwicht tussen niet te lang laten huilen en niet te snel opnemen. Bij borstvoeding is het verstandig te voeden op verzoek, dus alleen te voeden als de baby honger lijkt te hebben en wil drinken, en niet op van tevoren vastgestelde tijden. Soms maakt het wat uit als de moeder haar eigen voeding aanpast en geen prikkelende producten gebruikt zoals kruiden of veel sinaasappels (er hoeft dan overigens nog geen sprake te zijn van allergie). De voedingstechniek is ook belangrijk: de baby moet voldoende tijd hebben om te pauzeren en te boeren. Bij flesvoeding kan het handig zijn een andere speen te nemen en zo de baby sneller of juist minder snel te laten drinken. Een ander merk (gewone) babyvoeding kan een idee zijn. Dan moet echter wel een tijdje worden volgehouden; de baby moet eerst wennen. Bij obstipatie kan men proberen de ontlasting dunner te maken. De eerste stap is het toevoegen van 10 ml. extra vocht bij elke voeding. Kinderfysiotherapie of babymassage kan ook helpen. Het helpt als de baby zich beter kan ontspannen.

Baby's die erg veel huilen, kunnen rustiger worden als ze worden ingebakerd. Dat moet echter beperkt en op de juiste manier gebeuren. Verkeerd inbakeren kan schadelijk zijn voor de heupjes. Het is alleen een optie bij de allerjongste baby's. Op het consultatiebureau kunnen de wijkverpleegkundige en de consultatiebureauarts de ouders ondersteunen, adviezen geven of hen zo nodig doorverwijzen. Medisch gezien is de prognose voor excessief huilende baby's uitstekend. De piek van het huilen ligt bij ongeveer zes weken. Na drie à vier maanden is het voorbij. Dat gebeurt vaak heel plotseling: op een dag is het over.

15.6 Vlekjes bij kinderen: 'kinderziekten'

De meeste van deze ziekten komen voornamelijk (maar dus niet uitsluitend) bij kinderen voor. De bekendste ziekteverschijnselen zijn koorts en exantheem ('vlekjes'). In de praktijk wordt zelden onderzoek gedaan naar de exacte verwekker omdat dat niet mogelijk is en geen nut heeft. Het is wel belangrijk dat zwangere vrouwen niet met de patiënten in contact komen. Sommige infecties kunnen schadelijk zijn voor de vrucht.

15.6.1 Waterpokken

Deze vlekjesziekte komt het meest voor. Het kind is hangerig, heeft een slechte eetlust en lichte temperatuurverhoging. Na één tot twee dagen verschijnen rode vlekjes op de romp en de hals, gevolgd door hoofd, armen en benen. Na enkele uren verschijnen de eerste vlekjes bultjes en blaasjes. Uiteindelijk gaan zij over in korstjes. Als men bij een patiënt tegelijkertijd vlekjes, blaasjes, bultjes en korstjes ziet, kan men er zeker van zijn dat het om waterpokken gaat. Ook de aanwezigheid van kleine blaasjes tussen de haren geeft zekerheid. Voor het kind is vooral de jeuk vervelend. De ziekte is erg besmettelijk.

15.6.2 De zesde ziekte (exanthema subitum)

De oorzaak van de zesde ziekte is een virus. Toch is besmettelijkheid door onderling contact van kinderen met de zesde ziekte niet aangetoond. De zesde ziekte komt bijna alleen voor bij baby's en kinderen van één jaar oud. Een enkele keer is het kind twee tot vier jaar. De ziekte kent een heel typisch verloop. Het begint met koorts. Het kind maakt dan niet of nauwelijks een zieke indruk. Als de koorts is gedaald, verschijnen opeens kleine roze vlekjes. Zij zijn het eerst te zien in de nek en daarna op romp, armen en benen. De vlekjes zijn vaag en wisselen in de mate van roodheid. De vlekjes verdwijnen vervolgens en er is niets meer aan de hand. De vlekjes maken veel ouders nogal aan het schrikken. Een bekend misverstand treedt op als het kind voor de koorts een antibioticum of paracetamol heeft gekregen (wat in het algemeen geen goed idee is). Als de vlekjes dan komen, wordt ten onrechte gedacht dat het kind allergisch is voor het antibioticum of dat de vlekjes een bijwerking zijn van de paracetamol. Dit is echter zeldzaam.

15.6.3 Roodvonk (scarlatina)

Dit is de enige infectie met exantheem die door bacteriën wordt veroorzaakt. Dit zijn streptokokken. Roodvonk komt niet zo veel voor. Na een incubatietijd van twee tot vijf dagen krijgt de patiënt keelpijn en koorts. Het kan gepaard gaan met braken. De keel en de keelamandelen zijn ontstoken. De klieren van de onderkaak kunnen pijnlijk zijn. De tong is vuurrood. In de huid zijn vele fijne rode puntjes zichtbaar. Ook de wangen en het gezicht zijn rood. Typerend is de bleekheid rondom de mond. Na enkele dagen tot een week zijn deze ziekteverschijnselen voorbij. Bij hevige roodvonk kan de huid na afloop vervellen. Op de huid is dan een fijne schilfering te zien. Roodvonk is niet altijd onschuldig. Als de diagnose is gesteld, wordt daarom eventueel een antibioticum voorgeschreven. Er kunnen complicaties voorkomen zoals abcesvorming, bijholteontsteking, oorontsteking, en uitbreiding van de infectie in de schedel. Na enkele weken kunnen antistoffen tegen de streptokokken bovendien tijdelijk een ontsteking veroorzaken en pijn geven in de gewrichten. Dit heet 'acuut reuma'. Dit komt zelden voor maar het is wel belangrijk om het te herkennen. Bij acuut reuma kunnen antistoffen ook problemen in de nieren en aan de hartkleppen veroorzaken. Een patiënt die hiermee bekend is, moet bij iedere keelpijn direct een antibioticum krijgen. Als de keelontsteking namelijk wordt veroorzaakt door streptokokken, dan zal verdere schade aan de hartkleppen het gevolg zijn.

15.6.4 De vijfde ziekte (erythema infectiosum)

De oorzaak van de vijfde ziekte is een virus. Er is geen koorts of ziektegevoel. Opvallend zijn grote, licht verheven rode vlekken die met elkaar samenvloeien. Heel typerend zijn de rode wangen. Het duurt maximaal een week. Besmetting met dit virus kan tijdens de zwangerschap leiden tot een miskraam. In de praktijk worden de zesde en de vijfde ziekte vaak door elkaar gehaald. Dat is niet nodig want het ziekteverloop van de zesde ziekte is geheel anders dan dat van de vijfde ziekte. Bovendien komt de zesde ziekte alleen voor bij heel jonge kinderen. De namen 'vijfde ziekte' en 'zesde ziekte' komen uit de tijd dat alle, toen veelvoorkomende vlekjesziekten, op een rijtje werden gezet en nummers kregen. De 'eerste ziekte' tot en met de 'vierde ziekte' zijn tegenwoordig zeldzaam en worden niet meer zo genoemd.

15.6.5 Cytomegalie

Ziekte door het cytomegalievirus komt vrij veel voor. Het gaat gepaard met koorts en exantheem. Tijdens de zwangerschap kan beschadiging ontstaan van de vrucht.

15.6.6 Toxoplasmose

De verschijnselen komen door een parasiet. Besmetting vindt plaats via ontlasting van katten (in de kattenbak, of bijvoorbeeld door werken in de tuin), of door het eten van onvoldoende verhit vlees. Toxoplasmose geeft vermoeidheid, koorts, exantheem en opgezette lymfeklieren. Het is medicamenteus te behandelen. Toxoplasmose kan schadelijk zijn voor de vrucht tijdens de zwangerschap.

15.6.7 Rodehond (rubella)

Deze virusziekte is berucht maar komt door de inentingen nauwelijks meer voor. Het kind is niet ziek en heeft kleine lichtrode vlekjes in gezicht en hals, later over de romp, armen en benen. De lymfeklieren in de nek kunnen vergroot zijn. Dat is heel typerend, maar het komt weinig voor. Rubella geeft een zeer hoge kans op aangeboren hart-, hersen-, oog- en oorafwijkingen van de vrucht als een zwangere vrouw ermee wordt besmet. Het is voor vrouwen mogelijk te laten onderzoeken of zij antistoffen hebben. Mocht dat niet zo zijn, dan is inenting sterk aan te bevelen, ondanks het feit dat rodehond zo zeldzaam is geworden.

15.6.8 Mazelen

Ook deze ziekte is zeldzaam geworden door de inentingen. Het kind kan er tamelijk ziek van zijn. Mazelen begint als verkoudheid en gaat gepaard met oogontsteking. Dat laatste is heel typisch. De ogen zijn rood en de patiënt kan het licht niet goed verdragen. In de loop van de dagen komt de koorts op. Aan de binnenkant van de wangen zijn dan witte stippen te zien. Vervolgens komen de vlekjes: kleine, felle, rode vlekjes die met elkaar samenvloeien en waartussen normale huid te zien is. Er kunnen complicaties ontstaan waaronder oorontsteking, longontsteking en hersenontsteking. Een enkele keer leidt mazelen zelfs tot de dood. In ontwikkelingslanden is mazelen een belangrijke doodsoorzaak. De afweer van de kinderen is daar door de ondervoeding erg laag.

15.6.9 Ziekte (purpura) van Henoch-Schönlein

Deze ziekte van Henoch-Schönlein komt bij kinderen voor en gaat gepaard met kleine bloeduitstortingen (purpura), pijn in de gewrichten en in de buik. De oorzaak is niet bekend. Het kind voelt zich relatief niet erg ziek. Soms ontstaan nierbeschadigingen. Het kind moet in ieder geval naar de kinderarts. Met medicijnen probeert men de gevolgen te voorkómen.

15.6.10 Auto-immuuntrombocytopenische purpura (vroeger idiopatische trombocytopenische purpura genoemd)

Hierbij ontstaan plotseling bloeduitstortingen. De oorzaak is onbekend. De prognose is in het algemeen heel goed. Het spreekt voor zich dat deze ziekte veel angst kan veroorzaken; bij leukemie (bloedkanker) bestaat immers ook een verhoogde bloedingsneiging. In het bloed zijn echter geen aanwijzingen te vinden voor leukemie. Bij twijfel is een beenmergpunctie noodzakelijk.

15.6.11 Meningokokkensepsis

Dit is verreweg de meest beruchte ziekte met koorts en vlekjes. De patiënt kan in heel korte tijd overlijden. Ouders weten vaak dat deze ziekte bestaat en zijn dan al snel hevig ongerust als hun zieke kind vlekjes heeft. Als een kind koorts heeft en purpura (kleine bloeduitstortingen) krijgt, dan moet aan de mogelijkheid worden gedacht en moet het kind met spoed worden gezien. Alarmerende verschijnselen zijn ook sufheid (niet goed reageren, niet goed wakker gemaakt kunnen worden) en slecht drinken. Voor de volledigheid: meningitis zonder sepsis gaat eventueel gepaard met wat exantheem maar zelden of nooit met echte purpura. Doorslaggevend voor het beleid is de mate waarin het kind ziek is. De ouders weten vaak precies aan te geven hoe en op welk moment het misging.

15.6.12 Tot slot

Er zijn nog meer oorzaken te noemen van koorts en/of vlekjes. Waterpokken en de zesde ziekte komen veel voor, zijn onschuldig en verlopen zo typisch dat de diagnose door de telefoon is te stellen. In andere gevallen moet het kind door de huisarts en eventueel zelfs door de kinderarts worden gezien.

15.7 Recidiverende buikpijn bij kinderen op de basisschool

Bij kinderen in de basisschoolleeftijd is dit de meest voorkomende pijnklacht. Gemiddeld één op de tien kinderen heeft er wel eens last van en dan vooral meisjes. Het komt veel voor op de leeftijd van 8 tot 10 jaar. Gemiddeld één keer per maand heeft het kind zoveel pijn dat het bijvoorbeeld niet naar school kan. Het kind voelt echt pijn. Een moeilijkheid is dat de oorzaak niet bekend is. De pijn zit midden in de buik, meestal rond de navel, eventueel in de onderbuik. De pijn is krampend of zeurend. De klachten treden meermalen per week of maand op, bij sommige kinderen zelfs elke dag. De pijn houdt minuten tot uren aan. Er kunnen veel klachten of verschijnselen bijkomen, bijvoorbeeld bleek zien, vermoeidheid, weinig eetlust, duizeligheid, hoofdpijn, braken, diarree, obstipatie. Eén op de drie kinderen blijft hier last van houden, bij één op de drie komen er andere onbegrepen lichamelijke klachten voor in de plaats en bij één op de drie gaat het uiteindelijk over. Deze klachten zijn waarschijnlijk voornamelijk een uiting van somatiseren. De kunst is hier niet te lang op zoek te gaan naar lichamelijke of psychologische oorzaken. Aan de andere kant mogen allerlei ziekten niet over het hoofd worden gezien. Een bezoek aan de kinderarts is in veel gevallen aan te bevelen. Vooral wanneer de buikpijn acuut is en heftig, moet ook worden gedacht aan een ernstige lichamelijke aandoening. Iedereen kan een acute appendicitis krijgen, dus ook het kind dat bekend is met recidiverende onschuldige buikklachten.

15.8 Groeipijn

De term 'groeipijn' valt nogal eens als een kind pijn in de benen heeft terwijl de oorzaak niet bekend is. Groei heeft er waarschijnlijk niets mee te maken. Groeipijn treedt alleen midden in de nacht op. Het kind kan er één of enkele keren per week van wakker worden. De pijn zit zowel in linker- als rechterbeen, zowel boven als onder. De pijn mag zich – om van groeipijn te spreken – niet in de gewrichten bevinden, dus niet in bijvoorbeeld knie of heup. Er zijn geen overige ziekteverschijnselen. Het kind heeft geen koorts en voelt zich niet ziek. Het is goed als het kind op het spreekuur komt om andere oorzaken uit te sluiten. Bij pijn in een gewricht in combinatie met koorts is zelfs sprake van een spoedgeval: een infectie van een gewricht is ernstig. Voor groeipijn bestaat geen speciale behandeling. Het is voldoende om het kind gerust te stellen en wat over de benen te wrijven. Na enkele maanden zijn de klachten voorbij.

Veroudering en geriatrie

Samenvatting

Veroudering kan een rol spelen in het ontstaan van veel ziekten en aandoeningen, zoals slaapproblemen; droge huid; oogziekten zoals cataract en maculadegeneratie; presbyacusis; veneuze problemen zoals varices, chronische veneuze insufficiëntie (met eventueel ulcus cruris venosum); evenwichtsproblemen (kans op vallen); obstipatie, hemorroïden; artrose; dementie, bijvoorbeeld de ziekte van Alzheimer; arteriële problemen als hypertensie, arteriosclerose (met alle gevolgen van dien); hartfalen; osteoporose en eventueel fracturen; prostaatproblemen; climacteriële klachten zoals opvliegers, kwetsbare slijmvliezen (met als gevolg bijvoorbeeld mictieklachten of dyspareunie). Geriatrische patiënten worden gekenmerkt door de combinatie van somatische, psychische en sociale problematiek. De noodzakelijke zorg is multidisciplinair. De geriater heeft zich in deze patiëntengroep gespecialiseerd. De kwaliteit van leven en de zelfredzaamheid staan centraal.

16.1 Inleiding – 185

16.2 Veroudering – 186
16.2.1 Slaapproblemen – 186
16.2.2 Problemen met de huid – 186
16.2.3 Problemen met de ogen – 187
16.2.4 Problemen met het gehoor – 187
16.2.5 Problemen met de venen – 187
16.2.6 Problemen met het evenwicht – 188
16.2.7 Problemen met de darmen – 188
16.2.8 Problemen met de gewrichten – 189
16.2.9 Problemen met de hersenen – 189
16.2.10 Problemen met de arteriën – 189
16.2.11 Problemen met het hart – 190
16.2.12 Problemen met de botten – 191

© Bohn Stafleu van Loghum, onderdeel van Springer Media B.V. 2017
E.A.F. Wentink, *Inleiding medische kennis*, Basiswerk AG, DOI 10.1007/978-90-368-1788-2_16

16.2.13 Problemen bij mannen: de prostaat en de blaas – 191
16.2.14 Problemen bij vrouwen: het climacterium – 191
16.2.15 Problemen met de weerstand – 192

16.3 Geriatrie – 192

> **Casus**
>
> Op een dag komt mevrouw Willems op het spreekuur. Ze wordt door haar zoon met de auto gebracht. Mevrouw Willems is 82 jaar. Ze woont sinds twaalf jaar in een seniorenwoning midden in het dorp. Ze komt nu bij de dokter omdat ze steeds meer last heeft tijdens het lopen. Ze krijgt dan pijn in de kuiten, vooral rechts maar ook links. De afstand die ze kan afleggen, wordt steeds kleiner. Ze kan de bakker eigenlijk niet meer halen. Ze heeft ook voortdurend pijn in haar rechterlies en -bovenbeen. Dat merkt ze als ze zich inspant, maar de laatste tijd ook in rust en zelfs 's nachts. Ze is niet meer zo snel als vroeger. Haar spieren zijn stijf en pijnlijk. Ze moet er 's nachts gemiddeld twee keer uit om te plassen. Ze slaapt slecht. Vorige week is ze bijna gevallen over haar pantoffels. Kort geleden heeft de huisarts röntgenfoto's laten maken. Hierop was coxartrose zichtbaar, 'slijtage' van het heupgewricht. De huisarts heeft haar doorverwezen naar de orthopeed. Mevrouw Willems rekent er al een beetje op dat ze een operatie zal moeten ondergaan. Ze denkt dan een nieuwe heup te krijgen. Vorig jaar werd zij ook al geopereerd. Twee keer, vlak achter elkaar. Mevrouw Willems kon namelijk steeds minder goed zien. Dat vond ze heel vervelend, want haar grote hobby's zijn lezen en ook schrijft ze graag naar haar zus in Amerika. Ze bleek last te hebben van staar. Sinds ze aan haar ogen is geholpen, ziet ze weer prima. Mevrouw Willems is ook bekend bij de cardioloog. Ze heeft namelijk hartfalen. Dat betekent dat haar hart niet goed meer pompt. Ze is snel moe. Ze kan 's nachts niet meer plat liggen. Als ze dat wel zou doen, zou ze kortademig worden. De huisarts was de laatste keer heel tevreden over de bloeddruk. Daar is ze blij mee, want hoge bloeddruk schijnt niet goed te zijn voor het hart. Tot tien jaar geleden heeft mevrouw Willems veel gerookt. Haar longen zijn, zoals ze dat zelf zegt, 'uitgerekt'. De longarts noemt het COPD of ook wel longemfyseem. Het zou nooit meer helemaal goed komen had de longarts gezegd, maar toch is ze gestopt met roken, en dat scheelt. Mevrouw Willems gebruikt iedere dag wel zes soorten medicijnen. Ze raakt de draad wel eens kwijt. Wanneer moet ze nou precies wat innemen? Ze vindt het eigenlijk te ingewikkeld. Ze maakt zich zorgen over haar geheugen. Zo kan ze de namen van haar kleinkinderen niet goed onthouden. Als ze ergens iets heeft neergezet, is ze dat vaak vergeten. Gisteren ging ze koffie zetten en kwam ze erachter dat ze dat al had gedaan. Binnenkort wordt ze opgenomen in een verzorgingshuis. Ze zal moeten verhuizen. Daar ziet ze vreselijk tegenop. Het leven wordt er niet eenvoudiger op. Haar kinderen hebben het druk. Ze had wel een goede vriendin, maar die is vorig jaar overleden. Op vakantie gaan is er niet meer bij. Vroeger ging ze graag naar Spanje, maar dat kan echt niet meer.

16.1 Inleiding

Veel kwalen en ziekten hebben voornamelijk te maken met het feit dat we niet het eeuwige leven hebben. Dit geldt ook voor mensen die gezond leven en geen speciale ziekten of ongelukken krijgen. Lichaam en geest verouderen aanvankelijk zonder dat men er iets van merkt. Over hoe veroudering ontstaat en wat daarbij precies gebeurt, is nog niet veel bekend (fig. 16.1). Zeker is dat sommige mensen sneller verouderen dan anderen. Bij sommigen gaat het zelfs verbazingwekkend snel. Anderen blijven tot op hoge leeftijd energiek en vitaal. Deze laatste groep heeft het vaak nog prima naar de zin. Veel ouderen genieten van hun vrije tijd en eventuele kleinkinderen. Het is zeker niet zo dat de meesten wegkwijnen achter de geraniums. Hoe ouder men wordt, hoe meer kans er is dat er met het lichamelijk of psychisch

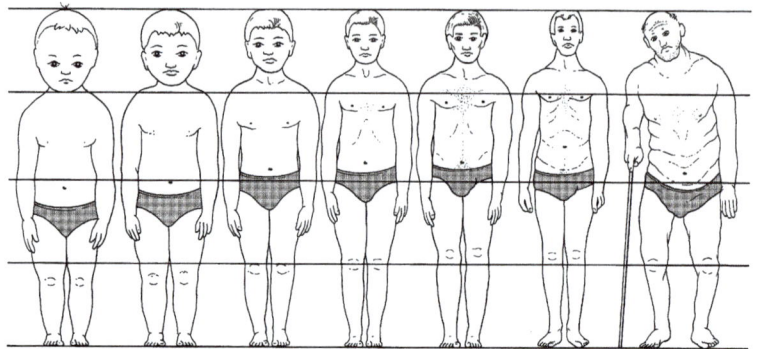

Figuur 16.1 Het verouderingsproces van de mens

functioneren iets verkeerd gaat: 'Ouderdom komt met gebreken'. Onze erfelijke aanleg speelt daarbij een belangrijke rol. Daarnaast kunnen allerlei invloeden van buitenaf ons bedreigen. We moeten ervoor waken bepaalde klachten of ziekten louter aan de hoge leeftijd toe te schrijven. Dan zouden veel problemen gemakkelijk over het hoofd worden gezien en onvoldoende worden behandeld.

Dit hoofdstuk gaat over de problemen die veroudering met zich mee kan brengen. Daarna volgt een aantal voorbeelden van problemen en ziekten die op latere leeftijd een rol kunnen gaan spelen. Al deze problemen komen vooral, maar niet uitsluitend, voor bij oudere mensen. Tot slot wordt aandacht besteed aan het specialisme voor ouderdomsziekten, de geriatrie. Geriatrische patiënten worden gekenmerkt door een combinatie van medische, sociale en psychische problematiek en door hun verhoogde kwetsbaarheid.

16.2 Veroudering

16.2.1 Slaapproblemen

Op latere leeftijd kan men vaak niet meer zo lang achter elkaar slapen. Veel ouderen doen wel een middagdutje. Als resultaat daarvan kunnen ze soms 's nachts niet goed in slaap vallen. Als behandeling kan enige uitleg al voldoende zijn. Nuttige adviezen zijn geen koffie 's avonds, geen middagdutje doen, niet te vroeg naar bed en een glas warme melk voor het slapengaan. Het is natuurlijk wel belangrijk dat de oudere zich afvraagt of er misschien nog meer redenen zijn waardoor hij slecht slaapt. Hierop kan de behandeling dan worden afgestemd. Andere, ook medische, oorzaken moeten zijn uitgesloten voordat de gewone adviezen worden gegeven.

16.2.2 Problemen met de huid

Met het ouder worden, wordt de huid droger en dit kan leiden tot jeuk. Als deze jeuk niet het gevolg is van de een of andere ziekte, is er op veel manieren iets tegen te doen. Men kan bijvoorbeeld de huid vet houden met een zalf. Verder is het verstandig de huid niet met heet water of met zeep te wassen. De lucht in huis kan vochtiger gemaakt worden door bijvoorbeeld waterbakken aan de centrale verwarming te hangen.

16.2.3 Problemen met de ogen

Heel normaal is de presbyopie (ouderdomsverziendheid). Dit ontstaat doordat de elasticiteit van de ooglens afneemt. Daardoor kan men steeds minder goed accommoderen. Als je iets van dichtbij wilt zien, moet de ooglens boller worden en dat lukt uiteindelijk niet meer goed. Vanaf ongeveer 45 jaar oud houden mensen bijvoorbeeld de krant steeds verder van zich af. De enige oplossing is een leesbril. Dit is een bril met positieve glazen. Met een leesbril hoeft het oog niet meer zo sterk te accommoderen. Een bekende ouderdomsziekte is cataract (staar). De ooglenzen worden in toenemende mate troebel waardoor men steeds waziger ziet. Deze klacht treedt vooral op bij fel zonlicht. Denk maar eens aan hoe weinig men ziet als de zon fel door een vieze autoruit schijnt. In het begin kan men zich nog behelpen. De patiënt draagt bijvoorbeeld een zonnebril of zit met de rug naar het raam. Als het wazige zien in het dagelijks leven te lastig wordt, kan de patiënt worden geopereerd. Uit het oog dat de meeste klachten geeft, wordt de lens verwijderd. Vervolgens wordt een kunstlens ingebracht. Een tijdje later volgt meestal het andere oog. Wat bij ouderen ook veel voorkomt, is de ziekte maculadegeneratie. Dit houdt in dat de gele vlek in het netvlies achteruitgaat. Uiteindelijk kan de patiënt niet meer lezen. Bovendien kan hij de dingen die hij bekijkt of de mensen met wie hij praat, niet meer scherp zien.

16.2.4 Problemen met het gehoor

Ouderen krijgen dikwijls problemen met horen. Bekend is de presbyacusis (ouderdomsdoofheid). Het gehoororgaan gaat achteruit. Dit geldt vooral voor de hoge tonen, zoals de deurbel. Ook wordt het moeilijk om andere mensen te verstaan. Dit is vooral zo als er meer mensen tegelijk aan het woord zijn. Voor de slechthorendheid is een gehoorapparaat de enige oplossing. Dat moet wel goed aangemeten zijn en bovendien moet de patiënt leren ermee om te gaan. Dat is een kwestie van volhouden. Ouderdomsslechthorendheid kan ook samengaan met oorsuizen. Dat kan zeer belastend zijn.

16.2.5 Problemen met de venen

Bij veel mensen zijn de klepjes in de aderen niet zo sterk. Dat is voornamelijk erfelijk bepaald. In de loop van een mensenleven kunnen de klepjes minder goed gaan functioneren. Dat begint al jong. De patiënt merkt dat eigenlijk alleen in zijn benen. Door de zwaartekracht geeft het bloed daar immers veel meer druk. De kleine oppervlakkige aderen kunnen uitzetten en zichtbaar worden. De medische term hiervoor is varices, de gewone uitdrukking is spataders. Als zo'n uitgezette ader wordt beschadigd, 'spat' het bloed er uit. Dat komt overigens niet zo vaak voor. Meestal geven varices alleen een vermoeid of gespannen gevoel, vooral na lang staan. Bovendien vinden veel mensen het een lelijk gezicht. Daarom zijn het niet zozeer ouderen, maar vooral jongeren die met klachten over spataders komen. Het is dan verstandig om veel te lopen. De kuitspieren persen dan het bloed uit de benen.

Voor oppervlakkige varices bestaan diverse behandelingen. Een voorbeeld is het scleroseren, ofwel dichtspuiten. Dit gebeurt met een stof die na inspuiting de wanden van de ader aan elkaar vast doet kleven. Een ander voorbeeld is laseren. Deze soort behandeling zal de bloedafvoer vanuit de benen niet verhinderen. Dat komt doordat er in de benen nog genoeg aderen over zijn. Het is helaas wel zo dat varices nogal eens terugkomen. Men kan dit ten dele voorkomen door het dragen van steunkousen. Dit valt echter, vooral bij warm weer, niet mee. Als een vrouw zwanger is, loopt zij meer risico op spataders omdat, vooral aan het eind van de zwangerschap, het bloed uit de benen niet goed kan terugstromen. Dit geeft tijdelijk zo'n hoge druk dat in vrij korte tijd spataders kunnen ontstaan. Een zwangere vrouw doet er daarom goed aan steunkousen te dragen, vooral als varices in de familie voorkomen. Bij sommige patiënten doen ook de grote aderen mee. Die zien er dan uit als dikke kabels. In dat geval wordt vaak geopereerd.

Open been

Bij sommige mensen ontstaat chronische veneuze insufficiëntie, letterlijk vertaald betekent dat langdurig tekortschieten van de aderen. De bloedafvoer in de benen wordt dan heel slecht. De druk in de benen wordt zo hoog dat de kleine bloedvaatjes worden dichtgedrukt. De huid en het onderliggende weefsel krijgen te weinig bloed toegevoerd en uiteindelijk zal dit tot beschadiging leiden. De huid wordt dun en kwetsbaar. Er kunnen bruine vlekken ontstaan door ijzerpigmentvorming. De enkels kunnen een beetje opzwellen. Soms ontstaat aan het onderbeen een zweer. De medische term voor deze zweer is ulcus cruris venosum. Dit is dus een zweer aan het onderbeen, waarvan de oorzaak in de aders is gelegen. Het wordt meestal een open been genoemd. Zo'n open been ontstaat nog gemakkelijker als iemand zich bezeert. Als behandeling is beschermende zalf nodig. Bovendien moet men het open been langdurig inzwachtelen met een heel stevig verband. Dit heet compressietherapie. Het bloed kan dan beter wegstromen, de druk neemt af en de zweer krijgt de kans om te genezen.

16.2.6 Problemen met het evenwicht

Oudere mensen hebben vaak last van duizeligheid. Dit komt onder meer doordat het evenwichtsorgaan op latere leeftijd niet meer zo goed werkt. Daar is niets aan te doen. Bovendien gebruiken veel ouderen slaap- en kalmeringstabletten en die kunnen – als bijwerking – de duizeligheid verergeren.

16.2.7 Problemen met de darmen

Obstipatie

De darmen werken op latere leeftijd vaak niet meer zo snel, zodat eerder obstipatie (verstopping) ontstaat. Bovendien drinken ouderen vaak niet voldoende. Dat komt omdat ze niet meer zo snel dorst krijgen. Gebrek aan lichaamsbeweging en een vezelarm dieet (bijvoorbeeld weinig groente en fruit, weinig bruin brood) kunnen ook een rol spelen. Obstipatie kan dus worden bestreden met vocht, vezels en lichaamsbeweging. Eventueel kan aanvullend een laxerend medicijn worden gebruikt. Dat is een medicijn dat de stoelgang vergemakkelijkt.

Hemorroïden

Soms ontstaat er een hoge druk op het steunweefsel rond de anus. Dit gebeurt vooral als de neiging bestaat tot obstipatie. Men moet dan met veel kracht de harde ontlasting naar buiten zien te persen. Bij de anus bevinden zich veel aderen die, door de verzwakking van het steunweefsel, kunnen uitzakken. Deze uitgezakte bloedvaatjes worden hemorroïden (aambeien) genoemd. De meest voorkomende klachten zijn bloedverlies bij de ontlasting en jeuk rond de anus. De klachten van aambeien verdwijnen vaak als de patiënt erin slaagt de ontlasting soepel en zonder veel moeite naar buiten te drukken, dus als de obstipatie is behandeld. Soms, veel minder vaak dan men denkt, worden aambeien pijnlijk. Bij zeer hevige pijn moet de patiënt naar het ziekenhuis. Er kan dan een stolsel in de aambei zitten dat moet worden verwijderd.

16.2.8 Problemen met de gewrichten

In de loop van het leven kunnen bepaalde gewrichten in kwaliteit achteruitgaan of het zwaar te verduren krijgen. Uiteindelijk kunnen zij definitief beschadigd raken. De medische term daarvoor is artrose, ook wel slijtage genoemd. Vooral bij zwaarlijvigheid zijn de knieën en de heupen over een lange periode zwaar belast. De patiënt heeft dan gonartrose (versleten knie) of coxartrose (versleten heup). Een ander voorbeeld is schouderartrose bij mensen die door hun beroep hun schouders te veel of verkeerd hebben belast. Aan artrose is niet veel te doen. Belangrijk is dat het zieke gewricht niet wordt overbelast. Men moet het betreffende gewricht echter ook niet ontzien. De patiënt moet blijven bewegen, want anders verstijft het gewricht en nemen de klachten op den duur alleen maar toe. Vaak is pijnstilling nodig. Sommige gewrichten kunnen vervangen worden door een kunstgewricht. De patiënt krijgt dan een nieuwe heup of een nieuwe knie.

16.2.9 Problemen met de hersenen

Op hogere leeftijd werken de hersenen vaak minder goed dan voorheen. Dit merkt men bijvoorbeeld doordat afname in de snelheid van denken en reageren of doordat het (kortetermijn)geheugen niet meer zo goed is. Soms worden deze problemen erg opvallend. De geheugenstoornissen kunnen zeer ernstig zijn en gepaard gaan met gedragsproblemen of andere psychische symptomen. In dat geval lijdt de patiënt waarschijnlijk aan de ziekte van Alzheimer. Dit is de meest voorkomende dementie. Bij de ziekte van Alzheimer sterven de hersenen langzaam af (◘ fig. 16.2). In het weefsel hopen zich allerlei vreemde stoffen op. De oorzaak van deze aandoening is in feite onbekend. Het begin is heel sluipend en de diagnose is erg moeilijk te stellen. Vaak is pas na vrij lange tijd duidelijk dat het om de ziekte van Alzheimer gaat. Genezing is niet mogelijk. Het is belangrijk dat de patiënt (en diens omgeving) zo goed mogelijk worden opgevangen. Het is van belang dat de patiënt zo veel mogelijk actief en in beweging blijft. Overigens bestaan er ook veel lichamelijke en psychische ziekten die aan dementie doen denken, maar dan is er iets anders aan de hand. Bij symptomen van dementie wordt veel onderzoek gedaan om dit soort ziekten uit te sluiten. Dat is belangrijk, want voor sommige van die ziekten is behandeling wel mogelijk. Na behandeling nemen de dementieverschijnselen dan af of verdwijnen helemaal.

16.2.10 Problemen met de arteriën

Hoge bloeddruk

Bij veel mensen stijgt in de loop der jaren de bloeddruk. De medische term hiervoor is hypertensie. De oorzaak is bijna altijd onduidelijk. Als er geen aantoonbare oorzaak voor hoge

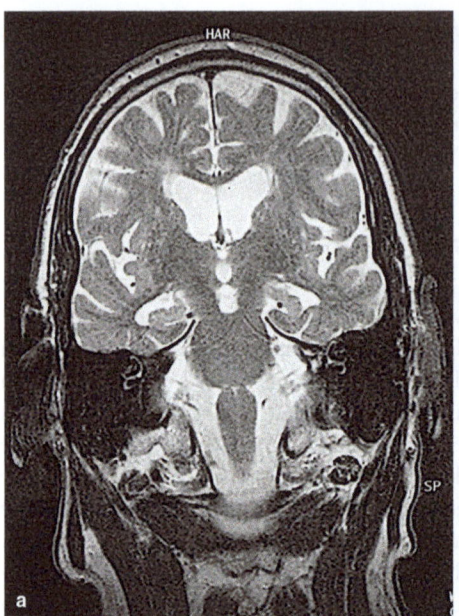 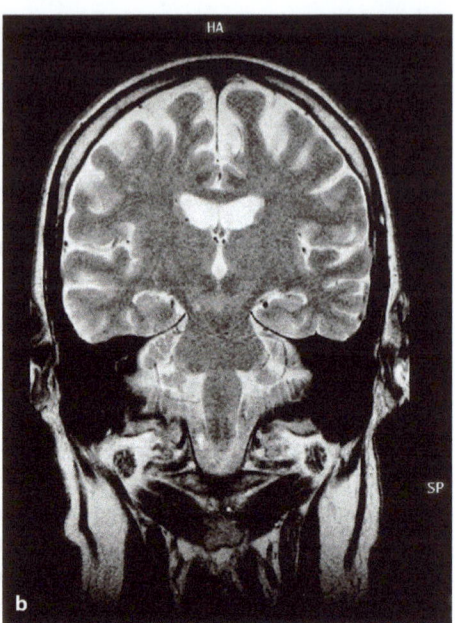

Figuur 16.2 **a** Dit is een MRI van een 70-jarige man met beginnende ziekte van Alzheimer. Kenmerkend is atrofie van een specifiek onderdeel van de hersenen, de hippocampus. Door het verdwijnen van weefsel in de hersenschors, is de ruimte die gevuld is met hersenvocht toegenomen. **b** Dit is een MRI van een gezonde man in dezelfde leeftijd. (Bron: Kuks en Snoek (2012). Klinische neurologie. Houten: Bohn Stafleu van Loghum)

bloeddruk is, spreken we van essentiële hypertensie. Dit geeft, in tegenstelling tot wat vaak wordt gedacht, geen klachten. Toch is hypertensie niet goed. Dat komt omdat het hart tegen een hoge druk in, het bloed in de slagaders moet zien te pompen. Uiteindelijk kan dit het hart verzwakken. Bovendien is een hoge druk in de slagaders niet goed voor hun binnenbekleding. Dit kan op lange termijn ernstige gevolgen hebben (zie ook: atherosclerose). Door gezond te leven kan men de bloeddruk soms wat omlaag brengen. Veel patiënten krijgen medicijnen.

Atherosclerose

Bij jonge mensen zijn de slagaders aan de binnenkant mooi glad, zodat het bloed er goed doorheen kan stromen. Bij veel oudere mensen is de doorgankelijkheid van de slagaders afgenomen. De wand is van binnen ruw en dik. Vaak wordt hier het misleidende woord aderverkalking voor gebruikt; een beter woord is slagadervernauwing. De medische term is atherosclerose. De kans hierop neemt onder meer toe door roken, suikerziekte en hoge bloeddruk. Atherosclerose leidt tot veel ziekte en sterfte. Als slagaders vernauwen, loopt de bloedvoorziening gevaar en kunnen vooral in het hart, de hersenen en de benen problemen ontstaan: hartinfarct, beroerte en etalagebenen.

16.2.11 Problemen met het hart

De hartspier is erg sterk, maar uiteindelijk neemt door veroudering de kracht van deze spier af. Dit leidt er uiteindelijk toe dat het hart niet meer zo goed kan pompen. Dit wordt hartfalen genoemd. Een oude medische term voor ernstig hartfalen is decompensatio cordis. Bij de meeste mensen geeft dit als klachten vooral vermoeidheid, dikke enkels en kortademigheid (benauwdheid) bij inspanning, later ook in rust. Als het echt niet goed gaat met de patiënt, noemt men hem 'gedecompenseerd'.

16.2.12 Problemen met de botten

Vanaf de middelbare leeftijd neemt de hoeveelheid kalk in de botten af. Dit heet botontkalking. Als de botontkalking zo ernstig wordt dat het bot gemakkelijk kan breken, noemen we dat osteoporose. Door een dieet waar weinig kalk in zit, door gebrek aan lichaamsbeweging en verder door roken en alcohol kan dit extra snel gaan. Oudere vrouwen lopen een verhoogd risico. Dit komt omdat na de overgang de bescherming door vrouwelijke hormonen is weggevallen. De kans op osteoporose wordt bovendien flink vergroot door het langdurig gebruik van corticosteroïden. Van osteoporose merk je op zichzelf niets. De patiënt kan echter, bijvoorbeeld bij een val, vrij gemakkelijk iets breken. Berucht is de collumfractuur; een breuk in het smalle gedeelte van het dijbeen, vlakbij het heupgewricht. Meestal noemt men dit kortweg een gebroken heup. Een ander bekend voorbeeld is de polsfractuur. Ook de wervels kunnen gemakkelijk breken. Men spreekt dan vaak van ingezakte wervels. De wervelkolom wordt als gevolg daarvan korter. In extreme gevallen loopt de patiënt helemaal krom. Voor osteoporose geldt vooral dat voorkómen beter is dan genezen. Adviezen zijn bijvoorbeeld voldoende lichaamsbeweging, niet roken, en niet te veel alcohol en voor een groot deel van de bevolking extra calcium en vitamine D. Verder is het belangrijk om de kans op vallen te verkleinen. Dat kan bijvoorbeeld door het vermijden van slaapmiddelen (die geven sufheid en enige spierverslapping). In huis moet de kans op struikelen zo klein mogelijk zijn. Losliggende matjes kunnen bijvoorbeeld beter worden verwijderd. Bij mensen die veel risico hebben op osteoporose wordt nogal eens een röntgenfoto van de thoracale of lumbale wervelkolom gemaakt. Eventueel kan met verder aanvullend onderzoek het risico op een botbreuk bepaald worden.

16.2.13 Problemen bij mannen: de prostaat en de blaas

Bij de meeste mannen wordt de prostaat in de loop van hun leven groter en dikker. Omdat de prostaat zich onder de blaas bevindt en de plasbuis door de prostaat heen loopt, krijgen sommige mannen mictieklachten (klachten bij het plassen). Hierbij speelt een afname van de kracht in de blaasspier of een te snel samentrekken van die blaasspier echter vaker een rol. Typische klachten zijn: vaak moeten plassen, het gevoel niet goed uit te kunnen plassen, een slappe straal en nadruppelen (verlies van druppels urine na het plassen). Soms krijgt de patiënt medicijnen, maar de werking valt tegen. Soms wordt geopereerd. Via de penis wordt prostaatweefsel verwijderd, de transuretrale prostaatresectie (afgekort TUR of TURP).

16.2.14 Problemen bij vrouwen: het climacterium

Rond het vijftigste jaar van een vrouw raken haar eierstokken langzamerhand uitgewerkt en stopt de aanmaak van vrouwelijke hormonen. In deze periode worden de menstruaties onregelmatig waarna ze definitief stoppen. Als de menstruatie een jaar lang is weggebleven, gaat men ervan uit dat die niet meer terugkomt. De medische term voor de laatste menstruatie is menopauze. Dit woord wordt door mensen vaak gebruikt voor de periode daarvoor en daarna. Sommige vrouwen krijgen opvliegers, ook wel 'flushes' of 'vapeurs' genoemd. Hierbij is er van het ene op het andere moment een warmtestuwing in het gezicht en de nek. Dit gaat gepaard met roodheid, transpiratie en een benauwd gevoel. Het aantal aanvallen kan oplopen tot vijftien à twintig keer per dag. Sommigen worden er 's nachts wakker van. Een opvlieger kan heel vervelend zijn, zeker in gezelschap. Door de hormonale veranderingen kunnen ook na de overgang allerlei problemen optreden. Door het lage oestrogeen kunnen de slijmvliezen van de urinewegen en de vagina uitdrogen en kwetsbaar worden. Dit kan klachten geven zoals een branderig gevoel bij het plassen en pijn bij de geslachtsgemeenschap (dyspareunie). Bovendien verloopt osteoporose sneller en neem de beschermende werking tegen atherosclerose af.

16.2.15 Problemen met de weerstand

We worden voortdurend belaagd door mogelijke ziekteverwekkers. Als je ouder wordt en de conditie van het lichaam neemt af, kan de afweer dalen. De kans op infecties wordt dan groter. Omdat de weerstand daalt, zullen de ziekteverschijnselen minder opvallend zijn. Het is bijvoorbeeld bekend dat oude mensen bij een longontsteking of urineweginfectie minder snel (hoge) koorts ontwikkelen. Verder hebben cellen gedurende het hele leven de neiging te veranderen in kankercellen. Bij een goede afweer worden die eerder onschadelijk gemaakt. Bij ouderen neemt de kans op kanker dus toe. Ook bij weinig erfelijke aanleg en een gezonde levensstijl kan toch kanker ontstaan.

16.3 Geriatrie

Per definitie hebben vooral mensen boven de 70 à 75 jaar te maken met veroudering. Soms spelen allerlei ziekten en problemen door elkaar heen. Geriaters zijn internisten die zich in deze leeftijdsgroep hebben gespecialiseerd. Zij zien dus mensen met combinaties van vele lichamelijke gebreken en psychische problemen. Om diverse redenen kan een geriatrische patiënt min of meer in de war zijn. Dan is het vaak onmogelijk om thuis te blijven wonen. Een verhuizing naar een plaats met meer zorgmogelijkheden kan onvermijdelijk zijn. Denk bijvoorbeeld aan een woonzorgcentrum of verpleeghuis. Met bewoners in woonzorgcentra hebben de huisartsen nog relatief veel bemoeienis. In verpleeghuizen werken specialisten ouderengeneeskunde. Psychiatrische problematiek, zoals een depressie of angststoornis, wordt vaak over het hoofd gezien. In ernstige gevallen kan een ouderenpsychiater in consult worden gevraagd. Ook het delier is een belangrijk psychiatrisch beeld. Het belangrijkste kenmerk is het wisselende bewustzijn. De patiënt is vaak in meer of mindere mate suf en gedesoriënteerd, vooral 's nachts. Er is vaak hevige angst en onrust en er zijn visuele hallucinaties. Verraderlijk is het 'stille delier'. Hierbij is de patiënt heel erg rustig, maar de schijn bedriegt en de situatie is ernstig. De oorzaak van het delier is een lichamelijk probleem. Vaak is dat een infectie, bijvoorbeeld een urineweginfectie of longontsteking. Een vroege herkenning en behandeling is voor de prognose van groot belang. Een delier is namelijk schadelijk voor de hersenen en verhoogt de sterftekans. Om een delier te behandelen is het vinden en aanpakken van de somatische problematiek noodzakelijk. Daarnaast wordt tegen het delier zelf medicatie voorgeschreven. Voor de patiënt is houvast van wezenlijk belang. Dat kan bijvoorbeeld door hem vaak te vertellen waar hij is, het licht in de kamer te laten branden, en vertrouwde voorwerpen in de omgeving te plaatsen zoals een goed zichtbare klok of foto's van dierbaren. Het delier wordt veel te vaak gemist. Samenwerking tussen de behandelaren is nodig. Het is immers een psychiatrisch toestandsbeeld, terwijl de oorzaak somatisch is. Familieleden en verzorgers of verpleegkundigen hebben informatie nodig over hoe zij met de patiënt om moeten gaan.

Uit alles wat in dit hoofdstuk is beschreven, valt al af te leiden dat een gedeelte van de oudere patiënten te maken kan hebben met een combinatie van problemen. Bij geriatrische patiënten staat niet zozeer genezing, als wel behoud van de kwaliteit van leven centraal. De patiënten zelf zijn ook vaak meer bezig met de vraag of ze zich nog een beetje kunnen redden, dan met de vraag welke ziekten ze hebben, of daar nog iets aan te doen is en hoe lang ze nog te leven hebben. Oude mensen nemen langzamerhand afscheid en hebben zich vaak (maar niet altijd) in meer of mindere mate met het einde verzoend. In de zorg voor geriatrische patiënten is contact met familie of een ander die iets kan vertellen onmisbaar. Het doel is de last en de behoeften van de patiënt in kaart te brengen. Slechthorendheid en cognitieve (verstandelijke) problemen kunnen het contact moeilijk maken. Voor een gesprek en lichamelijk onderzoek is veel meer tijd nodig en is medewerking van naasten vaak nodig. De meeste mensen zijn enorm bezorgd om het welzijn van hun dierbare oude vaders, moeders en grootouders. Helaas spelen soms minder fraaie belangen een rol. Niet iedereen kan of wil het opbrengen veel tijd vrij te maken. Financiële kwesties kunnen meespelen. In dat verband is het goed alert te zijn op ouderenmishandeling; een taboe, maar wel een bestaand probleem. Contact met anderen is erg belangrijk omdat eenzaamheid vaak een groot probleem is. Verhuizen kan een crisis betekenen.

Het herstel van kwalen en ziekten verloopt bij ouderen trager. Er zijn vaker complicaties. Incontinentie, valneiging, decubitus, problemen met het lopen, problemen met de zintuigen, cognitieve stoornissen, ondervoeding, maar ook zoiets 'eenvoudigs' als likdoorns zijn voorbeelden van problemen waarmee geriatrische patiënten te maken hebben. Hart- en longproblemen en ziekten zoals diabetes mellitus verhogen de kwetsbaarheid. Alle ouderen zijn in verhoogde mate kwetsbaar. De jaarlijkse griepprik is daarom van groot belang. Elk jaar vergt influenza een groot aantal slachtoffers. In de loop van de jaren hebben veel patiënten allerlei medicijnen voorgeschreven gekregen. Het is raadzaam af en toe stil te staan bij de vraag of het gebruik hiervan gecontinueerd moet worden. Polyfarmacie houdt in dat iemand allerlei verschillende soorten medicijnen neemt, met mogelijk ongewenste interacties en bijwerkingen als gevolg. Dan kan de arts proberen het medicijngebruik te saneren. De patiënt knapt daar soms aardig van op. Geriatrische patiënten zijn erg gevoelig voor medicijnen, vooral door de vaak afgenomen nierfunctie. Een lagere dosering is dan verstandig. Intoxicaties komen veel voor en nog steeds komen ieder jaar veel mensen door medicatie te overlijden. Aan de andere kant is de therapietrouw ook belangrijk. Het vergeten of het niet (goed) innemen van medicatie kan klachten en medische problemen doen toenemen. Ouderen zijn meestal wel geneigd te doen wat de dokter zegt, maar vergeetachtigheid, problemen met het gezichtsvermogen of het gebruik van de handen, kan geneesmiddelengebruik ernstig bemoeilijken.

Langdurige bedrust is gevaarlijk. Dit geldt vooral voor ouderen. Er is kans op trombose met als mogelijk gevolg een dodelijke longembolie. Bedlegerigheid maakt het moeilijker om goed te hoesten, waardoor slijm (met bacteriën) in de luchtwegen kan achterblijven en de kans op een longontsteking toeneemt. Een andere reden hiervoor is dat iemand zich in liggende houding veel gemakkelijker kan verslikken. De aandrang tot urineren neemt af met als gevolg een verhoogde kans op urineweginfecties. De eetlust daalt, wat de oorzaak kan zijn van ondervoeding. De spieren kunnen snel dunner worden; de botten worden nog brozer dan ze vaak al zijn. Gewrichten die niet gebruikt worden kunnen gemakkelijk stijf worden en zelfs vergroeien. De darmen werken minder snel waardoor ontlasting zich kan ophopen, wat uiteindelijk veel buikpijn en zelfs een ileus (darmafsluiting) kan veroorzaken.

Geriatrische zorg is integrale zorg. Dat betekent dat fysieke, psychologische en sociale aspecten in hun onderlinge samenhang moeten worden gezien in onderzoek en behandeling. Veel klachten of verschijnselen zijn onduidelijk of in eerste instantie moeilijk te begrijpen. Hierbij speelt bijvoorbeeld een rol dat geriatrische patiënten minder snel koorts krijgen of pijn voelen. Veel ziekten verlopen atypisch. Het kan een interessante, maar ook ingewikkelde puzzel zijn om de problematiek te ontrafelen. Het is wenselijk dat de zorg wordt gecoördineerd door één arts. In het ideale geval is dat een geriater. De zorg zelf is multidisciplinair, denk bijvoorbeeld aan de huisarts, geriater, (ouderen)psychiater, maatschappelijk werker, fysiotherapeut, ergotherapeut, logopedist en de wijkverpleegkundige. De kwaliteit van leven staat centraal, niet de levensduur. Het is essentieel dat de laatste fase van het leven zo waardig mogelijk en zonder onnodig lijden kan verlopen.

Praktijkvoorbeelden

Meneer Tervoort wil een uitgebreid gesprek met de arts. De doktersassistent heeft voor hem een dubbele afspraak geregeld van twintig minuten. Zijn vrouw gaat de laatste tijd erg achteruit. Ze is vaak in de war. Hij durft haar niet goed meer alleen te laten. Laatst is ze 's nachts op straat aan de wandel gegaan. De dokter hoort de problemen aan. Hij weet meneer Tervoort ervan te overtuigen dat hij bij de zorg voor zijn vrouw best hulp kan gebruiken. Afgesproken wordt dat de dokter met de afdeling ouderenzorg van de GGZ contact zal opnemen.

Mevrouw Van Gastel komt op het spreekuur bij de dokter. De laatste tijd is ze steeds slechter gaan zien. De visus (het gezichtsvermogen) is nog maar 0,33. Patiënte wordt verwezen naar de oogarts. Er wordt staar vastgesteld. Mevrouw Van Gastel komt op de wachtlijst voor een operatie aan het rechteroog. Ze krijgt een nieuwe lens. Daarna is het andere oog aan de beurt.

Mevrouw Baryak vertelt dat ze de laatste tijd zo moe is. Als ze gaat lopen, is ze al snel buiten adem. Ze komt steeds minder ver. In de loop van de dag krijgt ze dikke voeten. 's Nachts moet ze er vaak uit om te plassen. De huisarts onderzoekt haar. Hij denkt dat zij last heeft van hartfalen. Hij legt uit dat de klachten worden veroorzaakt doordat het hart het bloed niet meer zo goed door het lichaam pompt. Mevrouw Baryak krijgt plastabletten.

Mevrouw Sleegers is gevallen. Ze struikelde over een losliggend matje in de gang. De huisarts gaat direct naar haar toe. Ze ligt nog op de grond en heeft veel pijn in de rug. De ambulance wordt gewaarschuwd. De arts denkt aan een wervelfractuur. In het ziekenhuis blijkt uit een röntgenfoto dat dat klopt. Ze wordt opgenomen. De opname duurt drie weken lang. Tijdens de opname krijgt ze een longontsteking en een urineweginfectie. Om een trombosebeen te voorkómen, krijgt ze antistolling.

Mevrouw Draaisma is bekend met chronische veneuze insufficiëntie. Vorige week heeft ze haar been gestoten. Er verscheen een soort zweertje en dat genas maar niet. Uiteindelijk is ze ermee naar de dokter gegaan. Die heeft het over een open been. Hij vraagt aan de doktersassistent of zij het been in wil zwachtelen. De patiënte neemt plaats op de onderzoekstafel. Als het been genezen is, zal zij elastische kousen moeten dragen.

Meneer Kuipers is naar de huisarts gegaan. Hij heeft steeds meer moeite met plassen. De laatste tijd moet hij er 's nachts wel drie keer uit. Ook overdag moet hij vaak naar het toilet. De urine komt er met een slappe straal uit. De dokter doet een rectaal toucher. De doktersassistent onderzoekt de urine. Er blijkt sprake te zijn van een infectie. De dokter vertelt dat de prostaat goed aanvoelt.

Gezondheid en ziekte in andere culturen

Samenvatting

Er bestaan verschillen tussen mensen in religie, gewoonten en opvattingen. Dit geldt ook voor alles wat met ziekte en gezondheid te maken heeft. In Nederland leven veel migranten, vooral Turken en Marokkanen. Vaak bestaat in meer of mindere mate een taalbarrière. De non-verbale communicatie heeft ook specifieke kenmerken. Vaak wil men beleefd zijn. Het wordt soms niet duidelijk dat informatie niet is begrepen. Een open houding en speciale technieken vergroten de mogelijkheden van een goede informatie-uitwisseling. De medische kennis van migranten is vaak anders. Zo is het bijvoorbeeld niet bekend dat het lichaam voortdurend nieuw bloed aanmaakt. Er wordt veel waarde gehecht aan lichamelijk onderzoek, medicatie en röntgenfoto's. Ziekte kann ook worden ervaren als gevolg van vreemde machten. Ziekteverschijnselen die in Nederland bijna altijd onschuldig zijn, kunnen in andere delen van de wereld veroorzaakt worden door ziekten die dodelijk verlopen. Vooral koorts, hoesten en diarree kunnen daarom veel angst veroorzaken.

17.1 Over de grens – 199

17.2 Van oorsprong niet-Nederlandse migranten – 199

17.3 Islam – 200

17.4 Gewoonten, gebruiken en opvattingen – 201

17.5 Sociaaleconomische omstandigheden – 201

17.6 Communicatie – 201
17.6.1 Verbale communicatie – 202
17.6.2 Non-verbale communicatie – 203
17.6.3 Verwachtingen – 203
17.6.4 Presentatie – 204

© Bohn Stafleu van Loghum, onderdeel van Springer Media B.V. 2017
E.A.F. Wentink, *Inleiding medische kennis*, Basiswerk AG, DOI 10.1007/978-90-368-1788-2_17

17.7	Ziekte en gezondheid – 204	
17.7.1	Medische kennis – 204	
17.7.2	Natuurwetenschap en de macht van de natuur – 205	
17.7.3	Somatiseren en psychosomatiek – 206	
17.7.4	Medicatie – 206	
17.7.5	Rein en onrein – 206	
17.7.6	Seksualiteit – 207	
17.8	Speciale ziektebeelden – 207	
17.8.1	Rachitis – 207	
17.8.2	Thalassemie – 207	
17.8.3	Sikkelcelanemie – 208	
17.8.4	Hepatitis A en B – 208	
17.8.5	Tuberculose – 208	
17.8.6	Tot slot – 208	

17.1 Over de grens

Tussen de mensen op deze wereld bestaan meer overeenkomsten dan verschillen. Toch kunnen de verschillen groot zijn en dit heeft ook gevolgen voor de gezondheidszorg. Uniek voor Nederland is bijvoorbeeld het feit dat er relatief weinig antibiotica worden voorgeschreven. In het buitenland kun je antibiotica heel gemakkelijk kopen. Dat geldt onder andere voor Zuid-Europa en landen als Turkije en Marokko. Ook uniek voor ons land is het hoge percentage vrouwen dat thuis bevalt in plaats van in het ziekenhuis. Thuisbevallingen worden in het buitenland overwegend als medisch onverantwoord gezien. Zelfs vlak over de grens kan het al anders zijn dan bij ons. Ook in Duitsland worden veel meer antibiotica voorgeschreven. Daar wordt ook meer aanvullend onderzoek gedaan en wordt sneller geopereerd. Over veel medische onderwerpen wordt in Duitsland heel anders gedacht. Voorbeeld: lage bloeddruk vinden wij in Nederland onschuldig; in Duitsland wordt het noodzakelijk gevonden lage bloeddruk en andere bij ons onbekende verstoringen van de bloedsomloop uitgebreid te behandelen.

17.2 Van oorsprong niet-Nederlandse migranten

In de Nederlandse samenleving heeft een groot percentage van de mensen een migrantenachtergrond. Een andere term is 'nieuwkomers'. In dit hoofdstuk ligt de nadruk op mensen die van oorsprong Turks of Marokkaans zijn. De reden daarvoor is dat de invloeden van deze culturen in Nederland het sterkst zijn. Er zijn in ons land echter ook veel mensen uit Irak, Syrië, Somalië, Afghanistan, Egypte, China enzovoort. De laatste jaren komen er vooral veel vluchtelingen uit landen waar het voor hen levensgevaarlijk is geworden. Dit geeft veel politieke en sociale problemen. Een deel van de oorspronkelijke Nederlanders heeft hier geen problemen mee en kan de culturele variatie en veelkleurigheid in ons land waarderen. Zij wijzen ook op de economische voordelen die migratie kan hebben. Daarnaast zijn er mensen die er bang voor zijn of een hekel hebben aan dat wat onbekend en vreemd is, en die juist wijzen op economische gevaren of op de bedreiging van alles wat Nederlands is. Er kan sprake zijn van vooroordelen en hardvochtigheid, maar ook van een gebrek aan realisme. Het is voor iedereen belangrijk stil te staan bij de vraag wat je vindt en voelt ten aanzien van oorspronkelijk niet uit Nederland afkomstige migranten en vluchtelingen. Er wordt angst en haat gezaaid, terwijl ook wordt opgeroepen tot verdraagzaamheid, beschaving en naastenliefde. Een onbeperkte toestroom van mensen uit andere delen van de wereld naar een land als Nederland is niet realistisch of wenselijk, maar er zijn mensen die bij terugkomst in hun land van herkomst zullen worden vermoord, dus is het de vraag in hoeverre een rijk land zijn grenzen voor deze mensen mag sluiten.

In de gezondheidszorg is het professioneel om iedere patiënt onbevooroordeeld en als gelijkwaardig mens te benaderen. Kennis van en inzicht in de achtergrond van de mensen die het betreft, kan de hulpverlening aanzienlijk verbeteren. Daarnaast is het essentieel dat je beseft dat iedere patiënt uniek is. Je kunt over een zo grote gemengde groep geen algemene uitspraken doen. Cultuurverschillen kunnen veel verklaren, maar iedereen is uniek. 'De gemiddelde mens' bestaat niet; 'de gemiddelde niet-Nederlander' bestaat ook niet. Dit gezegd hebbende, is het toch belangrijk om iets te weten over wat er zoal een rol zou kunnen spelen. Dat is bijvoorbeeld religie. In de Westerse samenleving is het christendom de overheersende godsdienst. Bij bepaalde groepen zien we bijvoorbeeld vooral de islam, het hindoeïsme en het boeddhisme. De mate waarin iemand zich aan de voorschriften en ideeën van de eigen religie houdt, varieert sterk. De beleving van ziekte kan er sterk door beïnvloed worden, maar dat is niet altijd het geval. Om een klein beetje een idee te geven: in het boeddhisme gaat men er onder meer van uit dat ziekte ontstaat door slechte verlangens naar macht of rijkdom. In het hindoeïsme gelooft men dat ziekte kan ontstaan door invloeden uit een vorig leven.

In Nederland zijn veel van oorsprong niet-Nederlandse migranten moslim. Moslims zijn aanhangers van de islam. Hun god heet Allah. De wil van Allah werd verkondigd door de profeet Mohammed. Het heilige boek is de Koran. De leider van een moslimgemeenschap wordt imam genoemd. De islam is een vredelievende godsdienst. Helaas is het in de wereld maar al te bekend dat in naam van de islam vreselijke dingen gebeuren en zijn gebeurd. Datzelfde geldt overigens voor het christendom. Godsdienst wordt vaak misbruikt. De waarde van religie is echter dat iemand een leidraad vindt hoe hij goed en in vrede kan leven. De mensheid heeft geloof, hoop en liefde nodig. Religies zoals het christendom en de islam spelen hierbij een belangrijke rol. Het is belangrijk onderscheid te maken tussen godsdienst en wat sommige mensen daarvan maken. In de Nederlandse cultuur spelen trouwens ook religieuze invloeden een rol in de manier waarop ziekte wordt ervaren. Voorbeeld: in streng christelijke bevolkingsgroepen staat seksualiteit als manier om te genieten gelijk aan zonde. Een jonge man kan een ontsteking in zijn geslachtsorganen ervaren als een straf van God.

17.3 Islam

De islam kent voedingsvoorschriften. Zo mag men bijvoorbeeld geen varkensvlees eten. Het varken wordt als uiterst onrein beschouwd, een drager van veel bacteriën en parasieten. Het gebruik van alcohol is ook niet in overeenstemming met de islam. Overmatig gebruik leidt in ieder geval de aandacht af van Allah. Het is bij moslims vrij gebruikelijk niet alles op te eten wat je op je bord schept. Vaak laat je ongeveer een kwart achter. Voor het bidden volgt telkens een kleine reiniging. Men beschouwt zichzelf als onrein in iedere situatie waarin iets het lichaam verlaat. Zo is bij menstruatie of na geslachtsgemeenschap een grote reiniging noodzakelijk. Ook de besnijdenis is een noodzakelijke ingreep in verband met de reinheid. Deze ingreep is voor moslims een belangrijk sociaal en religieus ritueel. In ons land wordt de besnijdenis meestal door een arts gedaan. Het kan vanaf de zevende dag na de geboorte tot de leeftijd van dertien jaar. Elk jaar wordt de zogenaamde ramadan gehouden. In deze maand mag men van zonsopgang tot zonsondergang niet eten, drinken, roken of geslachtsgemeenschap hebben. Lichaam en geest worden op deze manier gereinigd en men toont zo solidariteit met de armen. Het innemen van medicatie moet in principe worden gestaakt. Overigens kunnen voor zieken uitzonderingen worden gemaakt; zij hoeven dan niet te vasten en mogen hun medicijnen wel innemen. Dit is niet bij alle moslims bekend. In moeilijke gevallen vraagt men de hulp van de imam. Bij moslims is de scheiding tussen mannen- en vrouwenwereld sterker dan bij de meeste niet-moslims. Het is in beginsel niet mogelijk voor moslimvrouwen om contact te hebben met vreemde mannen. Moslimvrouwen willen graag een vrouwelijke hulpverlener, maar uitleg over de professionele rol van mannelijke artsen is meestal voldoende. Indien mogelijk is het wel gewenst om een uitstrijkje door een vrouw te laten maken.

17.4 Gewoonten, gebruiken en opvattingen

Veel van oorsprong niet-Nederlanders maken zich soms niet zo druk over al dan niet op tijd komen. Zij kunnen oprecht verbaasd zijn als zij merken dat dit in Nederland erg belangrijk wordt gevonden. In het belang van de organisatie kan het van belang zijn hierover extra uitleg te geven. Nederlanders worden daarentegen vaak zakelijk en afstandelijk gevonden. Velen zouden tijdens een consult liever eerst een tijdje algemeen willen praten om daarna pas over te gaan tot de reden voor het consult. Men is minder direct en individueel ingesteld. De familie speelt een veel grotere rol. Het kan dan heel zinvol zijn de familie in de zorg te betrekken. Dat wordt als heel gewoon beschouwd. Kinderen zorgen als vanzelfsprekend voor hun ouders. In de opvoeding spelen gehoorzaamheid en respect een grote rol en er is relatief weinig vrijheid. Vruchtbaarheid wordt in allochtone culturen vaak erg belangrijk gevonden.

Turken en Marokkanen zijn groepsgericht. Regels spelen een grote rol. De mannen hebben het voor het zeggen. Het hebben van een eigen mening wordt niet erg op prijs gesteld. Onzekerheid wordt slecht verdragen. Dat verklaart ook waarom men het niet fijn vindt als een dokter tegen een patiënt zegt dat hij nog niet precies weet wat er aan de hand is. Een duidelijke snelle diagnose en een snel uitgeschreven recept worden gezien als bewijzen van deskundigheid. Men is in hoge mate bereid de wil van de dokter op te volgen. Een nadeel hiervan is dat de patiënten betrekkelijk weinig eigen verantwoordelijkheid tonen; zij kunnen zich afhankelijk opstellen. Met de huisarts wordt vaak een enorme vertrouwensband opgebouwd, gesteld dat de huisarts bereid en in staat is hieraan mee te doen. Vooral moslimvrouwen hebben soms niemand anders om mee te praten. Migranten van de eerste generatie hebben vaak last van heimwee naar het land van herkomst. Velen willen daar sterven. Dat moet dan op tijd voorbereid worden. Op het spreken over de dood heerst bij moslims een relatief groot taboe.

17.5 Sociaaleconomische omstandigheden

De sociaaleconomische status (SES) van de mensen over wie dit hoofdstuk gaat is gemiddeld laag. Er is sprake van werkloosheid, schulden en matige woonomstandigheden. Velen geven financiële steun aan familieleden in het land van herkomst. De Nederlandse samenleving is vooral voor mensen die de taal niet goed beheersen erg ingewikkeld. Velen zijn onbekend met de voorzieningen die er zijn. De huisarts kan dan een belangrijke rol vervullen door de weg te wijzen. Vooral vrouwen die later in Nederland zijn aangekomen en veelal zwaar werk hebben, kunnen zich eenzaam voelen. Heimwee speelt vooral bij de ouderen ook een grote rol. Velen vinden het erg moeilijk zich aan te passen. Onder jongeren komt criminaliteit relatief vaak voor. Discriminatie, werkloosheid en de voor jongeren verwarrende verschillen tussen de cultuur van Nederland en de opvattingen van hun ouders, spelen hierbij een rol. Velen raken het spoor bijster. Nogal eens komt het gebruik van drugs daar als extra probleem bij. De gezondheidstoestand van bijvoorbeeld Turken en Marokkanen is relatief slecht.

17.6 Communicatie

In communicatie doen zich altijd problemen voor. Dit geldt ook in het contact met patiënten die van oorsprong Nederlands zijn en de taal goed spreken. De problemen zijn bij van oorsprong niet-Nederlanders vaak groter. Vooral bij ouderen kan een taalbarrière bestaan.

Migranten van de tweede en derde generatie spreken echter vaak uitstekend Nederlands. De kunst is om de hulpvraag duidelijk te krijgen en een verband te leggen met de specifieke leefsituatie. Het is van belang te informeren welke familieleden als vertrouwenspersoon gelden. Op korte consulten is men niet ingesteld. Migranten willen de tijd krijgen om iets te vragen of te zeggen. Het kan verstandig zijn een dubbele afspraak in te plannen. Aan de andere kant komt het nogal eens voor dat een groot aantal problemen tegelijk wordt gepresenteerd. Dan is het goed om op de praktijkregels te wijzen en aparte afspraken in te plannen. Het is belangrijk uit te leggen dat de huisarts een beroepsgeheim heeft. Vaak wordt gedacht dat alles kan worden doorverteld aan bijvoorbeeld partner of familie.

17.6.1 Verbale communicatie

Het is belangrijk om de zinnen kort te houden. 'Kinderlijk praten' getuigt echter van een gebrek aan respect. Het zijn de mimiek en de toon die je aanslaat, die bepalen of de patiënt zich serieus genomen voelt. Men kan de woorden ook ondersteunen met gebaren. Voorbeelden: gebruik in plaats van het woord ontlasting het woord poep; in plaats van urine, plas. De vraag 'hoe vaak?' kan ondersteund worden met gebaren en door te vragen: 1, 2, 3, 4, 5 keer? Het woord jeuk kan ondersteund worden met krabgebaren. Het heeft geen zin om de stem te verheffen. Migranten horen goed! Probeer moeilijke woorden te vermijden. Voorbeelden hiervan zijn medische termen zoals 'allergie' of 'erfelijk' maar ook formuleringen die wij misschien eenvoudig vinden zoals 'maximaal', 'desondanks', 'driemaal daags', 'rijvaardigheid', 'zonder tegenbericht', 'ziekenhuisopname' enzovoort. Hetzelfde geldt voor spreekwoorden en gezegden. Uitspraken als 'na regen komt zonneschijn' of 'dat is dweilen met de kraan open' worden vaak niet begrepen. Ook dubbele ontkenningen zoals 'het is niet onjuist dat...' zijn te ondoorzichtig. Overigens willen velen op Nederlandse taalles. De wachttijden zijn echter vaak lang.

Het is belangrijk om niet meer dan één vraag tegelijk te stellen. Open vragen werken beter dan vragen waarop alleen met 'ja' of 'nee' kan worden geantwoord. Vraag niet: 'drinkt de baby goed?' maar: 'hoeveel drinkt de baby?'. Open vragen zijn vaak 'w-vragen': vragen die beginnen met wie, wat, waar, wanneer, waarom. De patiënt wordt er dan toe gestimuleerd een antwoord te formuleren. Migranten hebben vaak snel de neiging 'ja' te zeggen. Je moet ervoor oppassen te snel de conclusie te trekken dat het antwoord dan echt 'ja' is. Ze zeggen soms alleen maar 'ja' uit beleefdheid of om aan te geven dat het gesprek kan worden voortgezet. Als je bijvoorbeeld informeert of iemand zijn medicijnen iedere dag inneemt, kan het antwoord 'ja' zijn. Als je er dan naar vraagt wanneer de medicijnen worden ingenomen, kan blijken dat de vraag niet wordt begrepen of dat het antwoord anders is dan je verwachtte. Het vrijmaken van voldoende tijd en uitleg geven zijn belangrijk. Ga ook na of de patiënt de informatie begrepen heeft. Het is niet handig om te vragen: 'Heeft u het wel goed begrepen?' Hierop kan immers 'ja' worden geantwoord. Velen zullen uit beleefdheid vaak niet uit zichzelf aangeven dat ze het niet snappen. Bovendien is het wat vriendelijker om te vragen: 'Heb ik het u goed uitgelegd?' Als je echt wil weten of de informatie is overgekomen, kun je aan de patiënt vragen het nog eens kort te herhalen.

Als de taalproblemen te groot zijn, kan het verstandig zijn gebruik te maken van een tolk. Je kan dit de patiënt uitleggen door aan te geven dat je hem zo goed mogelijk wil begrijpen. Een officiële tolk geniet de voorkeur. Deze kan persoonlijk bij het gesprek aanwezig zijn, maar het is ook handig gebruik te maken van de tolkentelefoon. Leg uit dat ook de tolk een beroepsgeheim heeft. Als men een niet-officiële tolk – een kennis, familielid of zelfs een van de kinderen – laat tolken, is de kans op onjuiste vertalingen groot. Bovendien kunnen moeilijke situaties ontstaan als kinderen iets moeten horen of vragen over iets wat ze beter niet kunnen weten. Naast de mogelijkheid van het inschakelen van een tolk zijn folders in vreemde talen een goede aanvulling. Toch is het in principe nodig de geschreven informatie mondeling te ondersteunen. Overigens komt het ook voor dat van oorsprong niet-Nederlanders uitstekend Nederlands spreken en geheel in onze samenleving opgaan. Zoals altijd geldt dat men zich op de gesprekspartner moet afstemmen.

17.6.2 Non-verbale communicatie

Communicatie is voornamelijk non-verbaal. Hiermee worden de houding van het lichaam bedoeld, de gelaatsuitdrukking, de afstand die men bewaart, het stemgebruik en de kleding. Nette kleding is voor van oorsprong niet-Nederlanders gemiddeld belangrijker dan voor Nederlanders. Als een dokter of een andere hulpverlener slordig is gekleed, wordt hij al snel als ondeskundig beschouwd. Essentieel zijn een belangstellende houding, goed luisteren en goed kijken. Heeft de patiënt de informatie goed ontvangen? Reageert hij anders dan je had verwacht? Het wordt erg gewaardeerd als we de naam van de patiënt precies willen weten. Het kan nuttig zijn te vragen naar de precieze spelling en uitspraak. Bij een respectvolle houding is het niet nodig bang te zijn dat men iets niet kan vragen of zeggen. Betrokkenheid tonen en vertrouwen uitstralen helpt. Het is belangrijk mensen aan te kijken en te glimlachen. Een open houding opent het hart en opent de geest. De overgrote meerderheid van de mensen is van goede wil. Ook als in eerste instantie een gevoel van onmacht bestaat: communicatie is bij een open houding goed mogelijk. Het geven van een hand kan op bezwaren stuiten. Dit geldt vooral in het contact tussen een mannelijke arts en een vrouwelijke patiënt. Het kan verstandig zijn af te wachten of de ander het initiatief neemt. Het kan ook voorkomen dat iemand een slappe hand geeft en de ogen wegdraait. Normaal gesproken zou dat onvriendelijk en vervelend gevonden kunnen worden. Het kan ook worden opgevat als een signaal voor de aanwezigheid van een depressie of een contactprobleem. Gebrek aan oogcontact kan in andere culturen echter ook heel goed een uiting zijn van respect. Het is dan een teken van bescheidenheid of van het feit dat men zich niet op wil dringen.

17.6.3 Verwachtingen

De arts geldt gemiddeld meer als autoriteit. Het wordt niet zo begrepen als de arts de patiënt als een gelijkwaardige gesprekspartner beschouwt en overal bij betrekt, immers, 'de dokter weet wat goed is'. Onderhandeling en overleg worden niet verwacht. Aan de andere kant kan de dokter met een goede uitleg duidelijk maken dat niet alles direct mogelijk is. Hiervoor bestaat meestal begrip. Migranten verwachten niet dat alle problemen in één keer worden opgelost. Zij begrijpen ook zelf dat hun problematiek vaak complex is. Het aanpakken van chronische onbegrepen lichamelijke klachten kan heel lastig zijn. De arts kan bijvoorbeeld beginnen met de opmerking dat veel mensen dit soort klachten hebben. Hij kan aangeven dat het vaak te maken heeft met bijvoorbeeld problemen thuis, op het werk, in de opvoeding van de kinderen, de relatie of met de financiën. Het oplossen van die problemen blijkt de klachten nogal eens te verminderen. Het is belangrijk om de echte problemen boven tafel te krijgen. Er is vervolgens niet altijd iets aan te doen, maar dat is beter dan het te lang doorpraten over de lichamelijke klachten terwijl geen aandacht bestaat voor waar het werkelijk om draait. De volledige situatie van de patiënt moet worden doorgenomen: werk, financiën, huisvesting, familie, gezin, huwelijk en relatie. Het is altijd belangrijk om te weten wanneer de klachten zijn begonnen. Het tijdsverloop kan belangrijke aanwijzingen geven. Als er in de vakantie bijvoorbeeld helemaal geen klachten zijn, zou de oorzaak heimwee kunnen zijn. Het kan erg lastig zijn eenzijdig somatisch georiënteerd denken van patiënten te doorbreken. Zij kunnen ten dele best begrijpen dat ernstig piekeren gepaard kan gaan met lichamelijke klachten. De neiging bestaat echter om te denken dat het andersom is: de betreffende lichamelijke klachten zijn de oorzaak van het ernstige piekeren (overigens kan dat natuurlijk ook).

17.6.4 Presentatie

In veel culturen is het gebruikelijk om klachten op een voor ons wat heftige en overdreven manier te vertellen. Hierbij kan een rol spelen dat men bang is anders niet goed begrepen of serieus genomen te worden. Die angst zelf wordt vaak moeilijk op een directe manier geuit. De patiënten kunnen ook als dwingend worden ervaren. Onvrede over de gezondheidszorg kan hierbij een rol spelen. Ze krijgen immers niet zo snel medicijnen of onderzoeken als verwacht of gewenst. Ook kunnen ze bang zijn weer te worden verwezen naar een andere dokter. Dit vindt de patiënt vaak niet fijn; de behoefte aan een vertrouwensband is groot. Schaamte en angst kunnen ook meespelen. De patiënt zal niet snel zeggen dat het heel goed gaat. Velen denken dan de woede te wekken van bijvoorbeeld 'het boze oog', krachten in de natuur of de voorouders. Op een vraag als 'kunt u goed zien?' kan als antwoord komen: 'een beetje goed'. In werkelijkheid is er met het zien misschien niets aan de hand. Vooral allochtone vrouwen praten niet zo gemakkelijk over zichzelf. Zij kunnen bijvoorbeeld iets vertellen over de buurvrouw maar bedoelen dan zichzelf. Dit kan vooral aan de orde zijn bij seksuele problematiek of bij klachten die te maken hebben met de geslachtsorganen.

17.7 Ziekte en gezondheid

Ondanks de behoefte aan een vertrouwensband kan er door migranten ook veel druk op de huisarts worden geoefend om een verwijzing te krijgen naar het ziekenhuis. Daar wordt immers onderzoek gedaan. Er worden bijvoorbeeld veel foto's gemaakt. Er kan sprake zijn van problemen in het vertrouwen. Velen zeggen dat de huisarts te weinig weet van de achtergronden. Aan de andere kant wordt de werkwijze van Nederlandse huisartsen vaak niet goed begrepen. Veel patiënten begrijpen niet dat van huisartsen wordt verwacht niet te snel te verwijzen naar de specialist. Soms denken zij dat de huisarts op die manier onnodig veel geld aan hen verdient. Het is echter eerder andersom: juist de specialisten krijgen geld voor ieder bezoek. Het is van belang ernaar te informeren of naast de reguliere dokters ook traditionele (bijvoorbeeld van oorsprong Turkse of Arabische) genezers worden bezocht, al dan niet in het land van herkomst. Zij kunnen een grote rol spelen. In het ideale geval slaan zij een brug tussen de westerse geneeskunde en de ervaringswereld van de patiënt.

17.7.1 Medische kennis

Turkse en Marokkaanse migranten zijn vaak laag opgeleid. In de landen van herkomst gaan veel mensen dood door infecties. Ziekteverschijnselen zoals diarree, braken en koorts worden om die reden als zeer bedreigend ervaren. Aan de andere kant: verschijnselen zoals looporen, een slechte toestand van het gebit en hoesten zijn in Turkije en Marokko gewoner dan bij ons. Daarvoor wordt minder snel de hulp ingeroepen van een arts. Marokkanen en andere migranten uit de Arabische wereld kunnen bang zijn voor 'koude ziekte'. Zij denken dat je van luchtwegklachten (verkoudheid) bijvoorbeeld ziekten van het hart, blindheid, doofheid, verlammingen of potentieproblemen kunt krijgen. Men vindt tocht, kou, vocht en wind om die reden heel gevaarlijk. Het is belangrijk in de hulpverlening serieus rekening te houden met dit soort angsten. Water, het donker en seksualiteit zouden de mens kwetsbaar maken voor 'koude ziekte'. Het is om die reden niet verstandig bij een onschuldige luchtweginfectie van een kou of een koutje te spreken.

Er is nogal weinig medische kennis zoals wij die hebben. Begrippen zoals erfelijk, genetisch, virus en antibiotica zijn dikwijls onbekend. Er kunnen onjuiste opvattingen bestaan over wat besmettelijk is en wat niet. Vooral kanker wordt nogal eens als besmettelijk beschouwd. Over orale anticonceptie kan worden gedacht dat dit kanker of onvruchtbaarheid kan veroorzaken. Overmatige of onregelmatige menstruatie is in de beleving van migranten ernstig, omdat dit kan wijzen op onvruchtbaarheid. Buikpijn kan als het gevolg van de maandelijkse bloeding bij pilgebruik worden beleefd. De werking van het menselijk lichaam zoals de Westerse geneeskunde die ziet is voor velen onbekend. Zo weet men bijvoorbeeld niet dat in ons lichaam voortdurend nieuw bloed wordt aangemaakt. Het kan belangrijk zijn dit goed uit te leggen. Bloed wordt namelijk gezien als levenskracht, als energie. Het afnemen of het verlies van bloed kan veel angst met zich mee brengen. Het gevolg zou immers een niet te herstellen verzwakking van het lichaam zijn. Als je op grond van laboratoriumuitslagen zou zeggen: 'het bloed is niet goed', dan zou dat paniek kunnen veroorzaken. Als er bloed geprikt moet worden, dan kan dat het beste rechts gebeuren. De reden is dat de linkerarm zich dichter bij het hart bevindt. Het hart geldt als centrum van de levenskracht. Bloed afnemen aan de rechterkant is dan minder gevaarlijk. Nog een voorbeeld: in de Westerse geneeskunde wordt onderscheid gemaakt tussen zenuwen, bloedvaten, spieren, pezen en penis. Voor sommige Marokkanen bestaat tussen al deze zaken wellicht weinig verschil omdat voor al deze buisvormige structuren slechts één woord bestaat.

17.7.2 Natuurwetenschap en de macht van de natuur

De Westerse geneeskunde heeft zich in de loop van de tijd ontwikkeld vanuit het natuurwetenschappelijke denken. Biologie, natuurkunde en scheikunde zijn erkende wetenschappen. Het menselijk lichaam wordt beschouwd als een levend organisme en als een onderdeel van de natuur. Oneerbiedig geformuleerd, is het ook een chemische fabriek waarin vele logische processen plaatsvinden. Deze processen zien we als basis om gezondheid en ziekte te proberen begrijpen. We kunnen deze processen ook meten en beïnvloeden. Vooral mensen uit verre culturen die oorspronkelijk afkomstig zijn van het platteland, hebben heel andere ideeën. In hun belevingswereld kunnen zaken als zwarte magie, kwade geesten en 'het boze oog' belangrijk zijn. Bovennatuurlijke krachten spelen soms een grote rol: voorouders, de wind, de geest der dingen. Ziek zijn kan gezien worden als straf. Dat kan bijvoorbeeld verklaren waarom ze liever niet al te positief spreken over de eigen gezondheid. Je zou op die manier de woede van de kwade machten over je af kunnen roepen. Migranten kunnen er veel meer van uitgaan dat de natuur macht heeft over de mens. Bij ziekte moet de relatie tussen mens en natuur worden hersteld. Jongere Turken en Marokkanen zullen dit vaak niet meer zo duidelijk op die manier zien. Moslims geloven in het algemeen wel in de medische wetenschap, zij het dat zij bijvoorbeeld van mening zijn dat geneesmiddelen afkomstig zijn van Allah. Er zijn, zoals eerder al vermeld, ook migranten die de Westerse opvattingen volledig hebben overgenomen.

17.7.3 Somatiseren en psychosomatiek

Psychosomatiek en somatiseren lijken bij migranten een grote rol te spelen. Er kunnen allerlei onduidelijke klachten zijn zoals hoofdpijn, pijn in de rug, buikpijn, duizeligheid, flauwvallen, mist zien. Bij Turken valt bijvoorbeeld op hoe vaak wordt geklaagd over de maag. Van duidelijke lichamelijke maagziekten is echter meestal geen sprake. De eerlijkheid gebiedt te zeggen dat van dit soort klachten te weinig wordt begrepen. Het kan belangrijk zijn alle mogelijke stressfactoren aan de orde te stellen. Lichamelijk onderzoek doen en de bloeddruk meten worden gezien als vormen van erkenning. Röntgenfoto's zijn bij Turken en Marokkanen erg populair. Ten onrechte wordt bijvoorbeeld gedacht dat vormen van kanker hierop in een vroeg stadium al te zien zijn. In niet-westerse culturen wordt soms wel begrepen dat overbelasting invloed heeft op het functioneren, maar het begrip 'overspannen' is niet goed bekend. Het begrip 'stress' beter. Het feit dat lichamelijke klachten heel direct psychische oorzaken kunnen hebben, wordt in het algemeen ontkend en het is dan heel moeilijk om de patiënt dat uit te leggen. De patiënt kan zich totaal niet begrepen voelen en nog meer de nadruk leggen op wat hij lichamelijk voelt. Als je hierop in wilt gaan, kan het minst bedreigende gespreksonderwerp worden gekozen: de lichamelijke klachten zelf. Die klachten zijn er echt en de patiënt voelt zich dan serieus genomen. Vervolgens kunnen zaken als werk, huisvesting en financiën ter sprake komen. Daarna komen familie, gezin en relatie aan de beurt. Uiteindelijk gaat het over de gevoelens en belevingen van de patiënt zelf, waarna zo nodig en zo mogelijk verbanden worden gelegd tussen alles wat aan de orde is geweest.

17.7.4 Medicatie

Medicijnen zijn belangrijk maar tegelijkertijd is de therapietrouw een aandachtspunt. Het kan nodig zijn goed uit te leggen dat geneesmiddelen iedere dag moeten worden ingenomen, dat klachten terug kunnen komen als het gebruik wordt gestaakt en dat de medicijnen bijwerkingen kunnen hebben. Van oorsprong niet-Nederlandse migranten gebruiken gemiddeld twee keer zo veel geneesmiddelen. De verwachtingen zijn hoog gespannen en dikwijls wordt gedacht dat voor elke kwaal een geneesmiddel bestaat.

17.7.5 Rein en onrein

De begrippen 'rein' en 'onrein' hebben invloed op het denken over medische aangelegenheden. Het gebruik van geneesmiddelen is populair maar het toedienen van zetpillen is onrein. De lichaamstemperatuur kan het beste rectaal worden gemeten, maar ook dat wordt als onrein beleefd. Bij het lichamelijk onderzoek geldt dit voor het vaginaal en rectaal toucher. Het principe van onreinheid en het seksuele taboe kunnen tot gevolg hebben dat pijn bij geslachtsgemeenschap niet wordt gemeld, maar dat men het alleen heeft over 'pijn van onderen'. Dit kan verkeerd worden begrepen als 'pijn bij het plassen'.

17.7.6 Seksualiteit

Seksualiteit is bij uitstek een thema waarbij de dingen niet bij de naam worden genoemd. Opmerkingen als 'alles is dood', 'de kracht is weg', 'aambeien', 'pijn van achteren', 'pijn van onderen' kunnen wijzen op seksuele problematiek. Veel vrouwen willen het schaamhaar wegscheren voordat inwendig onderzoek wordt uitgevoerd. Als in verband met bijvoorbeeld buikpijn een afspraak wordt gemaakt voor het spreekuur, is het goed de mogelijkheid van dit onderzoek van tevoren aan te kondigen. Maagdelijkheid voor het huwelijk wordt bij vrouwen erg belangrijk gevonden. Om die reden worden geen tampons gebruikt of worden voor meisjes verklaringen gevraagd om niet mee te hoeven doen met sport. Er kan angst zijn voor beschadiging van het maagdenvlies, ook bij onderzoeken die daar zeker niet toe zullen leiden. Het tevoren bespreken van deze angst kan misverstanden voorkomen. Orale anticonceptie (de pil) kan specifieke problemen geven. Minder bloeden kan betekenen dat onrein bloed achterblijft. Dit bloed kan – dat is ook een overtuiging – leiden tot ziekte of problemen zoals steenpuisten of blaasontsteking. Het gebruik van anticonceptie door moslimvrouwen neemt de laatste tijd overigens toe. Voorlichting hierover kan heel zinvol zijn. Het belang van volledige regelmaat in het gebruik moet extra benadrukt worden. Veel mannen zijn minder snel geneigd een condoom te gebruiken.

17.8 Speciale ziektebeelden

Enkele relevante ziektebeelden worden kort besproken.

17.8.1 Rachitis

Bij deze ziekte is sprake van een tekort aan vitamine D. Hierdoor raken de botten misvormd. Bij mensen met een donkere huid komt dit vaker voor. Het pigment in de donkere huid houdt zonlicht tegen terwijl zonlicht er juist voor zorgt dat vitamine D wordt aangemaakt. De rest zal men binnen moeten krijgen met de voeding. Het innemen van extra vitamine D is vooral verstandig voor de kinderen en voor vrouwen die weinig buitenkomen of van wie de huid weinig in contact komt met de zon (hoofddoek).

17.8.2 Thalassemie

Dit is een vorm van bloedarmoede die onder meer bij Turken en Marokkanen veel voorkomt. Ook Japanners, Chinezen en Surinamers hebben het nogal eens. Het hemoglobine wordt hierbij niet goed aangemaakt. De rode bloedcellen worden daardoor abnormaal van vorm. Het beenmerg breekt hen relatief snel af. Thalassemie heeft verschillende vormen. Aan de lichte vormen hoeft niets te worden gedaan. Het geven van ijzer is geen goed idee, omdat in de darmen al extra ijzer wordt opgenomen om het tekort aan hemoglobine gedeeltelijk te kunnen compenseren.

17.8.3 Sikkelcelanemie

Deze bloedarmoede komt vooral voor bij negroïde mensen zoals Afrikanen maar ook wel bij mensen uit het Middellandse-Zeegebied. Ook deze ziekte heeft een ernstige en een relatief lichte vorm. De rode bloedcellen kunnen in bepaalde omstandigheden de vorm krijgen van een sikkel en kunnen dan bloedvaatjes afsluiten. Dit kan gepaard gaan met veel pijn en met het afsterven van weefsel. Bij hevige pijn of koorts moet aan een dergelijke crisis worden gedacht. Voorbeelden van factoren die een dergelijke crisis kunnen uitlokken zijn: medicijngebruik, het optreden van koorts, hevige stress of vliegen op grote hoogte.

17.8.4 Hepatitis A en B

Dit zijn leverontstekingen veroorzaakt door het hepatitis A- respectievelijk hepatitis B-virus. Deze ziekten komen in Turkije en Marokko veel meer voor dan in Nederland. Na de zomervakantie is er een piek te zien van kinderen die in de genoemde landen zijn geweest en bij wie hepatitis wordt vastgesteld.

17.8.5 Tuberculose

Deze zonder behandeling dodelijke infectieziekte komt in de hele wereld veel voor en eist ieder jaar miljoenen slachtoffers. De meeste patiënten in Nederland zijn in niet-Westerse landen als Marokko en Somalië geboren. De ziekte kan vele jaren na de besmetting aan het licht komen. Bij klachten als langdurig hoesten en koorts moet aan de mogelijkheid van tuberculose worden gedacht. Dit geldt ook voor kinderen en volwassenen die regelmatig in hun landen van oorsprong terugkomen. Onder anderen asielzoekers worden bij aankomst in Nederland op de ziekte gescreend met een X-thorax. Bij hen hoort ook vervolgonderzoek plaats te vinden. Screening is niet nodig voor mensen uit Syrië, omdat tuberculose daar weinig vóórkomt.

17.8.6 Tot slot

Tot nu toe zijn slechts enkele voorbeelden genoemd. Er zijn vele ziekten die in verre landen nogal eens voorkomen, maar bij in Nederland zelden. Het is goed om bij onbegrepen ziekteverschijnselen aan de mogelijkheid van een 'vreemde ziekte' te denken. Zo kunnen worminfecties onder meer hinderlijke diarree, koorts of bloed bij de urine veroorzaken. Amoeben en in Nederland weinig bekende bacteriën kunnen verantwoordelijk zijn voor bloederige darminfecties met koorts. Mazelen is in Nederland, dankzij de inentingen, erg zeldzaam, maar in andere delen van de wereld komt het nog veel voor en is het een belangrijke oorzaak van kindersterfte. Cholera is een zeer besmettelijke darminfectie met hevige, vaak waterige diarree. In warme landen met matige hygiënische omstandigheden breekt regelmatig een epidemie uit. Diabetes mellitus type II is ook in de Westerse landen een van de meest voorkomende ziekten. Opvallend is dat deze aandoening bij Hindoestaanse Surinamers nog veel vaker wordt gezien dan bij anderen. Een bijzondere autosomaal recessieve aandoening is de Middellandse Zeekoorts. Meestal beginnen de verschijnselen op de kinderleeftijd. Er is dan sprake van aanvallen van buikpijn of pijn in de gewrichten, samen met koorts en vlekjes.

Er komen ook aandoeningen voor die niet begrepen worden. Bekend zijn de onverklaarbare toevallen die vooral bekend zijn bij Marokkanen. Het is geen epilepsie, maar wat het wel is, weten we niet. Op psychiatrisch gebied zien we dat schizofrenie en drugsverslaving wat meer voorkomen bij Marokkanen. De posttraumatische stressstoornis (PTSS) komt voor bij sommige mensen die blootgesteld zijn aan een ernstig trauma, zoals bij vluchtelingen die slachtoffer zijn van verkrachting of andere vormen van extreem geweld of die daarvan getuige zijn geweest. In dit verband is het goed om te weten dat er in de landen van herkomst artsen zijn geweest die meedoen of hebben gedaan aan martelingen. Het zal duidelijk zijn dat dit het doen van medisch onderzoek bij deze patiënten ernstig kan bemoeilijken.

Praktijkvoorbeelden

Mevrouw G.Y., 32 jaar, vertelt de huisarts dat ze buikpijn krijgt van de pil. In werkelijkheid wordt ze door haar man slecht behandeld, wil ze geen seksueel contact meer met hem en daarom stoppen met de pil. Het gaat in feite om relatieproblemen. De patiënte is zich hiervan niet bewust en heeft vooral buikpijn. Het zal tijd kosten hier duidelijkheid te verschaffen. Het begint al met het lastige feit dat lichamelijk onderzoek van de buik inclusief inwendig onderzoek nodig is om lichamelijke oorzaken uit te sluiten.

Voor de zesde keer dit jaar meldt meneer Ö, 59 jaar, zich op het spreekuur van de huisarts met maagklachten. De huisarts weet niet precies wat hij ermee moet. Hij vermoedt dat het roken een rol speelt. Verder denkt hij dat zijn patiënt heimwee heeft naar Turkije.

De neuroloog heeft bij de 52-jarige mevrouw A. op grond van de klachten, het lichamelijk onderzoek, de ruggenprik en de MRI vastgesteld dat sprake is van MS. De patiënte spreekt geen Nederlands. Ze maakt op de neuroloog een vreemde, angstige indruk. Hij regelt een gesprek in aanwezigheid van een tolk. Ook de dochter van mevrouw A. is aanwezig. Tot zijn stomme verbazing komt de neuroloog er tijdens het gesprek achter dat mevrouw A. denkt dat zij wordt gekweld door een boze geest.

De 82-jarige heer C. voelt zich de laatste maanden niet lekker. Hij moet dag in dag uit veel hoesten, transpireert veel, heeft koorts en is een kilo afgevallen. Gisteren hoestte hij opeens wat bloed op. Meneer C. komt oorspronkelijk uit Turkije. De huisarts denkt aan tuberculose. Dit maakt hem best ongerust. De patiënt hoest immers veel. De tuberculose zou best besmettelijk kunnen zijn. Zo'n vorm van 'open' tbc heeft veel consequenties. De huisarts belt alvast met de longarts in het ziekenhuis en met de GGD.

Bijlagen

Woordenlijst – 212

Register – 228

© Bohn Stafleu van Loghum, onderdeel van Springer Media B.V. 2017
E.A.F. Wentink, *Inleiding medische kennis*, Basiswerk AG, DOI 10.1007/978-90-368-1788-2

Woordenlijst

AA anonieme alcoholisten, zelfhulpgroep

aambei zie: hemorroïd

aanvullend onderzoek onderzoek waarvoor meer nodig is dan alleen de zintuigen en eenvoudige hulpmiddelen

aarsmaden kleine witte wormpjes, de eitjes geven jeuk aan de anus; is hetzelfde als Enterobius (vroeger Oxyuris genoemd)

abces holte gevuld met pus

abdomen buik

abdominaal via of met betrekking tot de buik

abortus miskraam

abortus provocatus kunstmatig opgewekte abortus, wordt vaak afgekort tot abortus (wat ook de medische term voor een gewone miskraam is)

accommoderen het boller maken van de ooglens zodat men beter van dichtbij kan zien

aciclovir antiviraal middel

acupunctuur alternatieve geneeswijze waarbij het de bedoeling is door het aanbrengen van naaldjes klachten te verhelpen

acuut plotseling, snel, in korte tijd

adenoom goedaardige tumor van klierweefsel

ader bloedvat waarin het bloed naar het hart stroomt

adrenogenitaal syndroom ernstige autosomaal recessieve stofwisselingsziekte

afasie taalstoornis, onvermogen taal te begrijpen en/of te produceren

afhankelijkheid verslaving

agranulocytose (bijna) geen witte bloedcellen in het bloed

AGS adrenogenitaal syndroom

aids virusinfectie die vroeg of laat de afweer van het lichaam vernietigt; de afkorting staat voor acquired immunodeficiency syndrome

ALAT deze bepaling zegt iets over de lever

allergeen iets waarop men allergisch kan reageren

allergie overgevoeligheid als gevolg van het maken van antistoffen tegen bepaalde stoffen

allochtoon van oorsprong niet uit Nederland afkomstig (migrant)

alternatief ongebruikelijk, anders

Alzheimer, ziekte van de meest voorkomende oorzaak van dementie

amoebe eencellig organisme, verwekker van enkele ziekten (hetzelfde als: protozo)

anafylactische shock levensgevaarlijke allergische reactie met extreme bloeddrukdaling

anafylaxie een heftige allergische reactie

anamnese vraaggesprek met de patiënt

anatomie leer van de bouw van het lichaam

anemie bloedarmoede, te laag hemoglobinegehalte in het bloed

angina pectoris zware pijn op de borst als gevolg van zuurstoftekort in de hartspier

anorexia nervosa psychiatrische aandoening met hevige angst voor gewichtstoename en een verstoorde lichaamsbeleving

anterior voor

antibioticum geneesmiddel gericht tegen bacteriën

antilichaam stof die door het lichaam wordt gemaakt, bijvoorbeeld als reactie op een ziekteverwekker, is hetzelfde als antistof of immunoglobuline

antistof stof die het menselijk lichaam maakt, kan gericht zijn tegen iets van het lichaam zelf, is hetzelfde als antilichaam of immuunglobuline

anus uitgang van de darmen

AO aanvullend onderzoek

Woordenlijst

appendectomie appendix wegnemen

appendicitis blindedarmontsteking, ontsteking van het aanhangsel (van de blindedarm)

appendix aanhangsel

APTT deze bepaling zegt iets over de stolling van het bloed

arterie slagader

arteriosclerose vernauwing van slagaders, wordt vaak aderverkalking genoemd

artritis gewrichtsontsteking

artritis urica jicht

artrose achteruitgang van gewrichten, wordt vaak slijtage genoemd

astigmatisme onregelmatige brekingsafwijking van het oog

astma luchtwegziekte, gekenmerkt door aanvallen van kortademigheid, vaak uitgelokt door allergie

atopie erfelijke aanleg voor allergie

atrium boezem

atrofie dunner worden, afnemen van een weefsel of een orgaan

atypisch niet typisch, onduidelijk

auscultatie luisteren (naar hart-, long- en darmgeluiden)

auto zelf

autochtoon van oorsprong uit Nederland afkomstig

auto-immuuntrombocytopenische purpura zie ITP; de oorzaak is onbekend maar het gaat in elk geval om een auto-immuunaandoening

auto-immuunziekte ziekte waarbij het lichaam antistoffen (antilichamen) maakt tegen iets van zichzelf

autorisatie toestemming, bevoegdheid

autosomaal dominant aanwezig op een gewoon chromosoom, degene die het gen heeft, heeft (bijna) altijd de bijbehorende eigenschap of ziekte

autosomaal recessief aanwezig op een gewoon chromosoom, de bijbehorende eigenschap of ziekte treedt alleen op als zich op het andere chromosoom toevallig een gen met dezelfde eigenschap of ziekte bevindt

bacterie eencellig organisme, een aantal bacteriën is bekend als ziekteverwekker

basale-celcarcinoom huidkanker die wel infiltreert maar niet uitzaait, hetzelfde als basalioom

basalioom huidkanker die wel infiltreert maar niet uitzaait, hetzelfde als basalecelcarcinoom

BCG vaccinatie tegen tuberculose

Bechterew, ziekte van ernstige ontstekingsziekte, vooral in de wervelkolom

beleid wat gedaan wordt

benigne goedaardig

besmetting ziekteverwekkers zijn ergens op of in terechtgekomen

bestralingsdermatitis ontsteking van de huid, als bijwerking van bestraling

biopt weggenomen stukje weefsel

bloedspiegel de hoeveelheid van een bepaalde stof in het bloed, hetzelfde als concentratie

BMI body mass index (gewicht / lengte × lengte)

Borrelia burgdorferi bacterie die de ziekte van Lyme veroorzaakt

BRCA-gen breast cancer-gen, een mutatie in zo'n gen betekent een zeer hoge kans op borstkanker

bronchiën luchtpijptakken

bronchitis ontsteking van luchtpijptakken, kan verschillende oorzaken hebben, bijvoorbeeld allergie

bronchoscopie kijken in luchtpijpvertakkingen

bronchus luchtpijpvertakking

bronchuscarcinoom kanker in een luchtpijptak, wordt longkanker genoemd

BSE bezinkingssnelheid van de erytrocyten

buikgriep bijnaam voor acute gastro-enteritis

buis van Eustachius verbinding tussen neuskeelholte en middenoor

café-au-lait-vlek bruine vlek in de huid

candida albicans soort schimmel

capsule toedieningsvorm, twee op elkaar passende (eetbare) dopjes met daarin het geneesmiddel

carcinoom kanker

cardiaal met betrekking tot het hart

cariës gaatjes in tanden en kiezen

cataract vertroebeling van een ooglens, wordt vaak staar genoemd

centraal naar het midden toe

cervix (baarmoeder)hals

cervixcarcinoom kanker van de baarmoederhals

CFH Commissie Farmaceutische Hulp, geeft adviezen met betrekking tot geneesmiddelen, te vinden in het Farmacotherapeutisch Kompas

chemotherapie behandeling van kanker met behulp van giftige stoffen

chlamydia bacterie die soa veroorzaakt

cholesterolratio verhouding tussen totaal cholesterol en gunstig cholesterol (HDL)

chromosomale afwijking afwijking die ontstaat tijdens of kort na het samensmelten van ei- en zaadcel

chronisch langdurig, blijvend

CHT congenitale hypothyreoïdie

cito met spoed (met betrekking tot laboratoriumonderzoek)

clavicula sleutelbeen

climacterium jaren van de overgang

clotrimazol middel tegen schimmel

co-assistent arts in opleiding

coeliakie ziekte waarbij de darmen van binnen worden beschadigd door gluten (granen) in het dieet; de voedselopname wordt daardoor verstoord

cognitief met betrekking tot het denken en andere verstandelijke functies van de hersenen

cognities gedachten

cognitieve gedragstherapie psychologische behandeling van gedachten en gedrag

coïtus geslachtsgemeenschap

colitis ontsteking van de dikke darm

colon dikke darm

coloncarcinoom kanker in de dikke darm

commensaal bacterie of schimmel die op of in ons lichaam voorkomt en normaal gesproken niet ziek maakt

complementair aanvullend

compliance therapietrouw, de mate waarin een patiënt zich aan de medicatievoorschriften houdt

complicatie bijkomend probleem

compressietherapie behandeling waarbij druk wordt uitgeoefend

concentratie de hoeveelheid van een bepaalde stof in het bloed, hetzelfde als bloedspiegel

conceptie bevruchting

congenitaal aangeboren

congenitale hypothyreoïdie ernstige autosomaal recessieve stofwisselingsziekte

conjunctiva oogbindvlies

conjunctivitis ontsteking van de oogbindvliezen, kan verschillende oorzaken hebben, bijvoorbeeld allergie

constitutioneel eczeem jeukende huiduitslag als gevolg van erfelijke allergie

contactallergeen allergeen dat tot contacteczeem leidt

contactbloeding vaginaal bloedverlies door de coïtus of door vaginaal toucher

contacteczeem jeukende huiduitslag als gevolg van contact van de huid met een stof waarvoor iemand allergisch is

contractiliteit samentrekkend vermogen

contra-indicatie een reden om iets niet te doen of te geven (medicijnen)

conversie omzetting

Woordenlijst

coördinatie mate waarin men bewegingen gericht kan uitvoeren en controleren

COPD chronische longziekte: chronische bronchitis en emfyseem

coping de manier waarop men met problemen omgaat

cor hart

cornea hoornvlies

coxartrose achteruitgang van het heupgewricht

craving hunkering

creat afkorting van creatinine

creatinine afbraakproduct, de concentratie in het bloed zegt iets over de nierfunctie

crème toedieningsvorm voor de huid

CT computertomografie, vorm van beeldvormend onderzoek, met behulp van een computer en X-stralen

curatief genezend

curetteren verwijderen van de binnenbekleding van de baarmoeder

CVS chronisch vermoeidheidssyndroom

cyste (abnormale) holte, gevuld met bijvoorbeeld vocht

cystitis blaasontsteking

cytomegalie virale infectie

cytomegalovirus virus dat aangeboren afwijkingen kan veroorzaken

cytostatica giftige stoffen die gebruikt worden bij de behandeling van kanker

dauwworm bijnaam voor constitutioneel eczeem bij baby's

decompensatio cordis toestand waarin het hart erg slecht pompt ofwel ernstig hartfalen

decubitus langzame beschadiging van de huid en het onderliggende weefsel als gevolg van druk

defecatiepatroon het patroon van ontlasting waaraan iemand gewend is

deficiënt niet goed werkend, niet voldoende aanwezig

delier ernstige lichamelijk veroorzaakte psychiatrische situatie waarbij de patiënt in wisselende mate suf is en angstig of juist opvallend stil en rustig

dementie gestoord functioneren van de hersenen, onder meer gepaard gaande met geheugenproblemen

depot voorraad

desensibilisatie iemand ongevoelig maken voor allergeen (immunotherapie)

diabetes mellitus suikerziekte

diabetische voet beschadigde en bedreigde voet bij suikerziekte

diafragma middenrif

diagnose vaststelling van welke ziekte iemand heeft

diëtist paramedisch beroepsbeoefenaar, gericht op voeding

differentiaaldiagnose rijtje van mogelijke diagnosen die bestaat zolang niet met zekerheid bekend is wat de patiënt heeft

dilatatie verwijding

diplokok soort bacterie

dipslide glaasje met voedingsbodem waarop bacteriën zijn aangebracht

directe allergie allergie waarbij de verschijnselen kort na blootstelling aan allergeen optreden

DM diabetes mellitus

DNA erfelijk materiaal, bevat genetische informatie

dorsaal aan de kant van de rug

dosering hoeveelheid geneesmiddel die wordt gegeven

downsyndroom trisomie 21, de meest voorkomende levensvatbare chromosoomafwijking

dragee bepaalde toedieningsvorm van een geneesmiddel

drager iemand die een erfelijke eigenschap of ziekte op een chromosoom met zich meedraagt, zonder zelf die eigenschap of ziekte te hebben

duchenne, ziekte van zeer ernstige vorm van spierdystrofie

duodenum twaalfvingerige darm

dysartrie spraakstoornis, onvermogen duidelijke spraak te produceren

dyspareunie pijn bij geslachtsgemeenschap

dyspnoe kortademigheid

dystrophia myotonica autosomaal dominant erfelijke ziekte met spierafbraak, pijnloze spierkramp en vele andere medische problemen

e causa ignota zonder bekende oorzaak

EBV het virus dat de ziekte van Pfeiffer veroorzaakt (Ebstein Barr Virus)

ECG elektrocardiografie, hartfilmpje

echografie onderzoek waarbij met behulp van geluidsgolven iets in het menselijk lichaam zichtbaar wordt gemaakt

echogram afbeelding van iets in het lichaam, zichtbaar gemaakt met behulp van geluidsgolven

echoscopie onderzoek waarbij men met behulp van geluidsgolven kijkt naar iets in het menselijk lichaam

eczeem jeukende ontsteking in de huid; dit kan vele oorzaken hebben, vaak gaat het om allergie

EEG elektro-encefalografie, hersenfilmpje

elektrocardiografie registratie van de elektrische activiteit van het hart

elektrocauter een apparaatje waarmee kleine huidafwijkingen kunnen worden weggebrand

elektro-encefalografie registratie van de elektrische activiteit van de hersenen

elektronenmicroscoop zeer sterke microscoop waarmee virussen zichtbaar gemaakt kunnen worden

emulsie vloeibare toedieningsvorm

endometrium slijmvlies van de baarmoeder (binnenbekleding)

endometriumcarcinoom kanker van de binnenbekleding, het slijmvlies, van de baarmoeder

endoscopie via een slangetje een kijkje nemen in het lichaam

enteric coated dankzij een laklaagje ongevoelig voor maagsap

enteritis darmontsteking

enterobius klein wit wormpje, de eitjes geven jeuk aan de anus, is hetzelfde als aarsmade

epididymis bijbal

ergotherapeut paramedisch beroepsbeoefenaar, gericht op het leren omgaan met beperkingen

erysipelas bacteriële infectie in de huid als gevolg van een wond(je), breidt zich soms uit naar het bloed

erytheem rode uitslag

erythema infectiosum besmettelijke infectie (vijfde ziekte)

erytrocyt rode bloedcel

essentiële hypertensie hoge bloeddruk waarbij de oorzaak niet bekend is

etiologie ontstaansgeschiedenis van een ziekte

etter troebel vocht, met (voornamelijk dode) bacteriën en witte bloedcellen, is hetzelfde als pus

EUG extra-uteriene graviditeit

evidence based gebaseerd op bewijs

exacerbatie verergering van een ziekte

exantheem rode uitslag

exanthema subitum zesde ziekte met plotselinge uitslag in aansluiting op koorts

excisie uitsnijden, verwijderen

exophtalmus naar voren gedrukte, uitpuilende ogen

expectatief afwachtend, niets doen

extirpatie verwijderen

extra-uteriene graviditeit buitenbaarmoederlijke zwangerschap

extremiteiten armen en benen

familiaire hypercholesterolemie autosomaal dominant erfelijke zeer hoge cholesterolwaarden in het bloed

farmaca geneesmiddelen

farynx keel

Woordenlijst

feces ontlasting

fenylketonurie ernstige autosomaal recessieve stofwisselingsziekte

fertiel vruchtbaar

fibrilleren ongecoördineerd samentrekken

fibroadenoom goedaardig gezwel van bind- en klierweefsel

fibromyalgie onbegrepen (pijn)klachten van het bewegingsapparaat

fibroom goedaardig gezwel van bindweefsel

fissuur kloof(je), scheur(tje)

fistel buisje waarlangs pus zich een weg naar buiten baant

flacon flesje waar bijvoorbeeld oogdruppels inzitten

fluor (vaginalis) afscheiding

fontanel plaats in de schedel van een heel jong kind die nog niet dichtgegroeid is met bot

formularium boekje met informatie over geneesmiddelen, vooral over wat bij voorkeur gebruikt wordt op grond van afspraken tussen artsen en apothekers

fotoallergie het optreden van jeukende bultjes bij een geneesmiddelgebruiker, na blootstelling aan zonlicht

fototoxiciteit snelle verbranding van de huid van een geneesmiddelgebruiker, na blootstelling aan zonlicht

fout negatieve uitslag er is niets gevonden maar toch is er iets

fout positieve uitslag er is iets gevonden maar toch is er niets

fractuur botbreuk

fragiele-X-syndroom chromosomale afwijking van een X-chromosoom met als gevolg mentale retardatie en gedragsproblemen

FTO farmacotherapeutisch overleg, overleg tussen artsen en apothekers over geneesmiddelen

functioneel ander woord voor onbegrepen

furunkel steenpuist, bacteriële infectie in de huid

fysiek lichamelijk

fysiologie leer van de functie van het menselijk lichaam

fysiotherapeut paramedisch beroepsbeoefenaar, gericht op het optimaal gebruik van het bewegingsapparaat

fytotherapie behandeling met kruiden

gamma-GT deze bepaling zegt iets over de lever

gastrectomie maag wegnemen

gastritis ontsteking in de maag

gastro-enteritis ontsteking in maag en darmen

gedecompenseerd patiënt met klachten door een slecht pompend hart

gemetastaseerd uitgezaaid

geneesmiddelbeeld in de homeopathie: de ziekteverschijnselen die een (genees)middel bij een gezond mens kan veroorzaken

genetisch paspoort als iemands genen volledig bekend zouden zijn, zou die persoon volledig geïdentificeerd kunnen worden en zou deels kunnen worden voorspeld wat in de toekomst gaat gebeuren op het gebied van ziekte en gezondheid

genetische afwijking afwijking die ontstaat omdat er iets mis is met een gen op een chromosoom

geriater specialist in ouderdomsziekten

geriatrie medisch specialisme voor de ingewikkelde problematiek van (zeer) oude mensen

geslachtsgebonden overerving overerving via het X-chromosoom, de ziekte of afwijking treedt alleen op als er geen gezond X-chromosoom aanwezig is dat kan compenseren; is hetzelfde als X-recessief

gezichtsveld het vlak waarbinnen men visuele prikkels kan waarnemen

giardia lambia protozoön

giardiasis darminfectie met diarree, als gevolg van Giardia

gingivitis ontstoken tandvlees

gist heel kleine schimmel

glaucoom verhoogde oogboldruk met oogzenuwbeschadiging en uitval van gezichtsveld glc glucose

glomerulonefritis ontsteking van de nierschors

glucose 'suiker'

glucosurie aanwezigheid van suiker in de urine

glyHb deze bepaling zegt iets over de gemiddelde bloedsuikerspiegel in de laatste maanden

gonartrose achteruitgang van het kniegewricht

gonorroe voorbeeld van een soa ('druiper')

granulocyt witte bloedcel

graves-Basedow, ziekte van auto-immuunziekte van de schildklier die gepaard gaat met hyperthyreoïdie

graviditeit zwangerschap

griep virusinfectie met als symptomen onder andere hoofdpijn, spierpijn en koorts; wordt vaak ten onrechte ook gebruikt voor verkoudheid

gynaecomastie vergroting van borstklieren bij mannen

haematemesis bloedbraken

halfwaardetijd de periode totdat de concentratie van een geneesmiddel (de bloedspiegel) is gedaald tot de helft

hallucinatie iets waarnemen wat er niet is

halveringstijd halfwaardetijd

hard drug opiaten, cocaïne, amfetaminen

hartfalen toestand waarin het hart niet meer zo goed pompt

hartinfarct afsterven van hartspierweefsel

Hb hemoglobine

HbA1c deze bepaling zegt iets over de gemiddelde bloedsuikerspiegel in de laatste maanden

HCG hormoon dat bij zwangerschap in de urine aanwezig is

helicobacter pylori bacterie die bekend staat als oorzaak van maagzweren en maagkanker

hemangioom goedaardig gezwel van bloedvaten, wordt ook wel 'aardbei-' of 'frambozengezwel' genoemd

hematogeen via het bloed

hematurie bloedverlies met de urine

hemiplegie halfzijdige complete verlamming

hemochromatose ijzerstapelingsziekte

hemodialyse kunstnier: het bloed buiten het lichaam om zuiveren

hemofilie erfelijke ziekte waarbij de bloedstolling niet goed is

hemorroïd aambei, uitgezakte ader bij de anus

henoch schönlein, ziekte van kinderziekte met onbekende oorzaak

hepatitis leverontsteking

hepatitis A leverontsteking door type A-hepatitisvirus

hepatitis B leverontsteking door type B-hepatitisvirus

hepatitis C leverontsteking door type C-hepatitisvirus

herhalingsrisico de kans dat iemand opnieuw een (kind met een) ziekte of afwijking krijgt

hernia breuk

hernia (in de rug) uitpuilende tussenwervelschijf

hernia diafragmatica breuk in de opening van het middenrif

hernia nuclei pulposi breuk in een tussenwervelschijf

herpes simplex een virus dat vooral bekend is als veroorzaker van de koortslip

herpes zoster gordelroos (virusinfectie), is hetzelfde als varicella zoster

herseninfarct door verstoorde bloedsomloop afsterven van hersenweefsel

histamine stof die zich in mestcellen bevindt en klachten kan geven als de mestcellen kapotgaan

hiv het virus dat aids veroorzaakt

HNP hernia nuclei pulposi

huntington, ziekte van autosomaal dominant erfelijke ziekte met ernstige motorische en psychiatrische problemen vanaf de volwassen leeftijd

hyperglykemie te hoog bloedsuikergehalte

Woordenlijst

hyperreactiviteit te sterke reactie op prikkels

hypertensie hoge bloeddruk

hyperthyreoïdie te snel werkende schildklier

hypofyse aanhangsel onderaan de hersenen dat heel veel hormonen maakt, bijvoorbeeld TSH

hypoglykemie te laag bloedsuikergehalte

hypothyreoïdie te langzaam werkende schildklier

hypotonie verlaagde (spier)spanning

icterus geelzucht

idiopatisch zonder bekende oorzaak

idiopatische trombocytopenische purpura kleine bloeduitstortingen in de huid, als gevolg van een tekort aan bloedplaatjes, de oorzaak is onbekend

Ig immuunglobuline, antistof

IgE immuunglobuline van het type E, speelt een rol bij allergie

ileus darmafsluiting

immuniteit onvatbaarheid, ongevoeligheid

immunoglobuline stof die het lichaam maakt, bijvoorbeeld als reactie op een ziekteverwekker, is hetzelfde als antistof, antilichaam

immunotherapie iemand ongevoelig maken voor allergeen (desensibilisatie)

immuun niet vatbaar, ongevoelig

implantatie inbrengen via een (kleine) operatie, bijvoorbeeld een snee in de huid

incisie sneetje

incubatietijd de tijd tussen besmetting en het uitbreken van ziekte

indicatie reden om iets te doen of te geven

infarct afsterven van weefsel door verstoring van de bloedsomloop

infectie ziekteverschijnselen als gevolg van besmetting

infiltraat ophoping van witte bloedcellen en bacteriën

infiltratie doorgroei van kankercellen in de omgeving

influenza gevaarlijke griep, veroorzaakt door het influenzavirus

inhalator apparaat waarmee een geneesmiddel kan worden ingeademd

INR de uitslag van de stollingstijdtest wordt in deze eenheid uitgedrukt

inspannings-ECG hartfilmpje bij lichamelijke inspanning, 'fietstest'

inspectie bezichtiging

insufficiëntie tekortschietend, niet goed werkend

integraal lichamelijk, psychisch en sociaal in hun onderlinge samenhang

interactie (meestal ongewenste) gevolgen als geneesmiddelen gelijktijdig worden gebruikt

intoxicatie overdosering, vergiftiging

intraductaal in de gangen, in dit geval de melkgangen

intramusculair in een spier

intraveneus in een ader

intrinsic factor stof gemaakt door de maagwand, maakt het mogelijk om vitamine B12 op te nemen in het bloed

iteratie herhaling

ITP idiopathische trombocytopenische purpura, kinderziekte die gepaard gaat met kleine bloeduitstortingen in de huid

kahler, ziekte van kwaadaardige ziekte waarbij cellen snel delen en groeien in beenmerg en bot

karyogram afbeelding van de chromosomen in een lichaamscel

klaring maat voor de hoeveelheid bloed die in een bepaalde tijd (bijvoorbeeld een minuut) wordt schoongemaakt

klinefelter, syndroom van chromosomale afwijking, XXY

klysma toedieningsvorm via anus en endeldarm, geneesmiddel wordt in vloeibare vorm ingespoten

kok bolvormige bacterie

koorts temperatuurverhoging boven de 38 graden Celsius (rectaal gemeten), meestal wijst dit op een infectie

kruisallergie allergische reactie op stoffen die lijken op stoffen waarvoor reeds overgevoeligheid bestaat

lactatie borstvoeding

larynx strottenhoofd

larynxcarcinoom kanker in het strottenhoofd

lateraal naar de zijkant

laxerend de ontlasting stimulerend

LED lupus erythematodus disseminatus

leukemie kanker van bloedcellen

leukocyt witte bloedcel

leukocytose verhoogd aantal leukocyten (witte bloedcellen) in het bloed, deze bloedcellen zijn bijvoorbeeld gericht tegen bacteriën

libido zin om te vrijen

liniment smeersel

lipoom goedaardig gezwel van vet, 'vetbult'

LO lichamelijk onderzoek

logopedist paramedisch beroepsbeoefenaar, gericht op taal, spraak, stemgebruik, slikken en mondspieren

lokaal plaatselijk

longembolie stolsel in de longen, afkomstig uit vaten in het been

longemfyseem beschadigen en verdwijnen van longblaasjes met bijbehorende bloedvaatjes

lues soa, hetzelfde als syfilis

lumbaalpunctie ruggenprik

lumbago lage rugpijn

lyme, ziekte van infectieziekte, gaat gepaard met huidafwijkingen, griepachtige verschijnselen en soms ook ernstige complicaties van bijvoorbeeld hart of zenuwstelsel

lymfocytose verhoogd aantal lymfocyten (soort witte bloedcellen) in het bloed, deze bloedcellen zijn vooral gericht tegen virussen

lymfogeen via de lymfevaten

maagsapresistent ongevoelig voor maagsap

macrocytair grote cellen

macula vlek

maculadegeneratie achteruitgang van de gele vlek

malaise zich niet lekker voelen, onbehagen

maligne kwaadaardig

maligniteit kanker

mamma vrouwelijke borst

mammacarcinoom borstkanker

mammografie röntgenonderzoek van de borsten

mammogram röntgenfoto van de borsten

mastectomie verwijderen van een borst

matuur rijp

maxilla bovenkaak

MCV gemiddeld volume van rode bloedcellen

mebendazol geneesmiddel tegen aarsmaden

mediaal naar het midden toe

medicatiehistorie wat iemand in het verleden aan geneesmiddelen heeft gebruikt

melaena zwarte ontlasting door oud bloed

melanoom gevaarlijke vorm van huidkanker

meningitis hersenvliesontsteking

meningokok bacterie die onder meer hersenvliesontsteking kan veroorzaken

menopauze laatste menstruatie, in het spraakgebruik wordt hiermee vaak de periode na de laatste menstruatie bedoeld

mentale retardatie verstandelijke beperking

mesothelioom kanker in de vliezen rond de longen of in het buikvlies

mestcel cel gevuld met stoffen zoals histamine

metastase uitzaaiing

Woordenlijst

metronidazol geneesmiddel tegen amoeben zoals Trichomonas en Giardia

miconazol middel tegen schimmel

microcytair kleine cellen

mictie urinelozing, plassen

migrant van oorsprong niet uit Nederland afkomstig (allochtoon)

misbruik gebruik dat tot grote problemen aanleiding geeft

mixtuur vloeibare toedieningsvorm

mobiel beweeglijk

molluscum contagiosum door een virus veroorzaakt, besmettelijk, goedaardig zwellinkje in de huid, wordt ook wel 'waterwratje' genoemd

mononucleosis infectiosa virusinfectie, ook bekend als de ziekte van Pfeiffer

morbiditeit het vóórkomen van ziekte

morbus ziekte

mortaliteit het vóórkomen van sterfte

motoriek bewegingen

MRI magnetic resonance imaging, vorm van beeldvormend onderzoek, met behulp van magneetvelden

MS multipele sclerose

mucoviscidose ernstige erfelijke ziekte, wordt vaak taaislijmziekte genoemd

multidisciplinair met betrokkenheid van veel verschillende zorgverleners

multifactoriële aandoening aandoening die deels door erfelijke invloed en deels door allerlei (vaak onbekende) invloeden uit de omgeving kan ontstaan

multiple veel, op veel plaatsen

musculus spier

mutatie verandering in het erfelijk materiaal van een cel

myoom goedaardig gezwel van spierweefsel; in de baarmoeder wordt dit 'vleesboom' genoemd

myotonie pijnloze kramp

naevus moedervlek

NBD neuralebuisdefect, open rug, hetzelfde als spina bifida

nefrectomie nier wegnemen

nefritis nierontsteking

negatief voorspellende waarde de kans dat een negatieve uitslag van een test achteraf blijkt te kloppen

negatieve uitslag er is niets gevonden

nekkramp bijnaam voor meningitis

neonataal met betrekking tot de pasgeborene

nervus zenuw

nervus phrenicus zenuw die het middenrif verzorgt

neurofibromatose autosomaal dominant erfelijke aandoening, gekenmerkt door de vorming van goedaardige gezwellen in zenuwtakjes in de huid, een groot aantal grote bruine vlekken in de huid en veel medische problemen

neutro's witte bloedcellen

non-verbale communicatie communicatie zonder woorden: houding, mimiek, gebaren

normdosering hoeveel geneesmiddel iemand normaal gesproken krijgt

NSAID ontstekingsremmende pijnstiller

nucleus pulposus de kern van een tussenwervelschijf

nystatine middel tegen schimmel

objectief wat feitelijk zo is, wat waarneembaar is voor iedereen

obstipatie verstopping, te trage en/of harde ontlasting, vergeleken met wat iemand gewend is

obstructie afsluiting

occult verborgen, niet zichtbaar

oculoguttae oogdruppels

oesofagitis ontstoken slokdarm

oesofagus slokdarm

oesophaguscarcinoom kanker in de slokdarm

okselkliertoilet verwijderen van de lymfeklieren in de oksel

oncologie het specialisme dat zich bezighoudt met kanker

onthoudingsverschijnsel symptoom dat optreedt na het stoppen met het gebruik van een stof of met een gewoonte

ontsteking reactie van het lichaam op een schadelijke prikkel (de aard van deze prikkel kan heel verschillend zijn)

ophtalmoscoop oogspiegel

oraal toediening via de mond, hetzelfde als per os

oromucosaal via het mondslijmvlies

orthese hulpmiddel om standsafwijking mee te corrigeren

orthoptist paramedisch beroepsbeoefenaar, gericht op de ogen

osteoporose botontkalking met risico op het ontstaan van breuken

OTC-middel over the counter-middel dat zonder recept verkregen kan worden, dus in de vrije verkoop is

otoguttae oordruppels

otoscoop oorspiegel

ovarium eierstok

oxyuris zie Enterobius

PA afkorting van pathologische anatomie, de oude naam voor pathologie

palliatief verzachtend, het lijden verlichtend

palpatie voelen

pancreas alvleesklier

pancreascarcinoom kanker in de alvleesklier

pancreatitis ontsteking van de alvleesklier

papilloom zich vertakkend goedaardig gezwel

paralyse verlamming

paramedisch naast, bij medisch

parenteraal buiten het maag-darmkanaal om, meestal wordt injectie of infuus bedoeld

parese niet-complete verlamming

parodontitis ontsteking van het diepere steunweefsel bij tanden en kiezen

partus bevalling

pasta toedieningsvorm voor de huid

patent recht van een farmaceutische fabriek om als enige een bepaald geneesmiddel te fabriceren (ook wel octrooi genoemd)

pathogeen ziekteverwekkend

pathogenese de manier waarop een ziekte ontstaat

pathologie ziekteleer

patholoog specialist wiens voornaamste taak het is onder de microscoop weefsel en cellen te onderzoeken (werd vroeger patholoog-anatoom genoemd)

per os toediening via de mond, hetzelfde als oraal

peracuut van het ene op het andere moment

percussie bekloppen

perifeer van het centrum, het midden verwijderd

peristaltiek darmbewegingen

peritoneum buikvlies

pernicieuze anemie soort bloedarmoede die zonder behandeling (met vitamine B12) levensgevaarlijk is

persisterend blijvend

petechiën heel kleine bloeduitstortingen in de huid

phadiatop bloedonderzoek: uit de test kan worden afgeleid of iemand allergisch is

PKU fenylketonurie

placebo-effect dat deel van de positieve werking van een geneesmiddel dat veroorzaakt wordt door het feit dat de patiënt erin gelooft

plakproeven huidonderzoek naar contacteczeem

pneumonie longontsteking

Woordenlijst

podotherapeut paramedisch beroepsbeoefenaar, gericht op de voeten

poliep goedaardig, uitstulpend gezwel van slijmvlies, heeft een steel

poliklinisch op een polikliniek, plaats in het ziekenhuis waar patiënten komen die niet hoeven worden opgenomen

polyfarmacie het gebruik van veel verschillende geneesmiddelen tegelijkertijd

positief voorspellende waarde de kans dat een positieve uitslag van een test achteraf blijkt te kloppen

positieve uitslag er is iets gevonden

posterior naar achteren toe

potentie vermogen tot het krijgen van een stijve penis

potentiëren in de homeopathie: het verdunnen van een geneesmiddel zodat de werking wordt versterkt

prelogopedie logopedie voor kleine kinderen, gericht op de mondmotoriek

prenataal vóór de geboorte

presbyacusis ouderdomsdoofheid

presbyopie ouderdomsverziendheid

preventie iets voorkómen

priktesten huidonderzoek naar type I-allergie

primair eerst, wat het eerst komt

primaire preventie het ontstaan van ziekte voorkómen

prodroom vage beginklacht

prognose verwachting hoe lang het gaat duren, hoe het afloopt

progressief verslechterend, verergerend

prolaps verzakking, uitzakking

proptosis naar voren gedrukte, uitpuilende ogen

prostaatcarcinoom kanker van de prostaat

prostaathypertrofie vergroting en verdikking van de prostaat

protozo ééncellig organisme, verwekker van enkele ziekten; amoebe

pruritus ani jeuk aan de anus

PSA prostaat specifiek antigeen; aanwezigheid van deze stof in het bloed zegt iets over de prostaat

psoriasis schilferende huidziekte

psychisch heeft betrekking op wat men wil, voelt, denkt en kan

psychose psychische toestand waarin de patiënt ernstig verward is en in een eigen werkelijkheid leeft

psychosomatisch lichamelijk als gevolg van psychisch

PT deze bepaling zegt iets over de stolling van het bloed

PTSS posttraumatische stress-stoornis

pufje toedieningsvorm voor de lagere luchtwegen

punctie met behulp van een naald opzuigen van vloeistof, cellen of weefsel

purpura bloeduitstortingen in de huid (zijn wat groter dan petechiën)

pus troebel vocht met (voornamelijk dode) bacteriën en witte bloedcellen, is hetzelfde als etter

pyelonefritis nierbekkenontsteking

RA reumatoïde artritis

rachitis ziekte met botmisvormingen ten gevolge van een tekort aan vitamine D

radioloog specialist voor het maken en beoordelen van afbeeldingen van het menselijk lichaam, zoals röntgenfoto's en echogrammen

radiotherapeut specialist die zich bezighoudt met het bestralen van kanker

radiotherapie het specialisme dat zich bezighoudt met het bestralen van kanker

ramadan vastenmaand bij moslims

RAST bloedonderzoek bij allergie, hieruit kan worden afgeleid voor welke prikkels iemand allergisch is

recidief terugkeer van een ziekte

Recklinghausen, ziekte van Von andere naam voor neurofibromatose

rectaal via de endeldarm

rectaal toucher voelen, aftasten van de endeldarm van binnen

rectiole klein klysma, spuitje om via anus en endeldarm een geneesmiddel in vloeibare vorm in te brengen

rectum endeldarm

rectumcarcinoom kanker in de endeldarm

referentiewaarden uitslag waarbinnen een bloedbepaling bij gezonde mensen in 95 % van de gevallen uitkomt

referred pain weerpijn, pijn op een andere plaats dan de plaats waar de ziekte of afwijking zich bevindt

reflex onwillekeurige beweging, ook op te wekken bij lichamelijk onderzoek met behulp van een zogenaamde peeshamer

reflux terugstromen

regulair regelmatig

regulier gebruikelijk, gewoon

remissie het minder erg worden, het afnemen van een ziekte

REM-slaap slaap met rapid eye movements (droomslaap)

renale glucosurie suiker in de urine doordat de nieren dit in geringe hoeveelheid uitscheiden, dit is een onschuldige afwijking

resectie weghalen

resistentie ongevoeligheid van bacteriën voor antibiotica

retina netvlies

reversibel tijdelijk, omkeerbaar, op te heffen

RF reumafactor, een auto-antistof die bij reumatische ontstekingen in verhoogde concentraties aanwezig kan zijn in het bloed

rhinitis ontsteking in de neus, kan verschillende oorzaken hebben, bijvoorbeeld allergie

rhinoguttae neusdruppels

risicogroep groep mensen die ergens een groter risico voor lopen

RT rectaal toucher

rubella rodehond

ruptuur scheur

salpinx eileider

saneren gezond maken, vrij maken van allergenen

scapula schouderblad

scarlatina roodvonk

schimmel levend organisme, veroorzaker van een aantal ziekten

schisis gespleten lip en/of gehemelte

sclerose verbindweefseling

scoop iets waarmee je kijkt

SD standaarddeviatie, afwijking van het gemiddelde

sealen laklaagje aanbrengen op tanden en kiezen

seborroïsch eczeem gistinfectie van de huid, gaat gepaard met vettige schilfering

secundair wat als tweede komt, wat het gevolg is van; in gewone taal ook: ondergeschikt aan, minder belangrijk dan

secundaire preventie een ziekte zo vroeg mogelijk vaststellen zodat de gevolgen worden voorkomen

sedatie suf maken, het bewustzijn verlagen

sediment vaste bestanddelen die overblijven als een buisje met urine wordt gecentrifugeerd

seminoom de meest voorkomende vorm van kanker in de zaadballen

sensibilisatie allergisch worden

sensibiliteit gevoel (als zintuig)

sensitiviteit het percentage patiënten dat bij onderzoek een positieve uitslag heeft

sepsis bacteriële infectie van bloed, wordt vaak bloedvergiftiging genoemd

Woordenlijst

seropositief antistoffen zijn aantoonbaar in het bloed

SES sociaaleconomische status

shock extreme, levensgevaarlijke bloeddrukdaling

signal of danger klacht die zou kunnen wijzen op kanker

sikkelcelanemie erfelijke bloedarmoede, komt vooral bij negroïde mensen voor

slagader bloedvat waarin het bloed van het hart af stroomt

SLE systemische lupus erythematosus

slow release langzame afgifte van een geneesmiddel uit de toedieningsvorm

soa seksueel overdraagbare aandoening

soft drug cannabis (marihuana, hasj)

solutio vloeibare toedieningsvorm

somatisch lichamelijk

somatische fixatie te lang zoeken naar een lichamelijke verklaring voor lichamelijke klachten

somatiseren het ontwikkelen van lichamelijke klachten zonder bekende oorzaak

souffle hartgeruis

spastisch colon pijnklachten door onbegrepen overprikkeling van de dikke darm

spastisch kind kind dat door hersenbeschadiging verlamd is en een hoge spierspanning heeft

specialité merknaam

specificiteit het percentage niet-patiënten dat bij onderzoek een negatieve uitslag heeft

specifiek iets duidelijks, wat er echt bij past, kenmerkend

speculum instrument waarmee een hol orgaan van binnen kan worden bekeken

spierdystrofie erfelijke ziekte waarbij spierweefsel wordt afgebroken

spina bifida aangeboren aandoening waarbij ruggenmerg en wervelkolom niet goed zijn aangelegd; wordt vaak open ruggetje genoemd

spirometrie longfunctie

spit acute lage rugpijn

spruw schimmelinfectie in de mond bij baby's

stafylokok soort bacterie

status toestand; ook: gegevens van de patiënt (in het ziekenhuis)

Steinert, ziekte van autosomaal dominant erfelijke spierziekte, hetzelfde als dystrophia myotonica

stenose vernauwing

sternum borstbeen

stethoscoop instrument om geluiden in het lichaam mee te beluisteren

stickje langwerpig strookje waarop afwijkingen af te lezen zijn

stollingsfactor stof, geproduceerd door de lever, die belangrijk is voor de bloedstolling

strabisme scheelzien

streptokok soort bacterie

stress alles wat belastend is inclusief de psychische en lichamelijke reacties hierop

stressincontinentie verlies van druppels urine bij drukverhoging in de buik

struma vergrote schildklier

subcutaan onderhuids

subfertiliteit verminderde vruchtbaarheid

subjectief wat iemand zelf voelt, beleeft, ervan vindt

sublinguaal onder de tong

suppositorium zetpil

suspensie vloeibare toedieningsvorm

syfilis een soa, hetzelfde als lues

symptoom ziekteverschijnsel

syndroom combinatie van afwijkingen of ziekteverschijnselen

systemisch met betrekking tot het hele lichaam

T4 schildklierhormoon

tandplaque kleverige laag voedselresten en bacteriën

tandsteen verkalkte tandplaque

testis zaadbal

testiscarcinoom kanker in een zaadbal

tetanus ernstige infectieziekte die gepaard kan gaan met kramp in verschillende spieren

thalassemie erfelijke bloedarmoede, komt met name voor bij Turken en Marokkanen

THC tetahydrocannabinol, de werkzame stof van cannabis

therapeutische breedte het verschil tussen de werkzame en de giftige bloedconcentratie van een geneesmiddel

thorax borstkas

TIA tijdelijke ischemische aanval

tolerantie steeds meer nodig hebben voor hetzelfde effect

tonus spanning in de spieren

toucheren voelen

toxine gif

toxoplasmose ziekte veroorzaakt door parasiet, kan aangeboren afwijkingen veroorzaken

trachea luchtpijp

traditionele genezer genezer die werkt met alternatieve methoden

transdermaal door de huid heen

transuretraal via de plasbuis

Trichomonas vaginalis soort amoebe

triple-test bloedonderzoek voor schatting van het risico op het krijgen van een kind met het syndroom van Down of spina bifida

trisomie de aanwezigheid van drie dezelfde chromosomen in lichaamscellen

trisomie 21 drie chromosomen nummer 21 in alle lichaamscellen, syndroom van Down

trombocyt bloedplaatje

trombocytopenie tekort aan bloedplaatjes

trombopenie tekort aan bloedplaatjes

trombosebeen stolsel in een diepe beenader

trombus stolsel

tuberculose ernstige bacteriële infectie

tumor gezwel van cellen

TUR transuretrale prostaatresectie, de prostaat (deels) weghalen via de plasbuis

Turner, syndroom van chromosomale afwijking, XO

type I-allergie directe allergie, waarbij IgE een rol speelt

type IV-allergie vertraagde allergie, contactallergie

typisch kenmerkend

ulcerosa gaat gepaard met zweervorming

ulcus zweer

ulcus cruris venosum open been, ontstaat door een aandoening van de aderen

ulcus duodeni zweer in de twaalfvingerige darm

ulcus ventriculi zweer in de maag

unguentum zalf

UR uitsluitend op recept verkrijgbaar medicijn

ureter urineleider (van de nier naar de blaas)

uretra urinebuis (van de blaas naar buiten)

urticaria jeukende, licht verheven huidzwellingen of bultjes

uterus baarmoeder

uterus myomatosus baarmoeder met 'vleesbomen'

uterusextirpatie verwijderen van de baarmoeder

vaccinatie inenting

vagina schede

vaginaal toucher voelen, aftasten van de schede van binnen

vaginitis ontsteking van de vagina

validiteit goed uit de voeten kunnen, je kunnen redden

varicella zoster waterpokken (virusinfectie), is hetzelfde als herpes zoster

varices uitgezette aderen, vaak spataders genoemd

veganisme strengste vorm van vegetarisme

vena ader

venapunctie bloed afnemen uit een ader

vene ader

ventraal aan de kant van de buik

ventrikel kamer

verbale communicatie communicatie met woorden (taal)

verkoudheid virusinfectie van de bovenste luchtwegen

vernevelaar apparaatje waarmee een geneesmiddel kan worden ingeademd

verruca vulgaris wrat

verslaving ernstig misbruik met tolerantie, controleverlies, craving en onthoudingsverschijnselen

vertraagde allergie allergie waarbij de verschijnselen gemiddeld twee dagen na blootstelling optreden

vesicula longblaasje

vesiculair (ademgeruis) ademgeluiden die passen bij gezonde longblaasjes

vicieuze cirkel A leidt tot B, B leidt tot A, enzovoort

vijfjaarsoverleving het percentage mensen met een bepaalde ziekte dat vijf jaar nadat die ziekte is vastgesteld, nog in leven is

virus levenloos materiaal dat zich met behulp van cellen kan voortplanten en op die manier allerlei ziekten kan veroorzaken

visueel met betrekking tot het gezichtsvermogen

vlokkentest genetisch onderzoek van een klein stukje placenta, vroeg in de zwangerschap

vruchtwaterpunctie vorm van prenataal onderzoek

VT vaginaal toucher

weerpijn referred pain, pijn op een andere plaats dan waar de ziekte of afwijking zich bevindt

whiplash trauma waarbij het hoofd naar achteren en naar voren wordt geslagen, dit kan allerlei klachten veroorzaken

X röntgen

X-recessief overerving via het X-chromosoom; de ziekte of afwijking treedt alleen op als er geen gezond X-chromosoom aanwezig is dat kan compenseren; is hetzelfde als geslachtsgebonden overerving

Register

A

AA 72
aambeien 188
aanvullend onderzoek (AO) 28, 35, 49
aardbeivlek 117
aarsmade 97
ABO 45
abortus provocatus 63
acupunctuur 170
acute darminfectie 93
acuut reuma 179
adenomateuze poliep 118
aderlaten 56
ADHD-medicatie 155
ADL 163
adrenogenitaal syndroom (AGS) 56
afweersysteem 136
agranulocytose 150
AGS 56
aids 95
aidstest 44
alcohol 61, 71
alcoholvergiftiging 72
algemene verkoop (AV) 154
allergeen 103
allergie 103
alternatief dieet 172
alternatieve geneeswijze 168, 170
Alzheimer, ziekte van 57, 189
amfetamine 73
anafylactische shock 105
anafylaxie 105
anamnese 4, 175
anemie 37, 40
anonieme alcoholisten (AA) 72
anti-epileptica 155
antihistaminica 109
antilichaam 88
antistof 88
antistolling 42
antroposofisch 171
AO 28
appendicitis 40
artritis urica 41
artrose 161, 189
astigmatisme 165
astma 105
atherosclerose 190
atopie 103, 105
atopisch syndroom 41
auscultatie 28
auto-immuuntrombocytopenische purpura 181

auto-immuunziekte 136
autosomaal dominant 53
autosomaal recessief 55
autosomen 53
AV 154

B

babymassage 178
bacterie 87
balletjes 176
basale-celcarcinoom 132
basalioom 132
BCG-vaccinatie 90
beeldvormend onderzoek 35, 46
beenmergtransplantatie 133
beleid 5
belevingswereld 175
benigne 114
besmetting 87
bestralingsdermatitis 126
bevolkingsonderzoek 130
bij 107
bijwerking 149
biopt 126
blaaskanker 133
blaasontsteking 37
bloedarmoede 37
bloeddruk
– hoge 189
bloedspiegel 149
bloedvergiftiging 88
bloedverlies
– occult 42
BMI 69
Borrelia burgdorferi 90
borstkanker 55
botontkalking 191
bottenkraken 171
BRCA 128
bronchitis 89
bronchuscarcinoom 128
buikgriep 93
burn-out 81

C

C-reactief protein (CRP) 38
café-au-lait 54
cannabis 72
cariës 164
cataract 187

cervixcarcinoom 131
Cesar 162
CF 55
chemotherapie 126
chirurgie 126
Chlamydia 45
cholesterol 42
cholesterolratio 42
chromosomale afwijking 57
chromosomen 53
chronische veneuze insufficiëntie 188
CHT 56
climacterium 192
cognitieve gedragstherapie 80
colitis ulcerosa 139
collumfractuur 191
coloncarcinoom 131
combinatietest 62
commensaal 87
communicatie 4, 201
compliance 148
compressietherapie 188
congenitale hypothyreoïdie (CHT) 56
conjunctivitis 105
constitutioneel eczeem 105
consult 5
contact 74
contactallergeen 107
contactbloeding 131
contacteczeem 107
contra-indicatie 147
coping 81
corticosteroïden 109
coxartrose 189
craving 68
creatinine 43
Crohn, ziekte van 70, 139
CRP 38
CT-scan 49
cultuurverschil 199
curatief 126
curettage 130
cystische fibrose (CF) 55, 89
cystitis 88
cytomegalie 59, 180
cytostatica 126

D

darmkrampjes 177
dauwworm 105
delier 192
dementie 189

Register

desensibilisatie 109
diabetes mellitus type I 140
diabetes mellitus type 2 42
diabetische voet 166
diarree 42
diëtist 162
dikke darmkanker 131
dipslide 37
Down, syndroom van 57
draagkracht 81
draaglast 81
dry needling 160
Duchenne, ziekte van 57
dyspareunie 192

E

EBM 3
ebstein-barrvirus (EBV) 43
EBV 43
ECG 46
echografie 46
echoscopie 63
EEG 46
eenzaamheid 193
eigen risico 147
elektro-encefalografie (EEG) 46
elektrocardiografie (ECG) 46
elektronisch patiëntendossier (EPD) 146
elektronisch voorschrijfsysteem (EVS) 146
emotie 80
empathie 4
endometriumcarcinoom 130
Enterobius 97
EPD 146
ergotherapeut 163
erysipelas 90
erythema migrans 91
essentiële hypertensie 190
etiologie 13
etter 88
evidence based 168
evidence based medicine (EBM) 3
EVS 146
exantheem 178
excessief huilende baby 177
exoftalmus 140

F

familiaire hypercholesterolemie (FH) 55
farmaca 146
Farmacotherapeutisch Kompas 146

farmacotherapeutisch overleg (FTO) 146
fecesonderzoek 42
fenylketonurie (PKU) 56
ferritine 43
FH 55
fibroadenoom 118
fibroom 114
fistel 88
formularium 146
foto-allergie 150
fout negatief 36
fout positief 36
fragiele X-syndroom 57
FT4 44
FTO 146
functioneel 78
fundoscopie 29
furunkel 89
fysiotherapeut 160
fytotherapie 171

G

galbulten 105
gastro-enteritis 93
geavanceerde echografie 63
gedachte 80
gedecompenseerd 191
gedrag 80
geheugenstoornissen 189
gehoortest 55
gen 53
geneesmiddel 107
generieke naam 155
genetisch onderzoek 61
genetisch paspoort 64
genetische ziekte 52
geriatrie 44, 192
geslachtschromosomen 53
gezondheid 2
gezwel 114
Giardia lamblia 99
gingivitis 164
gist 96
glomerulonefritis 141
glucose 38
goedaardig 114
gonartrose 189
Gonorroe 45
gordelroos 94
Graves-Basedow, ziekte van 139
griep 93
griepprik 93, 193
groei 175
groeipijn 182

H

halfwaardetijd 149
hartfalen 191
hartfilmpje 46
hartklachten 41
hartvaatziekte 45
Hb 37, 38
HCG 38
HDL 42
helicobacter pylori 132
hemangioom 117
hematogene metastase 125
hemochromatose 43, 56
hemofilie 56
hemoglobine (Hb) 37
hemoptoë 128
hemorroïden 188
Henoch-Schönlein, ziekte van 181
hepatitis 43
hepatitis A 208
hepatitis B 44, 208
herhaalrecept 156
herhalingsrisico 53, 61
hernia 161
herpes simplex 94
herpes zoster 94
hersenfilmpje 46
hielprik 55
HIS 155
hiv 44, 95
homeopathie 170
hooikoorts 106
hormoonafscheidend iud 117
huidpriktest 108
huidtherapeut 166
huisartsen-informatiesysteem (HIS) 155
huisstofmijt 105, 106
hulpstof 155
Huntington, ziekte van 53
hyperchroom 40
hyperglykemie 37
hypertensie 43, 189
hyperthyreoïdie 139
hypnose 171
hypochroom 40
hypoglykemie 37
hypothyreoïdie 140

I

IgE 41, 103, 108
IgG 43
IgM 43
immuniteit 88

immunoglobuline 88, 103
- type E (IgE) 41, 103, 108
- type G (IgG) 43
- type M (IgM) 43
immunotherapie 109
immuuntherapie 127
inbakeren 178
incisie 88
incubatietijd 87
indicatie 147
infectie 86
infiltraat 88
infiltratie 124
influenzavirus 93
ingezakte wervel 191
INR 43
inspectie 28
intake 4, 6
integrale zorg 194
interactie 148
internet 2
intoxicatie 149, 193
intrinsic factor 141
inzicht 3
iriscopie 171
islam 200
iter 153

J

jeuk 186
jicht 41

K

kaartjesmethode 14
Kahler, ziekte van 44
kanker 123
- erfelijke vormen 55
karyogram 57
kennis 3
keuring 46
kinderziekten 178
kinkhoest 89
klacht 6
klaring 44
kleurenblindheid 57
Klinefelter, syndroom van 57
klinisch geneticus 64
koemelkallergie 178
koorts 88
koortslip 94
koude ziekte 205
kruisallergie 107
kwaadaardig 123
kwaliteit van leven 194

L

lactatie 148
lapjesproef 108
Lareb 152
LDL 42
leefgewoonten 68
leukemie 133
leukocyt 88
leukocytose 88
lichaamsbeweging 73
lichamelijk onderzoek (LO) 28, 176
lichamelijke verklaring 79
lichttherapie 43
lipoom 115
Listeria 60
LO 28
logopedist 164
longkanker 128
longontsteking 89
loze aandrang 131
lues 44
lui oog 165
lumbago 161
Lyme, ziekte van 90
lymfocytose 92
lymfogeen 124

M

maagcarcinoom 132
macrocytair 40
maculadegeneratie 187
maligne 123
maligniteit 123
mammacarcinoom 128
mantoux 90
mazelen 180
MCV 40
mean corpuscular volume (MCV) 40
medicatiehistorie 147
medicijnen 206
medicijngebruik 61
medisch model 6
medische astrologie 171
meditatie 171
melanoom 132
meningitis 91, 96
meningokokkensepsis 91, 181
menopauze 192
Mensendieck 162
merknaam 155
mesothelioom 133
metabole ziekte 55
metastase 124
microbiologisch onderzoek 43

microcytair 40
mictieklacht 191
Middellandse Zeekoorts 208
migrantenachtergrond 199
moedervlek 132
mollusca contagiosa 116
mondhygiënist 164
mononucleosis infectiosa 43, 95
MRI 49
multifactorieel 58
multipele sclerose (MS) 138
mutatie 52, 123
myoom 116
myotone dystrophie 55
myotonie 55

N

naevus 117
NBD 58
Nederlands Huisartsgenootschap (NHG) 3
negatief voorspellende waarde 36
negatieve uitslag 36
nekkramp 91
nekplooimeting 62
neonatale icterus 43
netelroos 105
neuralebuisdefect (NBD) 58
neurofibromatose (NF) 53
neurofibromen 54
neurologisch onderzoek 29
NF 53
NHG 3
nicotine 70
nieraandoening 43
nierbekkenontsteking 89
nierinsufficiëntie 141
niet-invasieve prenatale test (NIPT) 63
NIPT 63
nitriet 37
non-REMslaap 74
non-verbale communicatie 7
normdosering 148

O

obstipatie 188
octrooi 156
oefentherapie 162
oestrogeen 116
oftalmoscoop 29
okselkliertoilet 130
onrein 206
onthoudingsverschijnselen 68
ontsteking 86

ontwikkeling 175
ooievaarsbeet 117
oorsuizen 187
open been 188
open tbc 90
opiaat 73
Opiumwet 154
opticien 165
opvlieger 192
orthese 165
orthomoleculaire geneeswijze 172
orthoptist 165
osteoporose 161, 191
otoscoop 29
ouderdomsdoofheid 187
ouderdomsverziendheid 187
ouderenmishandeling 193
ouderenpsychiater 192

P

palliatieve zorg 127
palpatie 29
pancreascarcinoom 133
papilloom 118
paramedisch 160
paranormale geneeskunde 172
paraproteïnemie 44
parodontitis 164
patent 156
pathogeen 87
pathogenese 13
percussie 28
peristaltiek 28
pernicieuze anemie 141
Pfeiffer 43, 95
PKU 56
placebo 148
placebo-effect 148, 168
plakproef 108
pneumonie 89
podotherapeut 165
poliep 118, 131
pollen 106
polyfarmacie 193
positief voorspellende waarde 36
positieve uitslag 36
prenatale diagnostiek 62
presbyacusis 187
presbyopie 187
pretecho 63
primaire preventie 125
probleemgeoriënteerd 38
prognose 127
proptosis 140
prostaat 44
prostaatkanker 130

provocatieonderzoek 108
pruritus ani 97
PSA 44, 130
psoriasis 137
psychiatrische problematiek 192
psychisch functioneren 77
psychische klacht 76
psychogeriatrie 44
psychosomatiek 77, 206
purpura 181
pus 88
pyelonefritis 89

R

RA 41
rachitis 207
radiotherapie 126
ramadan 200
recept 152
receptregel 153
receptverwerking 154
reclame 2
rectaal toucher (RT) 29
rectumcarcinoom 131
referentiewaarden 36
reflex 29
reflux 89
reguliere geneeskunde 168
Reiki 172
rein 206
REMslaap 74
renale glucosurie 38
resistentie 45, 88
resus 45
reumafactor 41, 138
reumatoïde artritis (RA) 41, 138
rhinosinusitis 105
rodehond 46, 180
roken 61, 69
röntgen (X) 46
röntgenfoto 46
roodvonk 179
RT 29
rubella 46, 60
ruis in het hart 176

S

saneren 109, 193
scheelzien 165
schildklier 44
schimmel 96
schisis 58
seborroïsch eczeem 97
secundaire preventie 125

sediment 38
seksualiteit 74, 207
seminoom 133
sensibilisatie 103
sensitiviteit 36
sepsis 88, 90
seropositief 95
seven signals of danger 125
sikkelcelanemie 208
sikkelcelziekte 56
slaap 74
– probleem 186
SLE 137
soa 44
sociaaleconomische status 201
somatische fixatie 79
somatische klacht 76
somatiseren 78, 182, 206
souffle 28
spatader 187
specificiteit 36
speculum 31
spina bifida 58
spit 161
spraak 164
spruw 96
stafylokokken 87
standaard 3
standsafwijking 165
steenpuist 89
Steinert, ziekte van 55
stenose 24
stickje 37, 44
stille delier 192
stofnaam 155
stofwisselingsziekte 55
stollingsfactor 56
strabisme 57
streptokokken 87
stress 74, 81
stressincontinentie 161
struma 140
stuifmeel 106
subfertiliteit 45
suikerziekte 37
syfilis 44
symptoom 6
systemische lupus erythematosus
(SLE) 137

T

T4 40
taaislijmziekte 55
taal 164
tandplaque 164
tandsteen 164

teratogeen 148
teratologie informatie service (TIS) 152
terminologie 11
tetanus 91
– vaccinatie 91
thalassemie 56, 207
THC 72
therapeutische breedte 149
therapietrouw 148
thuisarts 3
TIA 45
tijdelijke ischemische aanval (TIA) 45
TIS 152
toeval 209
tolk 202
toxoplasmose 60, 180
transcendente meditatie 171
transuretrale prostaatresectie (TUR) 191
Trichomonas vaginalis 98
trigger points 160
tripletest 62
trisomie 21 57
tropeninfectie 45
TSH 40, 44
tuberculose 90, 208
tumor 114
TUR 191
Turner, syndroom van 58
type I-allergie 103
type IV-allergie 104

U

UA 154
UAD 154
uitstrijkje 131
ulcus cruris venosum 188
UR 146
urinesediment 44
urineweginfectie 45
urticaria 105

V

vaginaal toucher (VT) 29
varice 187
veganisme 69
verbale communicatie 7
verkoudheid 92
veroudering 186
verruca vulgaris 115
vertraagde allergie 104
vesiculair 28
vetbult 115

vijfde ziekte 180
vijfjaarsoverleving 127
virus 91
vitamine D 207
vleesboom 116
vlokkentest 62
voeding 69
voedingsallergeen 107
voedselallergie 105
voetreflexzonetherapie 171
voetschimmel 107
Von Recklinghausen, ziekte van 53
vruchtwaterpunctie 62
VT 29

W

waterpokken 93, 179
waterwrat 116
weerstand 192
wesp 107
westerse geneeskunde 205
whiplash 161
wijnvlek 117
wondroos 90
wrat 115

X

X 46
X-recessief 56

Y

yoga 171

Z

zelfzorgmiddelen 146, 154
zesde ziekte 179
ziekteverwekker 87
zwangerschap 45
zwangerschapshypertensie 61

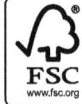

If you have any concerns about our products,
you can contact us on
ProductSafety@springernature.com

In case Publisher is established outside the EU,
the EU authorized representative is:
**Springer Nature Customer Service Center GmbH
Europaplatz 3, 69115 Heidelberg, Germany**

Printed by Libri Plureos GmbH
in Hamburg, Germany